MANUEL COMPLET

DE PHARMACIE

POPULAIRE.

—

TOME I.

DE L'IMPRIMERIE DE CRAPELET,
RUE DE VAUGIRARD, N° 9.

MANUEL COMPLET,

THÉORIQUE ET PRATIQUE,

DE PHARMACIE

POPULAIRE,

SIMPLIFIÉE ET MISE A LA PORTÉE DE TOUTES LES CLASSES DE LA SOCIÉTÉ ;

CONTENANT

Les Formules et les Pratiques nouvelles publiées dans les meilleurs Dispensaires, les Cosmétiques et les Médicamens par brevet d'invention, les Secours à donner aux malades, dans les cas urgens, avant l'arrivée du médecin, etc.

PAR M. JULIA DE FONTENELLE,

Professeur de Chimie médicale ; Membre honoraire de la Société Royale de Varsovie ; Membre associé de la Société des Pharmaciens d'Allemagne, de l'Académie Royale de Médecine et de celle des Sciences de Barcelone ; Président de la Société des Sciences physiques et chimiques de Paris ; Membre de la Société de Chimie médicale ; de la Société de Pharmacie, etc., etc.

TOME PREMIER.

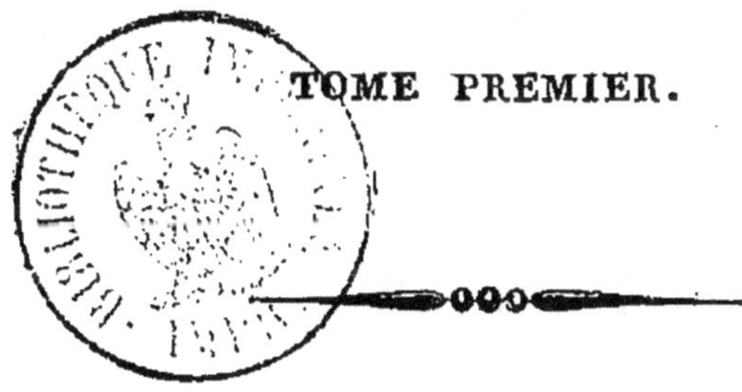

PARIS,

A LA LIBRAIRIE ENCYCLOPÉDIQUE DE RORET,

RUE HAUTEFEUILLE, AU COIN DE CELLE DU BATTOIR.

1830.

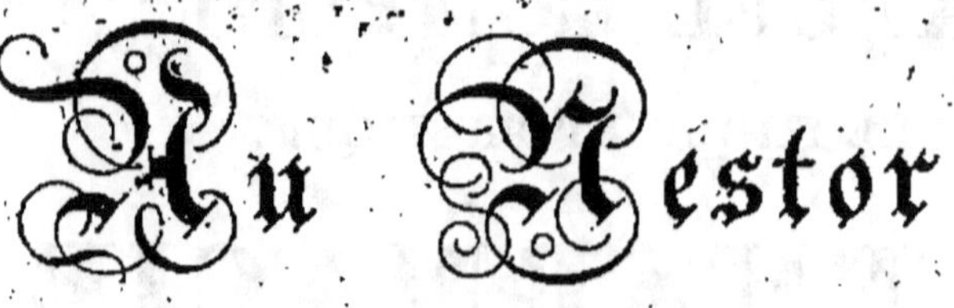

Au Nestor

de la médecine française,

M. LE BARON PORTAL,

PREMIER MÉDECIN DU ROI,

Commandant de la Légion-d'Honneur et Chevalier de Saint-Michel; Professeur d'Anatomie au Collége de France et au Muséum d'Histoire naturelle; Membre de l'Académie Royale des Sciences, et Président d'honneur de celle de Médecine, etc.

ILLUSTRE MÉDECIN,

Vous, dont la tête a blanchi à l'ombre des lauriers académiques, et dont la vie entière fut consacrée à l'étude et aux progrès de la science

de l'homme, daignez agréer ce tribut de véné-
ration, d'estime et de reconnaissance, pour la
bienveillante amitié dont vous honorez l'un de
vos plus affectionnés élèves,

Julia De-Fontenelle.

INTRODUCTION.

L'origine de la pharmacie remonte aux temps les plus reculés. L'espèce humaine portant avec elle des germes de destruction et une foule d'agens physiques tendant à rompre l'équilibre des fonctions vitales, l'homme s'est vu forcé à chercher les moyens propres à le rétablir. Telle fut la première origine de la pharmacie, qui dut nécessairement précéder celle de la médecine, ou qui fut, si l'on veut, une sorte de médecine empirique.

L'Égypte, qui fut le berceau des sciences et des arts, n'eut aucune notion positive de la médecine. On avait adopté un usage, que les Grecs imitèrent depuis : c'était de transporter les malades dans les carrefours et les places publiques, afin que les passans qui avaient vu de semblables maladies indiquassent les moyens qui leur avaient réussi. Il est aisé de voir combien cet empirisme devait être le plus souvent fatal aux malades. L'aurore de la médecine semble dater de la guerre de Troie. Suivant Homère, Machaon et Podalire, enfans d'Esculape, étaient guerriers et médecins. Depuis cette guerre jusqu'à celle du Péloponèse, c'est-à-dire pendant environ huit siècles, aucun écrit ne constate l'état de la médecine. Les malades recouraient aux oracles, principalement à celui d'Esculape, à Épidaure, dont les prêtres interprétaient le sens d'une manière toujours ambiguë. Quelques uns durent quelquefois aux moyens qu'on leur indiqua, et plus souvent aux seules forces de la nature, leur guérison, dont ils ne manquèrent pas de faire honneur à Esculape, et de lui en témoigner leur reconnaissance en plaçant dans son temple un grand nombre d'*ex voto* en plaques de cuivre sur lesquelles ils gravaient l'histoire de leur maladie, la réponse de l'oracle, l'effet des remèdes et l'expression de leur reconnaissance. Ces inscriptions formèrent long-temps le seul code pharmaceutique et médical qui existât; la famille des Asclépiades le recueillit et se le transmit comme un héritage de père en fils. Tel était l'état de la médecine lorsqu'un de leurs descendans, Hippocrate, parut. Ce grand homme, avec de si faibles matériaux, mais doué d'un génie supérieur, entreprit et parvint, par l'étude et l'observation, à créer l'édifice médical que le temps a pu dégrader, mais non abattre. Dans un ouvrage très curieux, publié par M. Des-Alleurs fils, couronné par la Société royale académique des sciences, on trouve un historique exact des études diverses d'Hippocrate, de ses connaissances littéraires et scientifiques, de la marche qu'il suivit pour établir le diagnostic et le pronostic des maladies, ainsi que sa théorie sur la composition des humeurs, les rapprochemens ingénieux qui servent de base à la doctrine du tempérament, ses divisions générales des maladies, le tableau de sa pratique, l'invention de l'hygiène, le perfectionnement de la gymnastique et de la diète. De la diète ! Gastronomes, épicuriens, parasites, à ce mot je vous vois froncer le sourcil; consolez-vous, ce n'est que dans l'état maladif qu'il la conseille ; Hippocrate n'était pas l'ennemi du genre humain, bien s'en faut; loin de là, il connaissait la douce influence du bon vin, puisqu'il recommande d'en boire de temps en temps jusqu'à une aimable gaîté, afin de faire diversion aux fatigues de l'esprit.

Du temps des Romains, on a vu des philosophes et des rois tenir à grand honneur la gloire de guérir les hommes et de préparer eux-mêmes les médicamens : de ce nombre sont Mithridate et Agrippa, Moschion, Philonius, Andromaque et Nicander. De cette époque date la première de la pharmacie. Dans ce même siècle, le premier de l'ère chrétienne, parut Dioscoride, que l'on doit regarder comme le fondateur de la matière médicale ; dans le deuxième, qui fut celui de Galien, c'est-à-dire environ six cents ans après Hippocrate, la somme des connaissances médicales s'accrut considérablement en même temps que celui de nos maux : l'on sait que l'ensemble de l'art de guérir embrasse la maladie et le remède, c'est-à-dire l'homme et la nature ; d'un côté, l'on doit connaître à fond les diverses affections morbifiques, leurs causes, leur diagnostic et leur pronostic, les moyens propres à la combattre ainsi que l'organisation et le mécanisme du corps humain. D'un autre côté, il exige une connaissance intime des innombrables substances médicamenteuses, de leur préparation et de leur conservation. On vit alors qu'il n'était donné qu'à quelques esprits privilégiés d'embrasser une si grande étude, et ce fut ce puissant motif qui opéra la séparation des trois branches de l'art de guérir, d'où date la deuxième époque de la pharmacie. L'étude de l'homme et des maladies internes auxquelles il est en proie conserva le nom de médecine; l'application de cette science aux maladies externes reçut celui de chirurgie, et la connaissance de tous les corps médicamenteux de la nature, ainsi que l'art de les choisir et de les préparer, prit celui de pharmacie.

Paul d'Égine dans le cinquième siècle, Étienne d'Athènes dans le septième, l'Arabe Geber dans le huitième, Mesué, surnommé le divin, et Sérapion dans le neuvième, Rhasis dans le dixième, Avicène dans le onzième, Averrhoës, Abenguefit et Alchindi dans le douzième, Mirepsus, Sylvatieus, Arnaud de Villeneuve, Raymond Lulle, Platéarius dans le treizième, Paracelse, Basile Valentin, Van Helmont, Mathiole, Fuchs, Gesner, Dodoneus, Dalechamp, Valerius Cordus, Sylvius Leboë, qui fleurirent depuis la fin du quinzième siècle jusqu'au dix-septième, forment la troisième époque. Lefèbre, Beguin, Boderon, Lemort, Léman, Chesneau, Lemery, Charas, Homberg, Schroëder, Boulduc, Glauber, Juncker, Glazer, les deux Rouelle, Geoffroi, Bergius, Cartheuser, Neuman, Spielman, Bayen, Baumé, Schéèle ont fini avec le dix-huitième siècle, la quatrième époque de cette science. Il est aisé de voir que, dans la seconde, ce furent les médecins arabes qui contribuèrent le plus à reculer les bornes de cette science; un des plus anciens ouvrages publié sur cette partie est celui de Mesué; il parut presque en même temps que le fameux dispensaire de Cordus, et, sept ans auparavant, en 1535, le plus antique de tous les colléges de pharmacie, celui de Barcelone, publia une pharmacopée sous le titre de *Concordia ;* ce fut le premier travail de ce genre qui ait paru en Europe sous la protection de l'autorité suprême. Tous ces ouvrages se ressentent de l'enfance de l'art; il en est de même de celui de Bauderon, qui eut cependant vingt éditions. Ce ne fut que vers le dix-septième siècle que nous eûmes des ouvrages plus méthodiques, tels que les *Pharmacopées* de Londres, d'Augsbourg, de Strasbourg; le *Codex* de Paris, la *Pharmacopée* de Wurtemberg, et enfin celles de Lemery et de Charas. Depuis ce temps, la naissance de la chimie pneumatique ayant donné une nouvelle impulsion à la pharmacie, cette science vit s'agrandir son vaste domaine, et Baumé ne contribua pas peu à l'étendre. Cependant, entre les *Élémens de Pharmacie* de cet illustre pharmacien, et le *Traité de Pharmacie* de M. Virey, il y a tout l'intervalle de l'ancienne à la moderne chimie, et d'une connaissance imparfaite de la matière médicale aux développemens modernes de l'histoire naturelle. A la vérité, le *Cours de Pharmacie* de M. Morelot semble tenir un juste milieu entre ces ouvrages, et s'il a joui d'un moindre succès, il n'en offre pas moins des détails précieux sur un grand nombre de préparations. Le livre de Baumé se recommande surtout par l'expérience et la grande pratique de l'auteur; celui de M. Virey par le savoir et par le grand ensemble des connaissances en plusieurs genres. Le plan et la division du travail de M. Morelot sont maintenant inadmissibles, attendu qu'on ne peut ranger dans aucun des trois règnes de la nature en particulier, comme il le veut, les compositions qui contiennent des substande chacun de ces règnes. MM. Chevallier et Idt. ont publié un *Manuel de Pharmacie* en deux volumes, qui contient des documens et des vues théoriques et pratiques du plus haut intérêt; enfin, la *Pharmacopée* de MM. Henry et Guibourt semble réaliser toutes les espérances que promettait cette savante association. Tels sont les principaux ouvrages modernes de pharmacie, quoiqu'on en compte d'autres qui ne sont pas dépourvus de mérite, mais qui sont d'une moin-

dre étendue, tels que celui de Carbonell, de Brugnatelli, de Bouillon-Lagrange et le *Traité élémentaire*
de M. Caventou, etc. Le *Codex* est venu fixer enfin le
mode des préparations les plus usitées. Quel que soit
le mérite de ces divers ouvrages, il manquait une *Pharmacopée* qui fût à la portée de toutes les classes de la
société: tel est le but que nous nous sommes proposé ;
il fallait donc rendre cet ouvrage clair, précis et le
dépouiller des dénominations et classifications inintel-
ligibles pour les gens du monde, et qui, non seulement
ne sont pas adoptées par les pharmaciens, mais dont
naguère, au sein d'une des sociétés savantes de Paris,
on a contesté l'utilité. En conséquence, nous avons cru
devoir suivre en général l'ordre alphabétique, comme
plus commode et plus facile. Notre ouvrage tient donc
de la pharmacopée et du formulaire. Étant sur le
point de publier un ouvrage sous ce dernier titre, nous
en avons extrait plusieurs formules qui n'existent encore dans aucun Dispensaire, et nous les avons insérées
dans celle que nous publions. Nous avons puisé nos documens, tant dans les Dispensaires étrangers que dans
le Codex, les Pharmacopées de Beaumé, de Morelot,
dans celles de nos honorables collègues et amis
MM. Virey, Henry et Guibourt, Chevallier et Idt ;
ainsi que dans la *Pharmacopée universelle* de Jourdan,
les *Formulaires* de Paris, de Montpellier, de M. Magendie, etc. ; enfin j'ai consulté et extrait d'excel-
lentes formules des journaux étrangers, du *Journal
de Pharmacie,* et surtout de celui de *Chimie médicale,*
qui exerce une si grande influence sur les progrès de
cet art.

Comme il est des circonstances dans lesquelles un
pharmacien peut se voir réduit à agir en médecin, j'ai
exposé dans la troisième partie de cet ouvrage les secours qu'il pouvait administrer aux malades dans les
cas graves et urgens, avant l'arrivée du médecin. J'ai
recueilli pour cela d'utiles documens dans les ouvrages
des docteurs Orfila, Dugès, Leroy d'Étioles, Mège, et
principalement dans le beau travail de M. le baron
Portal sur les noyés, asphyxiés, ouvrage qui eut une
telle célébrité, qu'il fut traduit dans toutes les langues

d'Europe, et que MM. les curés lisaient jadis au prône à leurs paroissiens comme une instruction philanthropique. Il serait à désirer qu'un tel usage fût encore suivi. J'ai tout fait, en un mot, pour enrichir cette Pharmacopée de tous les médicamens nouveaux, et j'aurai soin de la tenir au courant des progrès de cette science. Les religieuses chargées de la pharmacie des hospices y trouveront des formules qu'on ne rencontre qu'éparses dans quelques Formulaires.

MANUEL
DU PHARMACIEN.

PREMIÈRE PARTIE.

DESCRIPTION,

SOUS FORME DE VOCABULAIRE,

DES DIVERSES OPÉRATIONS, PRODUITS, APPAREILS, ETC.,

PHARMACEUTIQUES.

Absorption.

En chimie, comme en pharmacie, on entend par ce
mot la conversion d'un gaz en un liquide ou en un solide,
en se combinant avec un autre corps. Ainsi les gaz acide
carbonique, hydrochlorique, nitrique, sulfurique, etc.,
s'unissent à l'eau et se liquéfient. La condensation diffère
de l'absorption en ce qu'elle est produite par une soustraction de calorique ou bien par une pression mécanique
plus ou moins forte.

Accension.

C'est ainsi que les anciens chimistes nommaient l'inflammation subite qui s'opérait par le mélange de deux ou
de plusieurs corps.

I.

Alambic.

Cet appareil distillatoire était connu des Arabes, auxquels il doit son nom. Laissant de côté toutes les modifications qu'il a subies depuis, tant sous le rapport pharmaceutique que sous celui des arts, nous nous bornerons à parler de celui qui est généralement usité en pharmacie. L'alambic se compose de trois pièces : 1°. la cucurbite ; 2°. le chapiteau ; 3°. le serpentin.

La *cucurbite* est la partie destinée à contenir le liquide qui doit subir la distillation : elle doit être plus large que haute, afin que la colonne du liquide se trouvant en contact sur un plus grand nombre de points avec le calorique, se réduise plus tôt en vapeurs.

Le *chapiteau* est la partie qui recouvre la cucurbite et s'emboîte dans celle-ci ; il a la forme d'une large calotte et offre à sa base une rainure pour recevoir les vapeurs condensées qui s'écoulent, avec celles qui ne le sont pas, par un tuyau qui est adapté à l'un des côtés. Le chapiteau était entouré d'une large bande en cuivre qu'on appelait *réfrigérant,* parce qu'on la remplissait d'eau froide pour condenser les vapeurs : on l'a maintenant supprimé ; et le chapiteau, au lieu d'être conique, est sphéroïdal.

Le *serpentin* est un tube en étain qui s'adapte au tube du chapiteau, fait un nombre plus ou moins grand de circonvolutions, et est placé dans une cuve en bois remplie d'eau froide, qu'on nomme *rafraîchissoir.* C'est dans le serpentin que les vapeurs qui s'élèvent par la distillation passent et se condensent en cédant leur calorique à l'eau du rafraîchissoir, qu'on est obligé de renouveler dès qu'elle commence à être chaude.

Il y a aussi des alambics en verre qui ne sont que d'une seule pièce, et dans lesquels on introduit la substance à distiller au moyen d'une tubulure bouchée à l'émeri pratiquée à la partie supérieure.

Acides.

Substances composées qui ont généralement une saveur aigre, rougissent la couleur bleue de la plupart des végétaux, et forment une classe de corps connue sous le nom de *sels* en s'unissant aux bases salifiables. On les divise en trois classes :

1°. En *oxacides*, quand ils sont le produit de la combinaison de l'oxigène avec certains corps ;

2°. En *hydracides*, quand ils résultent de la combinaison de l'hydrogène avec les corps ;

3°. En *mixtes*, quand les corps s'acidifient entre eux par leur combinaison sans le concours de l'oxigène ni de l'hydrogène ; comme le chlore avec le bore, avec l'iode, etc., qui forment les acides *chloroborique*, *chloroiodique*, etc.

ACIDE ACÉTIQUE.

Tel est le nom par lequel les chimistes modernes désignent le vinaigre pur et concentré. Les auteurs de la nouvelle nomenclature chimique avaient donné le nom d'*acide acéteux* au vinaigre et celui d'*acide acétique* à celui qui était plus concentré, et que M. Berthollet croyait plus oxigéné que le premier. M. Pérès fut le premier à attaquer cette théorie ; il annonça que l'acide acéteux contenait plus de carbone que l'acide acétique, ou, si l'on veut, que l'acide acétique concentré n'était que de l'acide acéteux dépouillé de la plus grande partie de son carbone. Depuis, les travaux de M. Adet, confirmés par ceux de M. Darracq et d'une infinité de chimistes, ont démontré que les acides acéteux et acétique sont identiques, et qu'ils ne diffèrent entre eux que par leur degré de concentration, ou, si l'on veut, par la quantité d'eau qu'ils contiennent. Nous allons maintenant examiner cet acide sous ces deux états.

Vinaigre.

Il paraît que la nature fit les premiers frais de la fabrication du vinaigre et que sa découverte dut accompagner celle du vin. Les chimistes modernes ont démontré que le vinaigre ou l'acide acétique était dû à la transformation de l'alcool des liqueurs vineuses en un acide, par la perte d'une partie de son carbone. Cette transformation est le produit d'une fermentation nouvelle qu'éprouvent les liqueurs alcooliques unies à un ferment, et qu'on nomme *fermentation acide*. Le vinaigre que l'on obtient par la fermentation du vin contient : 1°. de l'acide acétique d'autant plus fort ou plus concentré que le vin était plus généreux ou plus riche en esprit ou alcool; 2°. une matière colorante; 3°. un mucilage; 4°. du surtartrate et du sulfate de potasse; 5°. plus ou moins d'éther acétique; 6°. plus ou moins d'eau.

En dépouillant le vinaigre de ces corps étrangers, on le convertit en acide acétique très fort. La bonne fabrication du vinaigre repose donc sur quatre faits principaux :

1°. Une liqueur très alcoolique ;

2°. Suffisante quantité de ferment ;

3°. Une température de 20 à 30 ;

4°. La liqueur présentant une grande surface à l'air.

L'ou peut voir dans mon *Manuel du Vinaigrier* les divers procédés qui ont été suivis pour la fabrication du vinaigre : on peut fabriquer cet acide par la fermentation de tous les corps sucrés ou alcooliques. Ainsi, dans mon ouvrage précité, j'ai fait connaître ceux qu'on obtient avec l'eau-de-vie, le sucre, le miel, la bière, le cidre, l'amidon et les chiffons convertis en matière sucrée, etc.; j'y renvoie mes lecteurs. Mais il est encore une autre manière de fabriquer le vinaigre sans recourir à la fermentation : je vais l'indiquer.

Vinaigre de bois.

Les anciens chimistes avaient publié qu'en distillant du bois dans des vaisseaux fermés, on obtenait un acide semblable au vinaigre. Guidé par ces derniers, J.-B. Mollerat présenta, le 11 janvier 1808, à l'Institut un Mémoire dans lequel il annonça que dans un établissement qu'il avait formé avec ses frères à Pellerey pour la carbonisation du bois dans des vaisseaux fermés, il obtenait pour produits

Du goudron.................. des acétates d'alumine.
Du vinaigre................ ———— de cuivre.
Du carbonate de soude cristallisé ———— de soude, etc.

Depuis, cette nouvelle branche d'industrie a pris beaucoup d'accroissement. On distille le bois dans des chaudières cylindriques en tôle très épaisse, et pouvant contenir une corde de bois; les vapeurs sont conduites, par un tuyau en cuivre qui s'adapte à une sphère de cuivre placée dans un tonneau rempli d'eau froide; de cette sphère part un tuyau semblable qui se joint à une autre sphère en cuivre également disposée ; enfin de cette dernière sphère part un dernier tuyau qui va plonger dans le foyer du fourneau. Lorsque le feu est allumé, en même temps que la carbonisation du bois a lieu, les vapeurs se rendent dans la sphère du premier tonneau pour y être condensées ; celles qui ne le sont point sont liquéfiées dans la seconde, tandis que le gaz inflammable, étant porté dans le fourneau par le dernier tube, brûle et sert à entretenir cette distillation. Les produits de cette opération sont :

1°. Dans la chaudière ou cornue, un très beau charbon qui fait de 28 à 30 centièmes de bois employé, tandis que par la carbonisation à l'air libre on n'en obtient que 17 à 18 ;

2°. Du goudron dans les deux sphères ;

3°. Dans les mêmes sphères, de l'acide pyroligneux, qui n'est autre chose que de l'acide acétique ou vinaigre uni à du goudron.

On l'en débarrasse, ou on le purifie, en le distillant ; on sature le produit de cette distillation par le carbonate calcaire en poudre (marbre) ; on fait bouillir ; on décompose ensuite par le sulfate de soude ; il se précipite un sulfate de chaux, et l'on évapore la liqueur ; par la cristallisation on a un acétate de soude sali par le goudron ; on fait éprouver à ce sel la fusion ignée pour brûler le goudron ; on le dissout dans l'eau ; on filtre et on fait évaporer pour obtenir un acétate de soude presque pur, qu'on dissout dans un peu d'eau, et on le décompose par l'acide sulfurique, qui, s'unissant à la soude, forme un sulfate de cet alcali, tandis que l'acide acétique est mis à nu et dans un état de concentration d'autant plus fort qu'on a dissous l'acétate de soude dans une moindre quantité d'eau. Le poids spécifique de celui des fabriques de Choisy est de 1,057 ; il sature environ 0,3 de son poids de carbonate de soude ; on le reçoit dans des vases en argent.

Les vinaigres de M. Mollerat, présentés à l'Institut, étaient au degré suivant :

Vinaigre simple ou ordinaire : 2 degrés à l'aréomètre pour les sels à 12 d. c.

Vinaigre fort : 10 degrés $\frac{1}{2}$.

Les vinaigres de vin qu'on trouve dans le commerce marquent de deux à quatre degrés. Il est bon de faire observer que ceux qu'on obtient par la carbonisation du bois sont très purs, et qu'ils sont, à proprement parler, de l'acide acétique. Voyez dans mon *Manuel du Vinaigrier* la description de ces diverses opérations, la quantité des produits obtenus, les frais d'exploitation et les bénéfices qu'on en retire. Nous allons maintenant parler de l'acide acétique, ou vinaigre pur.

Acide acétique concentré.

Cet acide était connu, avant la nouvelle nomenclature chimique, sous le nom de *vinaigre radical ;* il est liquide, incolore, très clair, d'une odeur particulière, qui est très forte, d'une saveur très acide et caustique ; il rougit les couleurs bleues végétales ; il est inflammable, entre en ébullition au-dessus de 100°, attire l'humidité de l'air, se dissout dans l'eau et l'alcool, exerce une grande action désorganisatrice sur les substances animales, dissout le camphre, les résines, les gommes-résines et les huiles volatiles. L'acide le plus pur qu'on ait pu obtenir se prend en une masse cristalline, représentant des tables rhomboïdales allongées, à la température de +13° centigrades ; une forte pression peut opérer le même effet : Le poids spécifique de cet acide le plus concentré est de 1,063 ; dans cet état, il contient 14,78 centièmes d'eau, qui sont nécessaires à son existence. L'acide acétique que l'on obtient par la distillation du vinaigre ne contient que 0,15 d'acide. L'acide acétique étendu plus ou moins d'eau donne un vinaigre plus ou moins fort.

On peut donc concentrer les vinaigres en leur enlevant une partie de l'eau qu'ils contiennent ; on y parvient en les exposant à l'action du froid et enlevant la glace qui se forme successivement : cette glace n'est presque que de l'eau pure. On y parvient aussi en les faisant bouillir ; l'eau, étant plus volatile, se vaporise la première ; il en est de même par la distillation.

Analyse de l'acide acétique. — Il est composé, tel qu'il existe dans les acétates desséchés, d'après

MM. Gay-Lussac et Thenard :		M. Berzelius.	
Oxigène...	44,147	Oxigène...	46,82
Carbone...	50,224	Carbone...	46,83
Hydrogène.	5,629	Hydrogène.	6,35
	100		100

Pureté et falsification du vinaigre.

Il est des marchands qui, pour donner plus de force ou d'acidité aux vinaigres faibles, y ajoutent des acides minéraux. Voici la manière de reconnaître la nature de l'acide ajouté : on verse dans de l'eau distillée, à laquelle on a ajouté quelques gouttes de nitrate ou d'hydrochlorate de baryte, un peu de vinaigre ; s'il se forme aussitôt un précipité blanc abondant, c'est une preuve qu'il contient de l'acide sulfurique ; ce précipité, qui est un sulfate de baryte, l'indique. Il est rare qu'on y ajoute les acides nitrique ou hydrochlorique, parce qu'ils sont beaucoup plus chers ; mais comme cela pourrait arriver, je vais donner les moyens propres à reconnaître cette fraude : on sature le vinaigre par le sous-carbonate de soude, on filtre, on fait évaporer et cristalliser. S'il y a addition d'acide hydrochlorique, on trouve, avec l'acétate de soude, un sel d'une saveur très salée et en cristaux cubiques, qui est un hydrochlorate de soude, également nommé *sel marin, sel de cuisine* ou *chlorure de sodium*. Si cette sophistication est faite par l'acide nitrique, on obtient un nitrate de soude en prismes rhomboïdaux, qui a une saveur fraîche, piquante et amère, et fuse sur le charbon comme le salpêtre. Au reste, on trouvera dans mon ouvrage précité les divers moyens employés pour constater les falsifications du vinaigre et reconnaître les quantités d'acide ajoutées.

Nous ne parlerons point des usages du vinaigre, ils sont trop connus.

Acide citrique.

Découvert par Schéle dans le suc de citron. On l'obtient en saturant ce suc par le carbonate de chaux ; on lave le précipité et on le décompose par l'acide sulfurique en excès, qui s'empare de la chaux pour former un sulfate calcaire qui se précipite ; on filtre et on fait évaporer dans une bassine d'argent. L'acide citrique pur est en prisme rhomboïdaux ; il est transparent, d'une saveur acide presque caustique; il rougit l'infusion de tournesol, es inaltérable à l'air, soluble dans demi-partie de son poid d'eau bouillante ; l'eau froide en prend les deux tiers D'après Gay-Lussac et Thenard, il est composé de

Oxigène...   59,859
Carbone...   33, 81
Hydrogène.   6,330

il est antiseptique, rafraîchissant, désaltérant, etc.; il es employé aussi dans les teintures.

Acide hydrochlorique.

Cet acide est connu sous les noms d'*esprit de sel*, d'*acide marin* et d'*acide muriatique*. Il est de sa nature gazeux, incolore, d'une odeur vive et piquante, d'une saveur très acide, répandant des vapeurs blanches à l'air, rougissant le tournesol, éteignant le corps en combustion, d'un poids spécifique égal à 1,247. Par une forte pression et une basse température il se liquéfie; à celle de —50, M. Davy a liquéfié le gaz acide hydrochlorique anhydre (dépouillé d'eau). Ce gaz acide est tellement soluble dans l'eau que ce liquide, à une température de 20° centigr., et sous une pression de 76°, en dissout plus de 469 fois son volume ; dans ce cas celui de l'eau augmente d'un tiers ; l'acide hydrochlorique liquide est incolore et répand des vapeurs blanches: si celui du commerce a une couleur ambrée, c'est qu'il n'est pas bien pur. On le distingue de l'acide sulfurique en ce qu'il ne précipite ni l'eau ni les sels de baryte, et de l'acide nitrique, en ce qu'il précipite le nitrate d'argent.

On prépare cet acide en introduisant du sel marin bien sec dans une cornue, et y versant de l'acide sulfurique ; ce dernier s'unit à la soude du sel marin, tandis que l'esprit de sel ou acide hydrochlorique se dégage à l'état de gaz et est condensé dans des flacons pleins aux deux tiers d'eau et entourés d'eau froide. Cet acide est composé, en poids, de :

Chlore....   36
Hydrogène.   1

Cet acide est employé dans les arts et dans un grand nombre d'opérations chimiques; en médecine il est considéré (étendu d'eau), comme antiseptique. Contre les aphthes gangréneuses, en gargarisme, etc. On le joint aux pédiluves comme un excellent révulsif.

ACIDE NITRIQUE.

(Eau-forte, esprit de nitre, oxide de nitre, acide azotique, etc.)

L'azote, en se combinant avec l'oxigène, donne lieu à deux acides, qui sont *l'acide nitreux* et *l'acide nitrique.* Nous ne nous occuperons que de ce dernier.

L'acide nitrique pur est incolore, liquide, transparent, très acide, répandant des vapeurs blanches d'une odeur très forte qui a de l'analogie avec celle de la rouille; il brûle et désorganise les substances animales, en leur imprimant une couleur jaune, qui, faite sur la peau, ne passe qu'avec le renouvellement de l'épiderme; il rougit fortement la teinture de tournesol; son poids spécifique, suivant M. Thenard, est 1,513. On n'a pu encore l'obtenir privé d'eau à 1,620; il retient celle qui est nécessaire à son état. L'acide nitrique se congèle à —50; il entre en ébullition depuis le 35ᵉ jusqu'au 86ᵉ degré suivant son degré de concentration. Le gaz qui passe par la distillation de cet acide est soluble dans l'eau en toute proportion : il est seulement un peu sali par un peu de gaz nitreux qui se forme. Cet acide, versé tout à coup sur les huiles de térébenthine et de girofle, les enflamme subitement; il faut faire cette expérience avec beaucoup de précaution afin de ne pas se brûler.

On prépare l'eau-forte en distillant dans de grandes cornues comme le nitrate de potasse (sel de nitre) avec acide sulfurique. Dans cette opération cet acide s'unit à la potasse du nitrate et forme un sulfate, tandis que l'acide nitrique devenu libre se dégage à l'état de gaz et est condensé dans des récipiens. On le redistille pour le purifier.

Pour que cet acide soit pur, il faut qu'il soit incolore et qu'il ne précipite ni les sels de baryte ni ceux d'argent. On le reconnaît à son odeur de rouille et à la propriété qu'il a, lorsqu'on en verse une goutte sur un morceau de cuivre, de bouillonner et d'y former aussitôt une écume verte, qui est due à l'oxidation du cuivre. Composition :

Oxigène.   100   en volume.   2,5.
Azote...   35,40   1

Cet acide est très employé dans les arts, tels que la teinture, la chapellerie, pour dissoudre les métaux, etc. ; en médecine, à l'état de concentration, pour ronger les verrues et les callosités ; étendu d'eau, il est antiseptique, rafraîchissant. Nous devons ajouter que l'eau-forte, comme les acides minéraux concentrés, est un violent poison.

Le mélange des acides nitrique et hydrochlorique à diverses proportions constitue cet acide qui était connu sous le nom d'*eau régale*, parce qu'il était employé à la dissolution de l'or ; on le nomme maintenant *acide hydro-chloronitrique*.

ACIDE SULFURIQUE.

(*Huile de vitriol, esprit de soufre*).

Nous avons dit que le soufre, en s'unissant à l'oxigène, pouvait former quatre acides. Nous ne traiterons ici que de celui qu'on trouve dans le commerce.

L'acide sulfurique pur est incolore, inodore, très acide et très caustique, d'une consistance oléagineuse ; il se mêle à l'eau en toutes proportions, mais avec un phénomène remarquable, c'est de répandre beaucoup de calorique : ainsi le mélange de parties égales d'eau et de cet acide concentré élève la température à $+105$ cent ; si l'on prend de la glace au lieu d'eau, elle ne se porte qu'à $+500$; si l'on prend une partie d'acide sur quatre de glace, elle descendra à $-20°$. L'acide sulfurique désorganise la plupart des substances animales et végétales ; très affaibli, il se congèle difficilement ; concentré, il prend une forme cristalline à $-10°$ ou $12°$. Lorsqu'il est très concentré, il bout à 326 ; affaibli, il bout bien au-dessous de ce terme ; soumis à la pile, il se décompose : son oxigène passe au pôle positif et le soufre au pôle négatif. Son poids spécifique est de 1,85 ; ce qui équivaut à 66° de l'aréomètre de Baumé.

On le prépare en grand en brûlant, dans de grandes

chambres de plomb, un mélange de 10 parties de soufre sur 1 de nitrate de potasse. On n'emploie qu'un demi-kilogramme de soufre pour chaque 100 pieds cubes d'air qui remplit la chambre. Pour le détail de cette fabrication, voyez ma *Chimie médicale*.

Pour être pur, cet acide doit être incolore et dépouillé d'acides sulfureux et hydrochlorique. Privé d'eau, il est composé de :

Soufre....................... 100
Oxigène. 146,43

Très employé dans les arts, pour la fabrication des soudes factices, la teinture, la préparation de plusieurs acides, le tannage, etc.; en médecine, et très étendu d'eau, comme antiseptique, astringent, rafraîchissant, etc.

Il a pour caractère spécifique de précipiter abondamment les solutions des sels de baryte.

ACIDE TARTRIQUE.

(*Acide tartareux, acide tartarique.*)

Découvert par Schéèle. On l'obtient en faisant bouillir 10 parties de crème de tartre dans 100 d'eau, et saturant son acide surabondant par le carbonate calcaire en poudre; on y ajoute ensuite de l'hydrochlorate calcaire, qui précipite la crème de tartre ou tartrate de potasse à l'état de tartrate de chaux. On lave le précipité et on le fait chauffer avec 60 centièmes d'acide sulfurique étendu d'eau; on filtre, et l'on fait cristalliser l'acide. Les cristaux obtenus sont ou en prismes ou en lames comme lancéolées. Cet acide rougit fortement le tournesol; quand il est pur, il est incolore; il est inaltérable à l'air; il se fond et bout à 120 degrés; par le refroidissement, il forme une masse blanchâtre qui attire l'humidité de l'air; il est très soluble dans l'eau; l'acide nitrique le convertit en acide oxalique. Il est composé de :

Oxigène................. 69,321
Carbone................ 24, 50
Hydrogène............. 6,629

Il est employé dans les arts pour la teinture; on en fait une limonade sèche en l'incorporant avec le sucre.

Alcalimètre.

Instrument inventé par M. Descroizilles pour reconnaître le degré de richesse des alcalis par la quantité d'a-
cide qu'ils saturent.

Nous allons maintenant examiner les principaux alcalis
qu'on emploie en pharmacie.

Alcalis.

On donne plus particulièrement ce nom à deux substances que M. Davy a reconnues pour être des oxides
métalliques, et qui ont pour caractères de verdir la plupart des couleurs bleues végétales, d'avoir une saveur
urineuse et âcre, de former des savons avec les huiles et
les graisses, de saturer les acides et de donner lieu à des
composés qu'on nomme *sels.* Ces alcalis sont désignés par
les noms de *potasse* et de *soude.*

La *potasse,* ou *alcali végétal,* est un oxide de potassium; on l'extrait des cendres des végétaux par la lessi-
vation.

La *soude,* ou *alcali minéral,* se retire de la même manière des plantes marines, ou par la décomposition du
sel marin: c'est un oxide de sodium.

Alcali volatil ou ammoniaque.

A l'état de gaz, l'alcali volatil est incolore, transparent,
d'une saveur âcre et très caustique, d'une odeur particulière extrêmement vive et pénétrante, et qui attaque les
membranes muqueuses; il verdit le sirop de violette,
éteint les corps en combustion, et est d'un poids spécifique égal à 0,591; l'étincelle électrique le change en azote
et hydrogène qui font le double du volume du gaz primitif. A un froid de 48°, il n'éprouve aucune altération.
L'eau peut en dissoudre jusqu'à 460 fois son volume, ou
le tiers de son poids: le volume de l'eau augmente alors
de 6 à 10, et son poids spécifique est 0,900. On nomme
cette dissolution *ammoniaque* et *alcali volatil fluor;* c'est
ce qu'on trouve dans le commerce et dans les pharmacies.
L'ammoniaque forme des sels avec les acides; et des espèces de savons avec les huiles.

On prépare cet alcali en distillant parties égales de chaux et d'hydrochlorate d'ammoniaque, recevant le gaz dans des flacons tubulés aux deux tiers pleins d'eau, et entourés d'eau froide. L'ammoniaque liquide peut se congeler à 40 degrés.

En médecine, l'ammoniaque est souvent employée comme rubéfiant; à l'intérieur, on la donne à la dose de 12 à 15 gouttes dans un verre d'eau sucrée, pour dissiper l'ivresse; on l'administre aussi contre la morsure des chiens enragés, le venin de la vipère, comme un puissant excitant, comme diaphorétique et comme le contre-poison le meilleur de l'acide prussique (voyez ma *Chimie médicale*).

Alcaloïdes.

Substances immédiates extraites de certains végétaux dont elles constituent le principe médicamenteux, qui jouissent de plusieurs propriétés analogues à celles des alcalis, entre autres de celle de saturer les acides et de former ainsi des sels. La *brucine*, la *cinchonine*, la *quinine*, la *morphine*, la *strychnine*, le *vératrine*, etc, sont des alcaloïdes.

ALCOOL

(*Esprit de vin*).

L'alcool n'existe point dans la nature; il est le produit de la fermentation des substances sucrées déterminée par un ferment : on l'en retire par la distillation. Suivant son état de concentration ou, si l'on veut, de spirituosité, il porte les noms d'*eau-de-vie*, ou d'*esprit*, ou d'*alcool affaibli* ou *concentré*.

Le nom d'*eau-de-vie* lui est donné lorsque son degré ne dépasse pas 24 degrés; au degré de 15 à 20, on le nomme *eau-de-vie preuve d'Hollande*, et de 22 à 33, *preuve d'huile*. Avec le secours des nouveaux appareils, on obtient des esprits ou alcools qui marquent jusqu'à 38. Dans les laboratoires de chimie, en distillant cet alcool avec du chlorure de calcium bien sec, on l'obtient à 41 degrés; on le nomme alors *alcool absolu* ou privé d'eau : dans ce cas, son poids spécifique est, d'après Gay-Lussac, 0,792,35 à 17°,88, et suivant Richter, 0,792.

L'alcool est incolore, transparent, d'une odeur particulière, d'une saveur brûlante, très volatil, non congelable, même par un froid de 68 degrés; il s'enflamme lorsqu'on lance à sa surface des étincelles électriques; il se mêle avec l'eau en toute proportion; il bout à 78,41; sous une pression de 76, il s'évapore à l'air libre en partie, et l'autre absorbe l'humidité atmosphérique; il dissout les huiles volatiles, les résines, etc.

Celui qu'on trouve dans le commerce sous le nom de *trois-six* marque 34 degrés à l'aréomètre; en l'affaiblissant avec diverses proportions d'eau, il porte les noms suivans :

TABLEAU

des quantités d'eau propres à réduire l'alcool marquant divers degrés, à la preuve d'Hollande.

Le Cinq-six marque 22 d. $\frac{1}{2}$ ajoutez $\frac{1}{5}$ d'eau de son poids.
— Cinq-neuf...... 30.. $\frac{3}{4}$ ...... $\frac{1}{5}$
— Trois-quatre.... 25.............. $\frac{1}{4}$
— Trois-cinq..... 29.............. $\frac{1}{3}$
— Trois-six....... 34...... poids égal.
— Trois-sept..... 36.............. $\frac{1}{4}$
— Trois-huit..... 38.............. $\frac{1}{3}$
— Quatre-cinq.... 23.............. $\frac{1}{2}$
— Quatre-sept.... 30.............. $\frac{3}{4}$
— Six-onze....... 32.............. $\frac{5}{6}$
— Deux-trois..... 23 *id.* que le quatre-cinq.

L'alcool absolu est composé de :
     2 volumes d'hydrogène percarboné,
     2   *id.*   de vapeur d'eau.

Dans le commerce, on calcule son degré de spirituosité par l'enfoncement de l'aréomètre dans ce liquide, en calculant en même temps l'abaissement ou l'élévation de sa température.

L'alcool, comme on sait, est très employé dans les arts. A l'état d'eau-de-vie, on l'emploie comme boisson; celui qu'on extrait du vin, qui n'est pas détérioré, a une saveur franche que ne possèdent jamais ceux de marc, de grain, de pomme-de-terre, etc. : on a tenté encore, avec peu de succès, d'enlever à ces dernières liqueurs le mauvais goût qui les caractérise.

M. Brande a publié un Tableau des proportions d'alcool que contiennent, pour cent, la plupart des vins étrangers : pour compléter les Mémoires que j'ai lus sur la fermentation à l'Académie royale des sciences, j'ai cru devoir me livrer à un semblable travail sur les vins de France, à cause de l'utilité et des avantages que les distillateurs pourront en retirer. (Voyez le Mémoire que j'ai publié dans le *Journal de Chimie médicale.*)

Alcoolomètre, ou Aéromètre.

Instrument en verre ou en argent, muni d'une échelle graduée, qui, plongé dans l'alcool, indique par son enfoncement son degré de concentration. Il est en effet évident que l'alcool, étant d'autant plus léger qu'il est plus dépouillé d'eau, l'instrument doit s'enfoncer d'autant plus qu'il se trouve placé dans un liquide plus léger ou moins propre à le supporter ; mais, comme les variations de la température atmosphérique influent beaucoup sur la densité de l'alcool, on ajoute à l'aréomètre un thermomètre, pour indiquer sa température et faire les corrections nécessaires.

Alliage.

Union des métaux par la fusion.

Amalgame.

Union des métaux avec le mercure.

Allonge.

Tube en verre, en porcelaine ou en métal, pour éloigner le ballon ou le récipient de la cornue, etc., pour les garantir de l'action du feu.

Analyse.

Ensemble des moyens ou procédés propres à reconnaître et à séparer les principes constituans des corps.

Appareils.

Instrumens et ustensiles usités dans les cabinets de physique et les laboratoires de chimie et de pharmacie, pour pratiquer les diverses opérations.

Appareil de Wolf.

Série de flacons tubulés, commençant, le premier avec la cornue, et les autres ensemble, au moyen de tubes recourbés. Ces flacons ont ordinairement trois tubulures chacun ; celle du milieu est destinée à livrer passage à un tube qui va plonger dans le liquide du flacon, et qu'on nomme *tube de sûreté*.

Atomes.

Dernières molécules des corps, c'est-à-dire réduites au plus petit volume qu'on puisse imaginer.

Bain de sable.

Espèce de bassine en tôle remplie de sable, sur laquelle on place les vases contenant les liquides qui doivent être évaporés ou distillés au degré de chaleur que l'on communique à ce sable.

Bain-marie.

C'est ordinairement un vase qui s'emboîte dans un autre : ce dernier contient de l'eau qu'on fait entrer en ébullition, et c'est la vapeur de cette eau qui sert à chauffer l'autre vase et le liquide qu'il contient ; quelquefois, c'est un simple vase découvert, dans lequel on tient plongés, à une température plus ou moins rapprochée, de l'eau bouillante, des vases en verre, en métal, etc.

Balance.

Instrument propre à déterminer le poids relatif des corps.

Calcination.

Exposition prolongée des corps à l'action du calorique, pour les dépouiller de quelque principe.

Calorique.

Fluide impondéré et invisible, qui pénètre tous les corps, s'interpose entre leurs molécules, les dilate, les fait passer de l'état solide à l'état liquide, et souvent à celui de gaz. Son existence matérielle n'a encore été démontrée que par ses effets, principalement par celui que nous ap-

pelons *chaleur*. Cette dénomination ne doit pas être confondue avec celle de *calorique ;* elle n'est que la sensation que nous fait éprouver l'accumulation de ce dernier
sur notre corps, comme le froid est la sensation que
nous fait éprouver sa soustraction : ces deux effets sont
dus à la propriété dont il jouit de se mettre en équilibre
dans tous les corps. On donne le nom de *calorique latent*
à celui qui n'est pas susceptible d'être déterminé par nos
instrumens, et celui de *calorique spécifique* à celui qui est
nécessaire pour élever un poids égal des corps d'un même
nombre de degrés, sous la même pression.

Carbonisation.

Action de réduire les substances végétales ou animales
à l'état de charbon, en les chauffant plus ou moins dans
des vaisseaux fermés, tels que les creusets, etc.

Capsules.

Sorte de coupes plus ou moins grandes, en verre, en
porcelaine, en terre de pipe, en argent ou en platine,
pour l'évaporation de petites quantités de liquide, et
quelquefois pour la calcination de certains solides.

Caput mortuum.

C'est ainsi que les alchimistes nommaient le résidu de
la distillation à la cornue.

Causticité.

Propriété dont jouissent certains corps, quand on les
met en contact avec les substances animales, de les cor-
roder.

Cohobation.

Les anciens chimistes donnaient ce nom à la redistillation d'un liquide, sur le résidu qu'il avait laissé dans la
cornue ou l'alambic, afin de le saturer davantage des
parties solubles de ce même résidu.

Cohésion.

Force qui tend à unir les molécules des corps.

Combinaison.

Union chimique que deux ou plusieurs corps contractent ensemble pour ne faire qu'un tout similaire ; ce qui diffère essentiellement du mélange, dans lequel il ne s'opère aucune action chimique.

Combustion.

Combinaison de l'oxigène de l'air atmosphérique avec le corps combustible, qui s'opère avec dégagement de calorique et souvent de lumière en même temps.

Concassation.

Opération par laquelle on réduit dans un mortier, par l'action du pilon, un corps solide en fragmens et en poudre grossière.

Concentration.

Évaporation des liquides pour augmenter leur densité, 1°. en diminuant la quantité de véhicule qui tient en solution les corps qu'ils contiennent, comme pour les solutions salines; 2°. en vaporisant l'eau qui diminuait la force de ces corps, comme les huiles; 3°. ou bien en vaporisant, à une douce chaleur, des corps unis à l'eau et plus volatils qu'elle, comme l'alcool, etc.

Condensation.

Densité plus grande des gaz, qui peut aller, pour certains, jusqu'à la liquéfaction, et qu'on opère par le froid ou par une forte pression.

Coupelles.

Espèce de capsules faites avec les os calcinés, l'argile et l'eau, destinées à une opération appliquée à l'affinage de l'or et de l'argent qu'on nomme *coupellation*.

Creusets.

Vases coniques en argent, en platine, ou en argile modifiée, servant à la fusion, à la carbonisation, à la calcination, etc., de diverses substances.

Cristallisation.

Arrangement symétrique et très varié que prennent les molécules de certains corps, soit par la sublimation, soit par l'évaporation d'une partie du liquide qui la tient en dissolution, soit par une diminution de température ou une forte pression.

Contusion.

Action d'écraser par le pilon certaines substances peu
sèches, afin de rendre ainsi l'extraction des principes
qu'elles contiennent plus facile.

Clarification.

C'est l'art de dépouiller les liquides des substances qui
y sont suspendues et en troublent la transparence; on y
parvient par trois moyens, suivant la nature des substances :

1°. *Par coagulation*. Cet effet a lieu quand on expose
la liqueur à l'action du calorique, et qu'elle contient de
l'albumine ou qu'on y en ajoute (le blanc d'œuf, le sang);
alors cette albumine, en se coagulant, entraîne les corps
qui étaient suspendus dans la liqueur : c'est ainsi qu'on
clarifie le petit-lait et les sirops.

2°. *Par dépuration*. C'est-à-dire en laissant les liquides
qui ne sont pas susceptibles de s'altérer en repos pendant quelque temps, afin de se dépouiller des substances
étrangères qui se précipitent, comme le suc de citron. Si
ces liqueurs ne sont pas bien claires, on recourt alors au
moyen suivant.

3°. *Filtration*. Action de séparer d'un liquide les particules
qu'il contient en suspension, et qui ne sont pas assez
pesantes pour se précipiter. Pour cela, on fait passer le
liquide à travers des corps poreux ou de ceux dont les
interstices permettent à la liqueur de passer sans livrer
passage aux substances étrangères. On connaît diverses
espèces de filtres :

1°. *Filtre de laine*. Ce sont des carrés en laine blanche
ou en *étamine*, qui portent ce dernier nom, et qu'on fixe
sur des châssis en bois au moyen de quatre pointes placées aux angles. On donne quelquefois à ce filtre une
forme conique ; il porte alors le nom de *chausse d'Hippocrate* : ce mode est employé pour les divers sirops de
sucre ou de miel.

2°. *Filtre en toile*. Il ne diffère du précédent qu'en ce
qu'il est en toile ; il sert pour les substances alcalines et
les sels : parfois on le recouvre d'une feuille de papier de
trace.

3°. *Filtre en papier*. On emploie pour cette espèce de filtre le papier non collé gris et le papier dit *Joseph*, suivant la densité des liquides. Le papier collé ne peut servir à cet usage, attendu que la colle en bouche les interstices, qui dès-lors ne se laissent point traverser par la liqueur.

4°. *Filtre de charbon*. On verse les liqueurs qu'on veut filtrer ainsi dans de grands vases contenant au fond une couche de charbon : ce procédé a l'avantage de clarifier l'eau et de lui enlever la saveur et l'odeur étrangères qu'elle pourrait avoir. On filtre ainsi les huiles.

5°. *Filtre par le sable*. Ce moyen consiste à faire traverser au liquide, dans un grand vase ou réservoir, une couche de sable. C'est ainsi qu'on purifie l'huile en Hollande. Il est des filtres plus utiles encore, qui consistent en une couche de gravier qui recouvre une couche de sable fin, et celle-ci une couche de charbon : c'est ainsi qu'on clarifie et dépure l'eau, les huiles, etc.

Les fontaines des ménages offrent un côté en grès qui, se laissant pénétrer par l'eau, la dépouille des substances qui en troublaient la transparence.

6°. *Filtre de verre*. Ce procédé consiste à remplacer le sable par le verre en poudre : on l'emploie pour les acides, qui attaqueraient le sable ou brûleraient le papier, etc.

7°. *Filtre de coton*. On l'emploie pour séparer l'huile qui surnage l'eau : pour cela on plonge une mèche de coton dans cette huile, et l'on fait plonger l'autre extrémité de la mèche dans un autre vase ; l'huile parcourt toute l'étendue de cette mèche, et se rend, goutte à goutte, dans l'autre vase.

Il est encore un autre filtre, nommé *filtre-presse*, de M. Réal, dont nous ne nous occuperons point ici. Il en est d'autres, en métal, qui sont des espèces de petits cribles à très petites ouvertures, sur lesquels on place une poudre qui doit être traversée par l'eau bouillante : ce liquide en extrait les principes solubles et passe, très clair, dans un récipient placé au-dessous. C'est ainsi que sont construites les cafetières-filtres.

Déflegmer.

Par cette opération, on dépouille certaines liqueurs d'une grande partie de la substance aqueuse qu'elles contiennent, et qu'on nommait jadis *flegme* : ainsi, en rectifiant l'alcool, on le sépare de cette portion aqueuse qui porte ce nom.

Déliquescence.

Propriété qu'ont certains corps de se liquéfier en attirant et absorbant l'humidité de l'air : le corps ainsi liquéfié est dit *tombé en deliquium*.

Dépuration.

Ensemble des moyens propres à séparer des diverses substances toutes celles qui leur sont étrangères, et, en les isolant ainsi, de les obtenir à l'état de pureté. Il serait trop long d'énumérer ici tous les procédés usités à cet effet.

Désoxidation.

Moyen d'enlever l'oxigène aux oxides métalliques, et de revivifier ainsi les métaux.

Digestion.

Opération par laquelle on met en contact, dans un vase exposé plus ou moins de temps aux effets d'une chaleur bien au - dessous de celle de l'ébullition, une substance dans un liquide, pour en extraire quelque principe.

Digesteur de Papin.

Appareil fermé, dans lequel les substances introduites éprouvent un grand degré de chaleur et de pression, qui les ramollit prodigieusement et facilite l'extraction de leurs principes par le liquide y contenu.

Distillation.

Opération par laquelle on sépare, ordinairement par l'action du calorique, dans des vaisseaux fermés, les principes volatils d'une substance de ceux qui sont beaucoup plus fixes (1). Prenons pour exemple la distillation de

-----

(1) Il y a des distillations dans lesquelles on se propose

l'eau : on introduit ce liquide dans la cucurbite de l'a-
lambic, sur laquelle on place le chapiteau, auquel on
adapte ensuite le réfrigérant. Après avoir bien luté et rempli
le rafraîchissoir d'eau froide, on allume le fourneau et
on chauffe à l'ébullition : dès-lors la vapeur d'eau s'élève
dans le chapiteau, se rend dans le serpentin, et, comme
le calorique tend à se mettre en équilibre avec tous les
corps, celui qui constituait l'eau à l'état de vapeur pénètre
l'étain et se porte sur l'eau du rafraîchissoir, qu'il échauffe
à son tour, tandis que l'eau en vapeur, devenue liquide,
circule dans le serpentin et se rend dans le vase destiné
à la recevoir, dépouillée de toute substance étrangère, à
moins que l'eau qu'on a distillée ne contînt quelque substance volatile. Les substances salines restent dans la cucurbite avec la partie de l'eau non distillée, qui est environ le quart de celle qu'on y a introduite. Nous avons
dit que l'eau du rafraîchissoir s'échauffait au point qu'elle
pouvait être portée à l'ébullition : il est aisé de voir qu'i
est indispensable de la changer souvent. Mais, soit que
l'eau chaude, étant plus légère que l'eau froide, s'élève
sa surface, ou mieux, que les premiers tours du serpen
tin étant ceux où la vapeur d'eau se condense presqu'e
entier, il arrive aussi que les couches d'eau supérieure
du rafraîchissoir s'échauffent les premières : il faut donc
au moyen d'un entonnoir à tube très long, porter l'ea
froide au fond du vase ; de cette manière, l'eau chaud
est seule évacuée en même temps par un tube supérieur
ce qui ne ralentit nullement l'opération.

Ce mode d'opérer s'applique également aux eaux dis
tillées des plantes et même aux fleurs. MM. Chevallier e
Idt ont tracé, à ce sujet, quelques préceptes que nou
croyons utiles de rapporter. (1)

un autre but, celui de retirer un produit volatil qui se form
par la réaction de deux ou plusieurs corps aidés de l'actio
du calorique, ou bien par l'action de celui-ci sur certai
corps. Dans ce genre se trouvent les éthers sulfurique, n
trique, etc., l'ammoniaque, le chlore, plusieurs acides, etc
la distillation de la corne de cerf, des os, etc.

(1) Manuel du Pharmacien.

1°. Si la substance a une texture serrée, ou si elle renferme peu d'eau de végétation, il convient de la concasser, de la râper ou de la diviser en petits morceaux, et de la laisser quelque temps en contact avec l'eau, pour qu'elle pénètre la fibre végétale et facilite l'extraction des principes volatils.

2°. Si la plante est peu odorante, il faut cohober souvent, c'est-à-dire distiller à plusieurs reprises le produit de la première distillation sur une autre quantité de plantes nouvelles.

3°. Si la plante est odorante, en mettre de suite une quantité suffisante pour la saturation de l'eau. (1)

4°. Il faut avoir soin qu'il y ait dans l'alambic assez d'eau pour que les plantes en soient baignées jusqu'à la fin de la distillation ; plus elles sont succulentes, moins il faut d'eau.

5°. On doit éviter que rien ne passe de la cucurbite dans le récipient.

6°. Si l'on craint que, par leur coction, les plantes ne se ramollissent au point de former une pâte au fond de la cucurbite, il faut les soutenir à l'aide d'un panier d'osier ou métallique. (2)

7°. Il faut porter rapidement l'eau à l'ébullition, et l'y maintenir jusqu'à la fin.

8°. Rafraîchir le serpentin le plus souvent possible.

9°. Employer les plantes fraîches de préférence aux sèches, à l'exception de la mélisse, qui, par la dessiccation, devient plus odorante.

10°. On doit filtrer les eaux aromatiques après leur distillation, pour en séparer quelques gouttes d'huile aromatique qui peuvent y être en suspension, et qui les rendraient âcres, souvent même dangereuses.

Il convient de conduire bien le feu pendant la distilla-

---

(1) Si l'on ne met pas une suffisante quantité d'eau, il en résulte que les plantes touchant le fond de la cucurbite, y subissent une sorte de combustion qui communique à l'eau distillée une odeur empyreumatique.

(2) Il est souvent très avantageux de recourir à ce moyen pour la distillation des fleurs.

tion, car, si on chauffe trop, une partie des plantes et de la décoction qui est dans la chaudière passe à la distillation; quand bien même ce passage n'aurait pas lieu, l'eau n'en acquiert pas moins une odeur d'empyreume et un mauvais goût. Il en est de même si l'on opère sur de trop grandes masses. Nous ajouterons que, si l'on néglige de rafraîchir le serpentin, il en résulte qu'une partie du produit, n'étant pas condensée, se perd en vapeur.

Il est reconnu que les eaux nouvellement distillées ont une odeur empyreumatique plus ou moins forte, qu'elles perdent peu à peu ou bien instantanément si on les plonge dans un bain de glace : ces eaux deviennent ainsi beaucoup plus suaves; on doit les conserver dans des bouteilles en verre (1), bouchées avec du papier, car, avec un bouchon de liége, elles contractent bientôt une odeur de moisi; on doit aussi les filtrer souvent pour les débarrasser des pellicules qui s'y forment, et qui annoncent un commencement d'altération. Enfin, comme les préparations ne se conservent pas bien long-temps, à l'exception de quelques unes, qui sont très chargées de certaines huiles volatiles, telles que les eaux de menthe, etc., il faut les renouveler souvent.

On distille de cette même manière le vin, les huiles volatiles. Dans le premier cas, il faut bien ménager le feu, car autrement il arrive que l'eau et le principe colorant passent à la distillation : ordinairement pour les liqueurs qui se vaporisent au-dessous du degré de l'eau bouillante, au lieu de distiller à *feu nu*; comme dans l'exemple que nous venons de donner, on opère par l'intermède de la vapeur d'eau : c'est ce qu'on appelle *bain-marie* : pour cela on met de l'eau dans la cucurbite et on y adapte une seconde cucurbite dite *bain-marie* qui n'arrive pas jusqu'à l'eau de la précédente : c'est dans cette nouvelle cucurbite qu'on place les substances à distiller. Par ce moyen la température est toujours égale, et ne dépasse pas 100 cent. ce qui fait que les substances à distiller n'éprouvent point l'altération qu'elles auraient pu contracter à une tempé-

---

(1) Les eaux distillées contiennent un acide qui attaquerait les vases métalliques.

rature supérieure, et s'évaporent à un degré de température inférieur à celui qui aurait lieu à feu nu : c'est ainsi
que dans les pharmacies on préparait jadis l'alcool, etc.
Il arrive souvent qu'on veut avoir un degré de chaleur
plus fort que celui de la vapeur d'eau ; on recourt alors au
sable, qui, étant mauvais conducteur du calorique, acquiert
ainsi une température très élevée : c'est ce qu'on appelle
distiller *au bain de sable*. C'est ainsi que s'opèrent plusieurs
distillations à la cornue. Il est aisé de voir qu'on peut
faire acquérir au sable une température plus ou moins
élevée, suivant la chaleur du fourneau.

Décoction.

Action de soumettre aux effets de l'eau en ébullition les substances, pour en extraire quelques uns de
leurs principes. Pour que cet effet soit plus prompt, on
doit réduire ces substances en petits morceaux si elles sont
molles, les inciser si elles sont fibreuses, ou bien les
concasser si elles sont dures.

Dulcification.

Addition de l'alcool à quelques acides minéraux pour
en modifier l'action. Ainsi l'acide sulfurique uni à l'alcool
porte le nom d'*acide sulfurique* ou *vitriolique dulcifié*,
ainsi que celui *d'eau de Rabel*, etc.

Eau.

Ce liquide est trop connu pour que nous ayons à
en faire connaître les propriétés. Nous nous bornerons
à dire qu'elle se congèle au-dessous de o ; à o elle passe à
l'état liquide, et elle se vaporise à 100° cent. Cette vapeur
occupe un volume 1700 fois, etc. plus considérable que
celui de l'eau : de là proviennent ses effets étonnans comme
force motrice. On sent que pour acquérir une si grande di-
latabilité, l'eau doit avoir absorbé une grande quantité de
calorique. En effet, 1 kilogramme d'eau en vapeur uni à 4
kil. 66 d'eau à o leur communique une température de
100°. Ce qu'il y a également de remarquable, c'est que la
glace à o a besoin d'absorber 75 degrés de calorique pour
se liquéfier et donner de l'eau à o. Ainsi une livre d'eau
à 75 cent. et une livre de glace à o donnent deux livres
d'eau marquant o : voilà pourquoi la fonte des neiges et

des glaces s'opère si lentement. L'eau est composée en poids de :

Oxigène.....	88 , 90.
Hydrogène. ..	11 ; 10.

100.

L'eau est le dissolvant d'une foule de substances. Pour de plus grands détails, nous renvoyons à notre *Chimie médicale*.

Eau-mère.

Résidu liquide de la cristallisation des sels.

Ebullition.

Passage rapide d'un liquide à l'état de vapeur par l'action du calorique.

Édulcoration.

Lavage de quelques substances au moyen de l'eau.

Efflorescence.

Propriété dont jouissent quelques corps d'abandonner à l'air toute ou du moins une grande partie de l'eau qu'ils contiennent, et d'acquérir ainsi une forme pulvérulente.

Esprit.

C'est ainsi que les anciens nommaient tout liquide volatil autre que l'eau qu'on obtenait par la distillation. On y ajoutait le nom de la substance d'où il provenait. Ainsi l'on disait : *esprit de vin, esprit de soufre, esprit de nitre*, etc.

Evaporation.

Conversion des liquides en vapeurs au moyen du calorique et de l'air, ou bien par la soustraction totale de la pression exercée par ce dernier sur les corps, comme cela a lieu sous le récipient de la machine pneumatique.

Exsiccation.

Moyen d'enlever aux corps leur humidité, soit par l'action du calorique et de l'air, soit par l'intermédiaire des corps qui absorbent cette humidité, comme le papier non collé, le coton, les toiles, etc.

Filtration. Voyez *Clarification.*

Flacon.

Vase cylindrique en verre ayant à la partie supérieure un goulot court à bords renversés. Ceux qui ont leur goulot intérieur usé à l'émeri avec un bouchon en cristal également usé, portent le nom de *flacons à l'émeri.*

Fourneaux.

Appareils pour appliquer le calorique aux diverses opérations. En pharmacie, on n'emploie guère que deux fourneaux :

1°. Le *fourneau évaporatoire.* Il se compose A du foyer où l'on met le combustible, ayant ouverture latérale, qu'on ferme à volonté et par laquelle on y porte ce même combustible, sur une grille en fer qui lui sert de fond ; B d'une autre partie en dessous, qu'on nomme *cendrier,* parce que les cendres s'y rendent : le cendrier a également une porte latérale afin de livrer passage à l'air pour activer la combustion.

Fourneau à réverbère.

Comme le précédent, il se compose de deux parties, le *cendrier* et le *foyer,* celui-ci ayant souvent une petite ouverture latérale pour donner issue au col de la cornue, ou bien deux échancrures, une de chaque côté, pour y assujettir les tubes de fer ou de porcelaine qu'on veut chauffer. Le foyer est surmonté d'une troisième partie qu'on appelle dôme ou réverbère, destiné à réverbérer la chaleur ou à la réfléchir sur le corps placé au foyer ou laboratoire ; on y pose la cornue sur deux petites barres de fer transversales, adhérant aux parois du fourneau à environ de 5 à 8 pouces au-dessus de la grille. Le dôme enfin est surmonté d'une cheminée en terre qui sert à réfléchir la chaleur, et qu'on surmonte d'un cylindre en tôle quand on veut rendre cette réflexion encore plus forte.

Gaz.

Corps réduits par le calorique, ou la soustraction de la pression atmospherique, à l'état de *fluide élastique,* et qui sont susceptibles de repasser à l'état liquide par la soustraction du calorique, etc. Les gaz qui conservent constamment cette forme, sans pouvoir être condensés, sont nommés *gaz permanens :* ainsi l'air atmosphérique, l'azote, l'oxigène, l'hydrogène, sont des gaz permanens, puisqu'ils ne peuvent point être condensés, comme les gaz acide sulfureux, sulfurique, nitrique, etc. , etc.

Hydrate.

Combinaison intime ou chimique de certains corps métalliques oxidés avec l'eau.

Infusion.

Opération par laquelle on soumet un ou plusieurs corps à l'action prolongée d'un liquide dont la température est plus ou moins voisine du point d'ébullition, pour en extraire des principes qu'une plus haute chaleur pourrait volatiliser.

Insolation.

Exposition au soleil pour opérer une sorte d'infusion à la chaleur de ses rayons.

Lévigation.

C'est la réduction en poudre très fine de certaines substances très dures, soit au moyen d'un moulin construit pour cela, ou mieux au moyen de la molette sur le porphyre.

Liquation.

Ou séparation au moyen du calorique, d'un corps plus fusible qu'un autre avec lequel il était uni.

Liquéfaction.

Passage d'un corps solide à l'état liquide par l'action du calorique.

Lingotière.

Appareil qui se compose de deux pièces carrées en fer ou en cuivre jaune, dans chacune desquelles se trouvent des rigoles demi-cylindriques, qui se correspondent et forment par leur réunion des cavités cylindriques. On fixe ces deux pièces réunies au moyen d'une attache en métal munie d'une vis et d'un écrou. C'est dans ces cavités, dites *lingotières*, que l'on verse le nitrate d'argent fondu (pierre infernale), pour en former de petits cylindres nommés bâtons.

Lut.

Enduit dont on recouvre les jointures des vases, qu'on adapte l'un à l'autre dans certaines opérations, afin d'empêcher la perte des gaz ou des vapeurs.

On connaît un grand nombre de luts; souvent on n'emploie que le papier trempé dans une pâte de farine claire; d'autres fois on en prépare un en broyant dans un mortier de la pâte d'amandes avec de la colle de farine; celui-ci est très souvent employé pour mastiquer les bouchons de liége des flacons, quand le gaz qui se dégage est de nature à n'exercer aucune action sur le liége ni sur ce lut. Dans ce dernier cas on a recours à un lut fait avec l'argile calcinée et battue dans un mortier avec l'huile de lin lithargirée. Pour plus de solidité, on recouvre ce lut, soit d'un parchemin mouillé ou bien d'une toile trempée dans un autre lut liquide composé de chaux éteinte et de blanc d'œuf. Il est des pharmaciens qui emploient pour lut la farine de montarde battue avec un peu d'eau; enfin un très bon lut, qui devient aussi dur que la pierre, est celui qu'on fait avec la chaux éteinte et le sang de bœuf.

Macération.

Infusion à froid d'un solide dans un liquide tendant en grande partie à le ramollir afin d'en pouvoir extraire ensuite plus aisément quelque principe.

Matras.

Vases de verre sphériques ou ovoïdes plus ou moins grands, surmontés d'un long col, et destinés à mettre en macération ou en digestion diverses substances médicamenteuses, ou bien à opérer certaines préparations chimiques.

Menstrues.

Liquides qui ont la propriété constante de dissoudre certains corps; ainsi l'eau est le menstrue dans lequel se dissolvent la plupart des sels, le sucre, la gomme, etc. L'alcool est celui des résines. On voit que le nom de *menstrue* est presque synonyme de *dissolvant*.

Molécules.

Particules des corps dans un état de division extrême.

Mortier.

Ustensile de forme variable et souvent ovoïde destiné à recevoir certaines substances solides destinées à être pulvérisées au moyen du pilon, ou bien des matières molles ou liquide qu'on veut unir ensemble par ce même moyen. Les mortiers sont en bronze, en fonte, en fer tourné, en verre, en porcelaine, ou bien en agate, suivant que les substances qu'on veut broyer peuvent exercer quelque action chimique sur eux. Les pilons sont de même nature ainsi qu'en bois.

Pèse-liqueurs, pèse-sels, pèse-acides, pèse-sirops, etc.

Ces instrumens, qui servent à marquer le degré de saturation de liquides chargés de divers corps, se composent d'un tube cylindrique et creux de verre ou d'argent, ayant une renflure sphéroïdale ou pyriforme à sa partie inférieure, laquelle contient suffisante quantité de mercure ou de plomb pour lui faire prendre une position verticale quand on les plonge dans une liqueur : c'est, comme on voit, une sorte de lest. Une échelle est gravée sur la longueur du tube ; ses divisions doivent être très égales, mais elles ne sont pas les mêmes pour les liquides plus denses ou plus légers que l'eau, qui se trouve prise pour point de comparaison : c'est ce qui fait varier ces instrumens entre eux, quoique partant tous du même principe. Ceux qui sont destinés aux liqueurs plus pesantes que l'eau ont le zéro placé à l'extrémité supérieure du tube, et c'est jusqu'à ce zéro qu'il doit plonger dans l'eau distillée à la température atmosphérique ; il est donc évident que plus la liqueur dans laquelle on le plongera sera dense ou pesante, moins il s'y enfoncera ; les degrés de l'échelle qui seront alors à découvert seront par conséquent ceux de la saturation du liquide. Quant à ceux qui sont plus légers que l'eau, le zéro doit se trouver à l'extrémité inférieure du tube, et, par la raison inverse, plus l'instrument s'enfoncera d'un nombre de degrés dans le liquide, plus il sera plus léger que l'eau. Pour plus de détails, voyez les divers traités de physique.

Oxides.

Corps simples combinés avec l'oxigène dans des proportions qui ne sont pas suffisantes pour les acidifier. Ces combinaisons de l'oxigène avec les métaux portent le nom d'*oxides métalliques;* elles étaient jadis connues sous le nom de *terre des métaux* et de *chaux métallique.*

Oxigène.

Fluide élastique, incolore, inodore et invisible, qui entre dans la composition de l'air atmosphérique, et qu'il rend seul propre à la combustion et à la respiration. C'est en raison de cette dernière propriété qu'il a également reçu le nom d'*air vital.*

Pélican.

Alambic de verre d'une seule pièce, dont le chapiteau est muni d'une tubulure, et d'où partent de chaque côté un tube recourbé qui va reporter dans la cucurbite les produits de la distillation. N'est plus usité.

Pipette.

Petit instrument en verre composé d'une boule, à laquelle sont soudés, des côtés opposés, deux petits tubes, l'un plus court et très effilé, et destiné à plonger dans la liqueur; l'autre long et courbé servant à aspirer l'air de la boule. Par cette opération on soutire aisément une liqueur de dessus un autre corps; elle reste dans la boule tant qu'on tient le tube aspirateur bouché.

Porphyrisation.

On donne le nom de *porphyre* à une table de cette matière ou en granit, sur laquelle on opère, par le frottement circulaire, avec une molette de même nature, la pulvérisation très fine des corps. Cette pulvérisation porte le nom de *porphyrisation.* Elle a lieu à sec ou avec l'addition de quelques liquides.

Pulvérisation.

Action de réduire en poudre les corps durs. On y parvient par le choc et la trituration dans les mortiers, par le frottement, la lime et la râpe, les moulins, la porphyrisation, le lavage; on sépare ensuite la poudre la plus fine au moyen des tamis à tissu plus ou moins serré.

Pulpation.

C'est le moyen d'extraire de certains végétaux la substance parenchymateuse qu'on nomme *pulpe,* au moyen d'un tamis et du pulpoir. On connaît deux moyens d'extraction : 1° lorsque la substance est charnue et molle, on n'a besoin de recourir qu'au tamis ou à la râpe ; lorsqu'au contraire elle est peu charnue ou sèche, il faut la mettre en fusion dans l'eau ou le vin, et parfois recourir à l'ébullition. Règle générale : si la matière est succulente, le broiement suffit ; si ce sont des fruits ou des racines charnues, il faut les râper avant de les pulper ; si elle est peu succulente, la ramollir par les moyens que nous avons indiqués ; si la pulpe est trop molle, on la concentre au bain-marie.

Réactifs.

L'on donne ce nom aux corps qui, mis en contact avec d'autres, en décèlent la présence, quoiqu'ils soient combinés avec d'autres en présentant des phénomènes particuliers et propres à chacun d'eux. Ainsi la plupart des couleurs bleues végétales, en contractant une couleur rouge par les acides, et verte par les calcalis, sont les réactifs propres à les reconnaître.

Récipiens.

On nomme ainsi tous les vaisseaux en verre qui, adaptés aux divers vaisseaux distillatoires, servent à recueillir et condenser les produits volatils de la distillation ; le plus souvent ce sont des ballons ou des flacons. Celui qui est désigné sous le nom de *récipient florentin* est une sorte de flacon ayant à sa partie supérieure un tube courbé en S qui descend vers le bas, et par lequel s'écoulent les principes les plus légers que surnagent l'eau, comme la plupart des huiles volatiles lors de leur distillation.

Rectification.

C'est la concentration ou la purification d'une liqueur par sa redistillation.

Réduction ou revivification.

C'est la désoxigénation des oxides métalliques au moyen du charbon ou de quelque flux, et leur retour à l'état métallique.

Réfractaires.

Métaux ou oxides, ou infusibles, ou exigeant une très forte élévation de température pour entrer en fusion.

Retorte.

Synonyme de *cornue*.

Rosion.

Action de limer les corps.

Solution.

Passage d'un corps solide à l'état liquide au moyen d'une liqueur.

Sels.

Composés résultant de la combinaison des acides avec une classe de corps qu'on nomme *bases salifiables.* Les sels sont appelés *neutres* quand la saturation est complète, c'est-à-dire quand ils ne participent point des propriétés d'aucun des constituans; on les nomme *sur-sels* ou *sous-sels* quand il y a excès d'acide ou de base.

Sublimation.

Volatilisation des substances solides, ou de quelques uns de leurs principes, dans des vaisseaux fermés, à la partie supérieure desquels s'opère leur condensation, souvent même à l'état cristallin.

Tamis.

Tissu de soie, de crin ou de fil métallique fixé au centre d'un large cercle de bois, et destiné à séparer les poudres les plus fines de celles qui sont plus grosses.

Terrine.

Vase conique en terre cuite vernissée ou en grès, qui est souvent munie d'un goulot pour verser plus facilement les liqueurs.

Têt.

Sorte de capsule en argile pour opérer à l'air libre la calcination des substances.

Torréfaction.

Synonyme de *grillage.*

Valet.

Nattes de paille tressées en couronne, sur lesquelles on place les ballons, les matras, etc., afin d'éviter de les casser en les portant sur un corps dur et froid.

Vapeurs.

Liquides passés à l'état gazeux, qui reprennent leur état primitif par un abaissement suffisant de température.

RÉCOLTE, CHOIX, CONSERVATION,

ET DESSICCATION DES PLANTES.

RÉCOLTE MENSUELLE.

Janvier.

Pendant ce mois, on ne récolte aucune plante médicinale.

Février.

Il en est de même du mois de février, à moins que la température n'ait été assez douce pour favoriser la floraison des violettes.

Mars.

Pendant ce mois on récolte les bourgeons de peuplier, la ficaire, les fleurs de violette, de grande pervenche, de tussilage, de primevère, de pêcher, de giroflée jaune et de safran. Il est des herboristes qui ramassent alors les fleurs d'amandier, qu'ils vendent ensuite pour des fleurs de pêcher. On les distingue par la couleur blanche sale qu'elles ont, au lieu de celle rosée que doivent avoir celles de pêcher récentes et bien préparées.

Avril.

On continue la récolte des bourgeons de peuplier, de fleurs de violette, de pêcher, de tussilage et de giroflée jaune; on cueille aussi les roses, le pied-de-chat, les fleurs d'ortie blanche, du narcisse des bois, et les feuilles d'azarum, de mandragore.

Mai.

C'est alors qu'on cueille les chatons de noyer, les roses diverses, les fleurs de pensée des jardins, celles de muguet.

Les feuilles d'absinthe (première coupe), d'alliane, l'anémone pulsatile, la blette, le bécabunga, la grande ciguë, le cochléaria, l'eupatoire, le lierre terrestre, la pimprenelle, la pulmonaire.

Juin.

On cueille en feuilles et sommités : l'ache, l'aneth, l'angélique, l'armoise, l'aurone, l'azarum, la bardane, la belle-de-nuit, la bétoine, la bourrache, la bugle, la buglose, les diverses capillaires, le caille-lait, la grande centaurée, le chamædris ou petit-chêne, le chamæpytis, le chardon-bénit, étoilé et marie, la chicorée, la digitale pourprée, l'euphraise, l'épurge, l'érysimum, le fenouil, la filipendule, la fumeterre, la guimauve, la jusquiame noire, la laitue vireuse, le marube blanc, la mercuriale, la pariétaire, la pervenche, le pissenlit, le plantain, la ronce, la saponnaire officinale, la scabieuse des champs, la véronique, la verveine.

Les fleurs de buglose, de coquelicot, de camomille, de genêt, de lis, de matricaire, d'oranger, de pied-de-chat, de roses, de soucis, de sureau.

Les fruits : cerises, framboises, groseilles, petites noix.

Juillet.

Feuilles et sommités : seconde coupe de la grande absinthe, la grande acante, l'aconit-napel, l'agripaume, l'ancolie, l'aigremoine, l'angélique, l'argentine, ballote, basilic, bon-henri, buis, caille-lait, calament, cataire, grande et petite centaurée, petit-chêne, chamæpytis, chardon-bénit, grande chélidoine, clématite brûlante, cuscute, petite ésule, ésule ronde, eupatoire, gratiole, hysope, marjolaine, mauve, mélilot, les diverses menthes, millefeuille, millepertuis ou hypéricum, nicotiane, origan, orvale, passe-rage, pied-de-lion, persicaire, rénoncule âcre, romarin, rossolis, rue, sabine, salicaire, les diverses sauges, scrophulaire, seneçon, tanaisie, thym.

Fleurs : bourrache , chevrefeuille, guimauve, lavande, mauve, œillet rouge, oranger, ortie blanche, pivoine, romarin, scabieuse, sureau, souci, tilleul, verge d'or, violette.

Fruits : cassis, cerises, framboises, groseilles, lupin, merises, noix vertes, pavot blanc et noir, psyllium , tescarpi, baies d'épine-vinette, moutarde. -

Août.

Feuilles : aristoloche, arum, azarum ou cabaret, asperule, belle-de-nuit, houblon, menthes diverses, ménianthe, mauves, morelle, nicotiane, rue, stramoinc , scolopendre, dentelaire, herniaire ou turquette, stœchas, persicaire.

Fleurs : bouillou-blanc, grenadier, guimauve, houblon, nymphæha.

Fruits et semences : anis, carvi, coriandre, concombres, melons et citronilles, mûres, noix vertes, baies d'hièble et de sureau, jujubes, lin, moutarde, piment.

Ecorce de sureau, de garou.

Septembre.

Feuilles de mercuriale , d'oranger, de turquette, de romarin.

Fruits : amandes, alkekenge, cynorhodon, concombre, épine-vinette, courges et melons, mûres, noirprun, noisettes, potiron, sureau, hièble, jujubes, lin, moutarde, piment.

Racines : ache des montagnes, angélique, aristoloche, arrête-bœuf ou ononis spinosa, arum, asclépiade, asperge, azarum, bistorte, calamus aromaticus, canne, chicorée, chélidoine, chiendent, ellébore blanc et noir, fenouil, filipendule, fougère mâle, grande gentiane, guimauve, iris de Florence, nymphæa ou nénuphar, orcanette, orchis, orseille, pain de pourceau ou ciclamen, patience, persil, petit houx, pivoine, polipode de chêne, raifort sauvage, réglisse, scrophulaire, tormentille, grande et petite valériane, aunée ou enula campana.

Octobre.

Racines : aunée, bardane, buis, bryone, chardon-Roland, chausse-trape, chiendent, consoude ou symphitum, cyclamen, cynoglosse, fraisier, garance, gentiane, guimauve, imperatoire, patience, rhapontic, rhubarbe, acorus vrai, le colchique d'automne, les dalhias.

Fruits : alkekenge, coings, cynorhodon, faîne, genièvre, noirprun, noix, pivoine, ricin.

Ecorces de chêne, de garou, de saule, de marronier d'Inde, d'orme pyramidal, de cerisier, de racine de grenadier, d'yèble, de sureau.

Divers bois, de genévrier, de buis; gui de chêne, noix de galle.

Novembre et Décembre.

Dans ces deux mois on ne récolte que quelques cryptogames, telles que certains lichens.

Conservation et préparation des végétaux.

Ce n'est pas tout que de récolter les végétaux en temps opportun, il faut encore connaître le mode de préparation et de conservation que chacune de leurs parties réclame. C'est ce qui va fixer notre attention.

BULBES.

CHOIX, CONSERVATION ET DESSICCATION.

Les bulbes ne sauraient être considérés comme des racines, mais bien comme des germes destinés à la reproduction d'une nouvelle plante ; et l'on ne doit regarder comme véritables racines que les radicules qui sont adhérentes à la base des bulbes. Nous allons borner ici notre examen aux bulbes du lis, de la scille et du colchique, qui sont plus spécialement employés en médecine.

Colchique.

Dans diverses localités on le nomme aussi *veilleuse, veillote, tue-chien, safran bâtard*, etc. C'est le bulbe du *colchicum autumnale*, LIN. hexand. trig., fam. des colchicacées; il croît dans presque toutes les prairies du midi de la France. Pour plus de détails, voyez l'article *Racine*.

C'est à la vératrine que ce bulbe doit ses effets.

Vératrine.

Substance découverte par MM. Pelletier et Caventou, et presque en même temps par M. Meissner dans la *cévadille*. Voyez cet article.

Ognon de lys.

Lilium candidum, LIN. hexand. monog., fam. des liliacées. Originaire de la Syrie, et cultivé dans tous les jardins, à cause de la beauté de ses fleurs, qui sont d'un très beau blanc, hexapétales; le fruit est une capsule triloculaire; les feuilles radicales sont longues, lancéolées et d'un vert luisant; les caulinaires sont plus petites et étroites; le bulbe est à écailles charnues, blanches : il est très mucilagineux. Cuit sous la cendre, on en prépare des cataplasmes émolliens qui sont très résolutifs. On conserve les pétales dans l'eau-de-vie et on les emploie contre les coupures; on les distille également avec de l'eau.

Scille.

Scilla maritima, LIN. hexand. monog., fam. des liliacées. Indigène de Barbarie, d'Espagne, de Sicile, etc., tige cylindrique qui s'élève jusqu'à trois pieds. Elle est entourée de feuilles radicales, ensiformes, luisantes et d'un vert foncé; les fleurs sont disposées en épi long, serré, dont les pédoncules sont d'une couleur pourpre, et les bractées linéaires et caduques : la corolle est hexapétale, blanche, avec un filet rouge au milieu de chaque pétale. On trouve deux variétés de scille : l'une a le bulbe rougeâtre, et l'autre blanc; elles ont l'une et l'autre les mêmes propriétés : la rouge est cependant la seule employée en médecine. Ces bulbes sont depuis la grosseur et forme d'une poire jusqu'à celle d'un petit melon. Les squames premières sont rougeâtres, minces, transparentes et dépourvues d'âcreté; celles de l'intérieur sont blanches, très charnues, très mucilagineuses, âcres et amères; celles du centre le sont moins. On doit les rejeter, ainsi que celles qui sont minces et rougeâtres. On enlève ces squames, on les coupe en lanières, on les enfile dans une ficelle, on les fait sécher à l'étuve; quand elles sont bien sèches, on les conserve dans un lieu sec et dans un vase bien fermé, sinon elles attirent promptement l'humidité de l'air.

La saveur de la scille est amère, âcre et nauséabonde; elle enflamme la peau, et sa vapeur irrite fortement les yeux: par la dessiccation elle perd une partie de son âcreté. Ce suc rougit le sirop de violette. L'eau, l'alcool et le vinaigre enlèvent à la scille ses principes actifs; aussi en prépare-t-on une teinture, un vinaigre et un oxymel scillitique. La scille contient un principe très volatil, qu'elle perd par la chaleur.

2°. *Des Racines.*

Baumé conseille de récolter toujours les racines lorsque les tiges et les feuilles sont passées; mais, comme les plantes se trouvent en cet état en automne comme au printemps, les auteurs ne s'accordent point sur la saison qu'on doit choisir. Les uns préfèrent les arracher en automne, au moment que les feuilles commencent à tomber, parce qu'ils pensent, 1°. que du moment que les plantes se dessèchent, la sève retombe en grande partie dans les racines, qui se conservent vivantes dans la terre; 2°. que durant l'hiver les racines ne tirent aucune nourriture de la terre, et qu'elles ne s'y nourrissent qu'aux dépens de la grande quantité de sève qu'elles ont absorbée en automne. Les auteurs qui donnent la préférence au printemps pour cette récolte, pour étayer leur opinion, disent que la rigueur de l'hiver ayant empêché la dissipation de la sève, dont les racines se sont chargées en automne, et de celle qu'elles ont reçue pendant l'hiver, cette sève se développe au printemps, et donne une nouvelle vigueur aux racines; on doit les arracher de terre lorsque les feuilles commencent à paraître. Ces mêmes auteurs font observer que les racines du printemps sont grosses, charnues, succulentes et bien nourries, tandis que celles d'automne, s'étant épuisées pendant l'été, sont dures et ligneuses. Au reste, les auteurs qui ont écrit en faveur de ces diverses opinions s'accordent à dire qu'il est des racines qu'on peut récolter au printemps et d'autres en automne. Baumé pense qu'il vaut mieux arracher de terre en automne ou au commencement de l'hiver toutes les racines qu'on veut faire sécher, parce que celles du printemps sont abreuvées d'un suc aqueux qui n'est pas encore élaboré; aussi leur substance est-elle molle, pulpeuse, et possède moins de vertus médicinales. Nous partageons l'opinion de cet habile pharmacien, et nous ajoutons qu'il est des racines qui, étant essentiellement ligneuses, peuvent être récoltées en tout temps.

MM. les herboristes doivent s'attacher à choisir les racines des végétaux sains et placés dans la meilleure exposition; on doit rejeter celles qui sont gâtées, et donner toujours la préférence à celles qui sont bien nourries, grosses et point ridées. Baumé conseille de les laver pour enlever la terre qui est à leur surface; nous ne partageons point cette opinion; leur immersion dans l'eau, surtout pour celles qui sont mucilagineuses, en retarde et en rend la dessiccation bien plus difficile. Il vaut mieux les étendre à l'air pendant un jour ou deux, les ratisser ensuite légèrement ou les brosser, ou bien les agiter fortement dans un sac de grosse toile. On sépare alors tous les filamens, les portions de tiges ou les feuilles qui peuvent adhérer aux racines, ainsi que les radicules du plus grand nombre, et on les coupe en tranches d'autant plus minces que les racines sont plus charnues et plus difficiles à sécher. Il en est même quelques unes qu'on est obligé de couper longitudinalement à cause de leur grosseur. En cet état, on place les racines sur une claie couverte d'une toile à larges mailles, et on les fait sécher au soleil ou à l'étuve. Il est des herboristes qui les enfilent dans une corde et les exposent ainsi à un courant d'air. Il est des racines dont la dessiccation est très difficile, et qui, lorsqu'elle n'est pas complète, ne tardent pas à se moisir à leur surface ; ce sont celles qui sont très chargées de mucilage, comme la guimauve, l'aunée, la grande gentiane, la bardane, etc. Les phar-

maciens et les herboristes sont dans l'usage de les placer
dans une étuve, dont la température est très élevée, et
plus souvent dans un four de boulanger, après qu'on en
a retiré le pain. On doit alors les surveiller exactement,
parce que si l'on dépasse le point nécessaire, elles se
grillent : ainsi la racine de guimauve devient fauve,
cassante, et acquiert l'odeur et la saveur de la croûte du
pain chaud; la racine de gentiane passe au brun, etc. On
est dans l'usage, dans le midi de la France, de préparer
la racine de guimauve en la coupant simplement, ou
bien en la ratissant et enlevant complétement l'épiderme; elle est alors très blanche, si elle est séchée
promptement à l'abri de l'air humide; ceux qui font ce
commerce, pour en accélérer la dessiccation, la passent
au four, comme nous avons eu l'occasion de nous en
convaincre. Nous insistons sur l'incision longitudinale et
par tranches des grosses racines, et nous conseillons de
couper les tranches assez minces, parce qu'il arrive autrement que, lorsqu'elles sont trop grosses, la dessiccation
ne s'opère qu'à la surface, et que le centre restant humide, l'eau de végétation monte peu à peu à la surface,
ramollit le mucilage, et détermine la moisissure des
racines. Baumé assure qu'on évite cet inconvénient en
les lavant : nous doutons qu'un tel moyen puisse produire un semblable effet. Il ajoute, pour les racines de
guimauve, qu'après les avoir lavées et séchées, on les
ratisse plus facilement. Je doute que cet habile pharmacien ait parlé, dans ce cas, d'après sa propre expérience;
nous avons eu occasion de nous convaincre, un grand
nombre de fois, qu'en suivant cette méthode, le ratis-
sage de ces racines devenait presque impossible, tandis
qu'il était très facile en l'opérant sur des racines fraîches,
non lavées et exposées à l'air pendant un ou deux jours.
On doit, autant que possible, rejeter de l'emploi médi-
cinal les racines que l'on conserve pendant l'hiver dans
les caves.

Quoique les ognons ne soient pas à proprement parler
des racines, mais bien des espèces de bourgeons, on
doit, quand on veut les sécher et les conserver en cet
état, les effeuiller et enfiler les squames dans une ficelle,
qu'on place ensuite dans une étuve dont la température

est très élevée. Il est des auteurs qui, imbus du préjugé
que le fer empoisonne la scille, recommandent de les
couper avec un couteau d'ivoire : cette erreur est maintenant bien reconnue.

Relativement à la conservation des racines, on peut
dire qu'elle est en raison directe de leur état de siccité ;
il en est cependant, comme celles de bardane, qui sont,
la seconde année, attaquées par les vers, et d'autres qui
se conservent en très bon état jusqu'au-delà de cinq ans.
Baumé assure qu'on ne peut garder la racine de guimauve
plus de deux ans; j'en ai conservé plus de cent livres
environ dix ans, sans en prendre presque aucun soin.
Un fait qui est digne de remarque, et que l'on doit au
pharmacien précité, c'est que la racine d'angélique que
l'on récolte au printemps est bientôt attaquée par les
vers, tandis que celle qui est arrachée en automne se
conserve plusieurs années; ce qui semblerait indiquer
qu'on doit récolter de préférence les racines en automne.
Nous terminerons cet article en recommandant à MM. les
herboristes de déposer les racines dans des boîtes bien
fermées et dans un bocal bien sec; de les visiter souvent, afin de s'assurer si les vers commencent à les attaquer; dans ce cas, de les nettoyer soigneusement et de
les passer à l'étuve, ou dans un four médiocrement
chauffé, et de soumettre à la même opération celles
qui se ramollissent ou éprouvent un commencement
de moisissure.

3°. *Des Bois.*

Le bois est la partie ligneuse du végétal qui se trouve
entre l'écorce et le canal médullaire ; il se compose de
deux parties : 1°. l'une, qui est la plus extérieure et sur
laquelle repose l'écorce, est nommée *aubier*, ou *bois im-
parfait :* elle est due à une couche de liber qui s'est déta-
chée de l'écorce. L'aubier est moins dur que le bois; il
faut même un temps un peu long pour qu'il en acquierre
la dureté : aussi remarque-t-on que ce qu'on appelle
proprement le bois est d'autant plus compacte et d'autant plus dur, qu'il se rapproche du centre. 2°. L'autre,
ou le bois, est formée par des couches successives d'aubier. On les distingue si bien dans quelques arbres, qu'il

est aisé de compter leur âge par ce nombre de couches concentriques : le bois est beaucoup plus dur et généralement plus coloré que l'aubier ; il renferme, en outre, des vaisseaux qu'on ne trouve pas dans l'aubier. Nous nous écarterions de notre plan si nous voulions les décrire ; nous nous bornerons à dire que la sève, que quelques botanistes ont comparée au sang des animaux, est distribuée dans le bois au moyen des vaisseaux poreux, lesquels s'épaississant avec le temps, leur cavité diminue et finit par disparaître ; alors la circulation cesse, et le végétal ne tarde pas à mourir.

Dans les monocotylédones, l'accroissement du bois s'opère d'une autre manière : elle paraît être principalement intérieure. Ces végétaux n'ont ni écorce, par conséquent, ni couches corticales, ni liber, ni aubier. Chez quelques unes on trouve à la place une pellicule très mince qui adhère au bois.

Nous avons déjà dit qu'au centre du bois était un canal nommé *médullaire ;* il est formé par des vaisseaux parallèles et longitudinaux. Ce canal, d'abord très large dans le premier âge des végétaux, diminue au fur et à mesure qu'ils vieillissent, et disparaît complétement. Il est digne de remarque que plus les arbres ont de moelle, plus ils sont mous, et *vice versâ.*

Les bois indigènes usités en médecine sont en petit nombre ; ils se bornent à celui de genièvre, de tamarix, de buis et de gui de chêne, encore même sont-ils presque inusités : ceux qui sont d'un usage plus fréquent sont exotiques. On doit récolter ces bois, après la chute des feuilles, chez les arbres vigoureux, sains et dans la force de l'âge. On doit choisir les grosses branches, et, à l'exception de celui de genièvre, duquel on sépare l'écorce et l'aubier, on les laisse à ceux de tamarix, de buis et de gui de chêne. On doit en dépouiller aussi les bois exotiques résineux, qu'on doit choisir très pesans et ayant le plus d'odeur, de couleur et de saveur possible. La dessiccation des bois est très facile ; il suffit de les fendre et de les exposer au soleil ou à l'air, à l'abri de la pluie et de l'humidité.

Les bois résineux sont très faciles à conserver ; mais il n'en est pas de même de ceux qui sont tendres : au bout

de quelques années les vers ne manquent pas de les attaquer; il faut les visiter de temps en temps et les enfermer
dans des boîtes fermées, afin de les garantir de l'humidité de l'air et de la poussière. On donne le nom de
tiges aux petites branches ligneuses des végétaux : même
conservation.

4°. *Des Écorces.*

L'écorce peut être considérée comme le foyer d'un
grand nombre de sécrétions végétales des plus importantes, et comme renfermant les réservoirs ou les vaisseaux des sucs propres; aussi est-ce en elles que résident
les propriétés les plus énergiques des végétaux, et d'où
l'on extrait plus particulièrement, et en bien plus grande
quantité, les gommes, les résines, les mucilages, les
huiles volatiles, les acides, etc. Il suffit, en effet, de pratiquer des incisions sur l'écorce de quelques arbres pour
en voir découler des sucs résineux ou gommeux qui,
par le contact de l'air, ne tardent pas à se concréter.
Toutes les écorces ne contiennent pas, il est vrai, les
mêmes principes constituans : les unes, comme nous
l'avons dit, sont résineuses; les autres, riches en tannin
et en acide gallique, etc.; enfin, sous le rapport médical, c'est dans les écorces principalement que réside la
propriété médicamenteuse.

L'usage le plus généralement adopté consiste à récolter
les écorces non résineuses en automne, et celles qui le
sont beaucoup au printemps, quand les arbres commencent à être en sève. Si l'on attend qu'elle soit dans toute
sa force, il en résulte que la résine est si abondante qu'elle
déchire l'écorce et s'exsude au-dehors, comme on le voit
pour la térébenthine, le gaïac, etc. On doit faire choix
des écorces qui sont produites par des arbres vigoureux,
sains, dans la force de l'âge, et prendre de préférence
celles des branches qui n'ont que deux ou trois ans.
Lorsqu'on les a détachées de l'arbre, on les sépare de la
portion de l'aubier qui pourrait y adhérer, ainsi que des
mousses qui croissent parfois sur l'épiderme; on les
coupe en morceaux d'autant plus petits qu'ils contiennent plus d'eau de végétation : on les fait ensuite sécher
au soleil ou dans une étuve, et on les conserve à l'abri

de l'air et de la poussière. Lorsque les écorces sont bien préparées, elles se conservent en bon état pendant plusieurs années.

5°. *Des Feuilles.*

On doit faire choix des feuilles saines et exposées, autant que possible, au midi; car, en général, les vertus des plantes s'augmentent par une pareille exposition; les feuilles doivent être cueillies à l'époque de la floraison de la plante, par un temps sec, après le lever du soleil et lorsque la rosée est totalement dissipée. On ne doit pas les laisser en tas ni les presser les unes contre les autres, parce qu'elles s'échauffent bientôt et se détériorent; il vaut mieux les étendre sur une claie, séparer de suite les tiges et les feuilles mortes ou fanées, et placer celles dont on a fait choix sur des claies couvertes d'une toile à larges mailles, que l'on expose à la chaleur solaire, ou mieux dans une étuve chauffée jusqu'à 80 degrés; on les remue de temps en temps et on les retire lorsqu'elles se brisent entre les doigts. On les laisse alors au contact de l'air pendant quelques heures, et, dès qu'elles ont repris un peu de souplesse, on les enferme dans une boîte que l'on place dans un lieu sec, parce que l'eau et l'humidité les détériorent bientôt. Les feuilles ainsi préparées conservent leur couleur et une partie de leur arôme, tandis qu'en suivant la méthode des anciens auteurs, qui consiste à les sécher lentement et à l'ombre, elles perdent leur odeur et contractent une couleur fauve semblable à celle des feuilles mortes; d'autres deviennent noires dans peu de temps; ces feuilles ainsi préparées ne possèdent plus aucune vertu.

MM. les herboristes doivent bien se convaincre des avantages qu'offre une prompte dessiccation et combien est défectueuse leur méthode d'exposer en bottes, sur leurs boutiques, plusieurs plantes qu'ils veulent sécher; ils doivent être bien convaincus qu'il importe beaucoup au médecin, et plus encore au malade, de n'employer que des médicamens pourvus de leurs propriétés médicinales; ils doivent surtout éviter cette confusion de plantes qui amènent des mélanges quelquefois dangereux; nous les engageons surtout à lire les sages préceptes qu'a tracés

Baumé sur leur art, et à les mettre en pratique. Nous avons oublié de dire que les plantes aromatiques séchées rapidement acquièrent, au bout de quelques jours, beau‑coup plus d'odeur qu'elles n'en avaient au moment que leur dessiccation venait d'être opérée : cet effet est dû à l'exposition à l'air qu'on leur fait subir.

6°. *Des Fleurs.*

L'époque la plus favorable à la récolte des fleurs, c'est avant leur entier épanouissement; elles sont alors plus odorantes, plus colorées et plus chargées de principes ; on doit rejeter celles qui tombent ou qui ont été déco‑lorées par les pluies. Il en est cependant quelques unes, comme les œillets, les violettes, les pensées, etc., qu'on ne doit cueillir qu'après leur épanouissement; dans ce cas, il faut observer que ce même épanouissement se soit opéré depuis peu. Il est des fleurs, comme les la‑biées, etc., qu'on doit cueillir et faire sécher avec leur calice, parce que c'est là que réside principalement leur odeur. Quant à celles dont l'odeur réside spécialement dans les pétales, on doit les séparer du calice et les faire sécher à part : nous devons faire observer que celles-ci sont en plus petit nombre, et qu'elles perdent presque toute leur odeur par la dessiccation. Baumé a observé qu'on les conservait bien mieux lorsqu'on les faisait sécher avec leur calice.

Les fleurs contiennent une si grande quantité d'humi‑dité, qu'il en est qui perdent par la dessiccation jusqu'à 85 pour 100. Pour leur conserver le plus de couleur et d'odeur possible, on doit les faire sécher promptement au soleil, et mieux à une étuve portée à 70 degrés cent., en les plaçant sur des papiers de trace qu'on range soi‑gneusement sur des claies; on les remue de temps en temps, et lorsqu'elles sont sèches au point de pouvoir être réduites en poudre, on les retire. On doit bien faire attention que la partie épaisse des fleurs soit également sèche, sinon il arrive qu'elles ne tardent pas à se déco‑lorer et à se détériorer.

Il est des fleurs dont la couleur est si fugace, que, malgré tous les soins qu'on peut en prendre, elles la perdent bientôt; la plupart de celles qui sont colorées en bleu sont de ce nombre, quoiqu'il y en ait, comme celle des mauves, dont la conservation de la couleur dure jusqu'à trois années. La lumière solaire contribue beaucoup à leur décoloration; voilà pourquoi nous conseillons de les sécher à l'étuve et de les conserver dans des boîtes garnies de papier, bien fermées, et placées dans un lieu sec.

Dès que les fleurs sont sèches, leur odeur se trouve avoir beaucoup diminué; mais au bout de quelques jours, lorsqu'elles se sont un peu ramollies, elle augmente beaucoup. Il est une règle générale, c'est qu'on ne considère les fleurs médicamenteuses que tant qu'elles ont conservé leur couleur et leur odeur; la perte de l'une et de l'autre les fait rejeter; nous ajoutons qu'elles sont d'autant plus efficaces qu'elles sont plus récemment récoltées.

7°. Des Baies.

On donne le nom de baie, *bacca*, κόκκος, à un fruit charnu, à une ou plusieurs loges, renfermant des semences disséminées dans la pulpe. La baie provient ou d'un ovaire libre, comme dans les raisins, dans les solanées, ou bien elle est le produit d'un ovaire infère; dans ce cas, elle est couronnée par les dents du calice. Les plus employées en médecine sont les suivantes.

Baie d'alkekenge.

L'alkekenge ou coqueret est le *physalis alkekengi*, LIN. pentand. monog., fam. des solanées. Cette plante est annuelle; elle croît naturellement sur divers points de la France, dans les vignobles, dans les lieux solitaires et ombragés, et surtout dans les vignes situées près de la Seine, entre Morsant et Saint-Port. L'alkekenge pousse plusieurs tiges grêles, rondes, rougeâtres, qui se sous-divisent en plusieurs rameaux, et dont la hauteur ne dépasse pas un pied et demi. Ses feuilles sont un peu plus grandes que celles du *solanum nigra* (la morelle); à cela près, elles ont la plus grande analogie. Ses fleurs sont blanches, et le pistil se convertit en un fruit rouge,

mou, charnu, gros et semblable à une petite cerise
(quand il est mûr), d'une saveur aigrelette, un peu
amère.

Ces baies, que l'on récolte vers la fin de septembre,
sont difficiles à sécher. Pour les conserver saines et avec
leur couleur, on doit les placer clair-semées sur des claies,
que l'on dispose convenablement dans une étuve ou une
salle chauffée par un poêle; si l'on se contente de les
exposer au contact de l'air, il faut près de six mois pour
en opérer la dessiccation, encore même leur couleur est-
elle altérée. L'alkekenge est regardée comme diurétique,
rafraîchissante et minorative; c'est en vertu de cette dernière propriété qu'elle entre dans le sirop de chicorée
composé.

Baie d'arbousier.

L'arbousier, *arbutus*, appartient à la décandrie mono-
gynie., LIN., fam. des éricinées. Plusieurs espèces de ce
genre, entre autres les bousseroles, sont employées en
médecine. Leurs baies sont très bonnes à manger, et
particulièrement de l'espèce qui croît dans le midi de la
France, et qu'on nomme *unedo*, *arbutus unedo*, LIN. Les
baies sont d'un rouge orangé, mamelonnées, d'une
saveur acidule et sucrée, et un peu plus grosses qu'une
cerise.

Nous avons une foule d'autres baies, comme les cerises, les groseilles, les mûres, etc., dont nous n'avons
pas cru devoir parler, attendu qu'elles sont trop connues, et que d'ailleurs on les mange toujours fraîches.

Baie d'épine-vinette.

L'épine-vinette, *berberis vulgaris*, LIN., hexandrie
monog., est un arbrisseau qui croît dans presque toutes
les localités, dans les bois, les haies, et s'élève jusqu'à
près de trois mètres; sa racine est jaunâtre; sa tige est
munie d'épines triples; ses feuilles sont petites, oblongues, pétiolées et épineuses sur les bords. Le fruit ou
baie, à l'état de maturité, est d'un beau rouge, avec une
tache noire au sommet; il a un goût acidule et contient
deux semences osseuses.

Le suc de ces baies est employé en médecine comme rafraîchissant, cordial, astringent et antiputride; il en est de même du sirop et du rob qu'on en prépare. On fait sécher ces fruits à l'étuve; ils sont peu employés à l'état de siccité; cependant ils passent pour astringens.

Baie d'hièble.

Le sureau hièble, *sambucus ebulus*, Lin. Cette espèce est très commune dans toute la France; sa hauteur ne dépasse pas deux ou trois pieds, son odeur est nauséabonde, et sa tige, comme herbacée, se dessèche annuellement. Les baies sont un peu plus petites que les précédentes; les paysans les mêlent souvent ensemble. Quoiqu'elles aient les mêmes propriétés, nous allons cependant faire connaître les moyens de les distinguer; il suffit de les écraser entre les doigts : les baies d'hièble donnent une couleur rouge, et celle des baies de sureau est feuille morte.

Les fleurs et feuilles de l'hièble, en décoction dans le vin, passent pour résolutives : aussi sont-elles employées dans les entorses; l'infusion des fleurs est légèrement narcotique et sudorifique; elles sont peu employées; le suc des baies, à la dose de demi-once à une once, est administré comme purgatif; quant au rob qu'on en prépare, il a les mêmes vertus, et se donne à la même dose que celui du sureau. La seconde écorce jouit des propriétés analogues à celles du *sambucus nigra*. Nous ferons observer que les diverses parties de l'hièble précitées sont peu employées.

Baie de gattilier.

Le gattilier ou vigne vierge, *agnus castus*, Lin., didynam. angiospermie, fam. des verbenacées, est un joli arbrisseau qui croît dans le midi de la France; il produit une très petite baie globuleuse, quadrangulaire, lisse, de couleur cendrée, reposant sur un calice cotonneux : on lui a attribué fort gratuitement des vertus contre les aiguillons de la chair.

Baie de genévrier.

C'est le fruit du genévrier commun, *juniperus commu-*

nis, LIN. diœcie monadélphie, fam. des conifères. Cet arbrisseau est très commun en Europe, et surtout dans le nord. Il croît dans les terrains incultes et pierreux, est presque toujours rabougri, quoique dans les bons terrains il puisse s'élever jusqu'à six ou neuf pieds de hauteur. Le fruit ou baie est le produit de ses trois fleurs femelles; il est de la grosseur d'un petit pois, ombiliqué à la partie supérieure, et renferme trois osselets très durs. Tant que ces fruits ne sont pas mûrs, leur couleur est verte et reste en cet état pendant deux ans; ce n'est qu'à la troisième année qu'ils mûrissent; leur couleur est alors d'un brun noirâtre, et les trois osselets précités sont entourés d'une pulpe sucrée, qui a une saveur un peu amère et aromatique. C'est en raison de la longueur de leur maturité qu'on voit constamment sur les genévriers des fruits verts et des mûrs.

La récolte des baies de genièvre s'opère dans les mois d'octobre et de novembre; on les sèche facilement, en les étendant, clair-semées, dans un grenier, et les remuant souvent. Les herboristes doivent choisir les graines de genièvre grosses, bien nourries, luisantes, pesantes, d'un goût sucré et piquant.

Les baies de genièvre sont regardées comme stimulantes, stomachiques, digestives, toniques, diurétiques, etc. On en fait des infusions, à vase clos, avec une once de ces baies sur deux livres d'eau. Dans le midi de la France, les paysans en préparent une grande quantité d'extrait, qu'ils colportent dans tous les villages et les maisons de campagne pour les bestiaux; ils le vendent aussi aux pharmaciens. Cet extrait est regardé comme un bon stomachique, à la dose d'un gros à demi-once. On prépare aussi avec les baies de genièvre, et l'alcool et le vin, des teintures vineuses et alcooliques, qu'on administre comme toniques.

Dans le nord, les baies de genièvre, mises en fermentation et distillées, donnent une liqueur spiritueuse, connue sous le nom de *genevrette* ou *eau-de-vie de genièvre*.

Baie de laurier.

Quoique Linné ait décrit environ quinze espèces de

lauriers, ce n'est que du *laurus nobilis*, ennéandrie mono-
gynie, que je vais parler. Cet arbre croît naturellement
dans quelques contrées méridionales de l'Europe; il est
assez généralement cultivé en France, dans les jardins.
Le laurier s'élève assez haut et sous forme pyramidale; sa
tige est, à sa base, d'un vert grisâtre, et verte à ses extrémités; ses feuilles sont aromatiques, luisantes, lancéolées, dures, pétiolées, alternes, veinées et toujours d'un
très beau vert; les fleurs sont blanches, avec une légère
teinte jaunâtre; elles sont dépourvues de calice; mais la
corolle, qui est en six divisions, semble en tenir lieu; le
fruit ou baie est de la grosseur et de la forme d'une petite
olive, et d'une couleur verte qui devient d'un noir
bleuâtre quand elle est à l'état de maturité. Elle contient
une amande bilobée d'une couleur fauve, d'une odeur
aromatique, et d'une saveur amère et aromatique.

Pour extraire l'huile de ces baies, on les choisit dans
leur état de maturité parfaite, on les pile dans un mortier
de marbre, et on les fait bouillir dans un vaisseau clos,
pendant environ demi-heure, avec de l'eau; on passe la
liqueur bouillante à travers un linge, avec expression,
et par le refroidissement on ramasse à la surface de la
liqueur une huile verte, odorante, de consistance butyreuse : après avoir pilé le marc et l'avoir fait bouillir une
seconde fois dans de l'eau, on obtient une autre portion
d'huile que l'on réunit à la première.

Cette huile, ainsi obtenue, se compose de deux huiles,
l'une fluide, volatile et odorante, qu'on en sépare par la
distillation; l'autre fixe, concrète, et qui ne doit son
odeur faible de laurier qu'à un peu d'huile volatile qu'elle
retient.

Il ne faut pas confondre cette huile de laurier avec
celle du commerce, qui n'est autre chose que le produit
de la macération des baies et des feuilles de laurier écrasées dans le sain-doux.

L'huile de laurier est regardée comme calmante, tonique et résolutive. Les feuilles réduites en poudre passent
pour cordiales, antispasmodiques et stomachiques. La
dose est de demi-gros à un gros.

Baie de noirprun.

Le noirprun, *rhamnus catharticus*, Lin., pentand. monog., fam. des rosacées, est également connu sous les noms de *nerprun*, *bourg-épine*, *épine des teinturiers*. Cet arbrisseau croît naturellement dans toute la France, et de préférence dans les buissons, les haies, les bois, les lieux humides, etc. Par la culture, il s'élève jusqu'à plus de trois mètres de hauteur. Sa tige est lisse, brunâtre, luisante et épineuse; ses feuilles sont semblables à celles du prunier sauvage, quoique étant beaucoup plus petites; le fruit ou baie est un peu plus gros que celui du genévrier; il a une odeur nauséabonde, une saveur âpre et douceâtre, et une couleur d'un vert bleuâtre. Sa récolte se fait en octobre lorsqu'il est mûr, ce que l'on reconnaît lorsqu'il s'écrase aisément entre les doigts, et qu'il donne un suc d'un rouge noirâtre et gluant, qui passe au vert dès qu'il est en contact avec l'air. Ce suc est dans les proportions de

Sucre..... 2 livres.
Suc dépuré. 3

le tout, réduit en consistance sirupeuse, forme un sirop, employé en médecine comme un bon purgatif hydragogue, qui convient dans l'hydropisie, les maladies de la peau, les affections vermineuses, etc., à la dose de deux gros à trois onces. On prépare un rob avec le noirprun, qui est regardé comme un purgatif hydragogue, à la dose de demi-gros à un gros et demi. Les baies de noirprun ne donnent pas une égale quantité de suc; Baumé en a extrait :

En 1763, de 90 liv. de baies, 31 liv. de suc dépuré.
En 1768, de 100 *id.*   50 *id.*
En 1769, de 66 *id.*   28 *id.*

Il arrive souvent que les paysans mélangent le noirprun avec des *prunelles*, qui, au lieu d'être purgatives, sont astringentes; pour reconnaître cette fraude, il suffit de les écraser. Le noirprun a plusieurs semences et les prunelles n'ont qu'un petit noyau.

On emploie aussi le noirprun bourdaine, *rhamnus*

frangula, dont les caractères botaniques et les vertus sont analogues à celles du *catharticus*.

Baie de sureau.

Le sureau, *sambucus nigra*, Lin. pentand. trig., fam. des capriolacées. Cet arbre croît dans toute l'Europe, préférablement dans les bonnes terres un peu humides; dans le midi de la France surtout, on le cultive pour former des haies autour des jardins, etc.

On doit récolter les fleurs de sureau lorsqu'elles sont bien épanouies, c'est-à-dire vers la fin de juin; on doit les sécher promptement et à l'abri de l'humidité; dans le premier cas, elles sont d'un beau blanc, avec une légère teinte jaune; dans le second, elles contractent une couleur plus ou moins brune, ce qui en diminue la qualité.

Les fleurs de sureau sont considérées comme pectorales, toniques, diaphorétiques, etc., et, comme telles, très employées en infusion dans le commencement des inflammations de la gorge, dans les rhumes; on les administre aussi en lavement; on en fait des cataplasmes adoucissans, en y ajoutant la mie de pain. Elles font partie du petit-lait de Weisse. On n'emploie guère les baies de sureau que fraîches pour en préparer le rob de ce nom. Pour cela, on les écrase entre les mains, et, après un jour de macération, on en tire à la presse un suc d'un rouge noirâtre, qu'on clarifie au blanc d'œuf, et qu'on réduit en consistance d'extrait clair. Ce rob est regardé comme diaphorétique, astringent et tonique; on le donne dans les dysenteries à la dose de demi-gros à un gros.

Les feuilles, le bois, et la racine de sureau, ne sont point employés; il n'en est pas de même de la seconde écorce, qui est un purgatif très énergique, qui a été préconisé, surtout par Sydenham, contre l'hydropisie. Les doses ordinaires sont d'une à deux onces en décoction dans un verre d'eau. Cette écorce passe aussi pour diurétique; mais alors on ne fait cette décoction qu'avec demi-once sur un litre d'eau.

POIDS ET MESURES.

Poids anciens.

La livre de Paris est de 16 onces ou deux marcs; l'once vaut 8 gros; le gros 3 scrupules, et le scrupule 24 grains.

Signes représentatifs.

La livre............ ℔ j
La demi-livre...... ℔ ß
L'once............ ℥ j
La demi-once...... ℥ ß
Le gros on dragme.. ʒ j
Le scrupule........ ℈ j
Le grain.......... ℊ j.

Après ces signes, on ajoute le nombre de chiffres gothiques nécessaire pour désigner les quantités qu'on veut exprimer.

Mesures de capacité.

La pinte ou deux livres.
La chopine ou demi-pinte, une livre.
Le demi-setier, demi-livre.
Le poisson, quatre onces.
Un verre est censé de 4 à 5 onces; une cuillerée demi-once. Il est clair que ce poids doit varier suivant la densité des liquides.

Poids nouveaux.

Le kilogr. ou 1000 gram., vaut. 2 livres 5 gros 35 grains.
L'hectogramme ou 100 gramm. 3 onces 2   36
Le décagramme ou 10 grammes. »   2   36
Le gramme environ......... »   »   18.

3a grammes font environ une once, et 4 grammes un gros.

On les exprime par abréviation, kilo., hecto., déc., gram., etc.

Le décigramme vaut près de deux grains.

Le centigramme environ un quart de grain.

Mesures de capacité.

Le litre équivaut à la pinte.

Pour exprimer des nombres au-dessus, on dit *décalitre* ou dix litres, *hecto* ou cent, etc.

Au-dessous *centilitre*, *décilitre* ou centième, dixième partie du litre, etc.

Le décilitre vaut.. 3 onces 3 gros 36 grains.
Le centilitre..... »   2   36.

Signes abréviatifs.

♃ veut dire *recipe* ou *prenez* ; il est en tête de chaque formule.

Pugille, ou pincée........ *pug*.
Manipule, ou poignée.... *man*.
Fascicule, ou brassée..... *fasc*.
Ana, ou āā, ou P. E., parties égales.
Q. S., quantité suffisante.
S. A., suivant l'art.
S. O., suivant l'ordonnance.
M. et A., mêlés et ajoutés.
B. M., bain-marie.
B. V., bain de vapeurs.

DEUXIÈME PARTIE.

PRÉPARATION DES MÉDICAMENS.

Apozèmes ou hydroles végétaux.

Ce sont à proprement parler des tisanes plus chargées de principes médicamenteux, et qui, au lieu de servir de boisson ordinaire au malade, sont avalées en deux ou trois fois. Ainsi, les tisanes de Feltz, de Vinache, de Vigaroux, etc., sont à la rigueur de véritables apozèmes. Cependant, pour ne pas nous éloigner de la marche des auteurs, nous les placerons dans le rang qu'ils occupent dans les diverses pharmacopées. Ordinairement on fait prendre les apozèmes par verrées de 2 en 2 heures, de 4 en 4 heures, et même de 6 en 6 heures.

Apozème antiscorbutique.

℞ Feuilles récentes de cochléaria. ⎫
       de cresson........... ⎬ āā ℥ j
Racine fraîche de raifort sauvage;..... ℥ß
Eau bouillante..,................. ℔ j.

On lave la racine et les plantes, on les écrase dans un mortier, et, après les avoir introduites dans un pot, on y ajoute l'eau bouillante; on couvre, et l'on coule deux heures après.

Apozème amer.

℞ Gentiane............... ℥ß
      Petite centaurée.... ⎫
      Absinthe.......... ⎬ āā ʒ ij
      Calamus aromaticus. ⎭
      Eau................. ℔ ij.

On fait bouillir la racine dans l'eau, et l'on y fait infuser ensuite les autres substances. On en donne de deux à quatre verres tous les matins dans les digestions pénibles, les faiblesses d'estomac, l'atonie, la chlorose, etc.

Apozème apéritif et tonique de Roucher.

℞ Racines d'ononis................ ℥ j
D'éryngium.................... ℥ ß
Cascarille.................... ℥ ß
Feuilles de chicorée. ⎱
       de pissenlit. ⎰ āā. poignée ½.

Faites un verre de décoction, et ajoutez à la colature
Sulfate de soude............... ℥ j
Muriate d'ammoniaque........ ℈ xv
Sirop de chicorée composé...... ℥ j
Tartre chalybé................. Эj.

On le prend le matin à jeun. Pris pendant dix à douze jours consécutifs, il a presque toujours fait disparaître des fièvres quartes, reconnaissant pour cause un engorgement des viscères abdominaux et rebelles au quinquina.

Apozème apéritif de Broussonnet.

℞ Saponnaire. ⎫
Garance.... ⎪
Asperge.... ⎬ āā............ ℥ j
Chicorée... ⎪
Fumeterre.. ⎭
Fleurs d'arnica......... pincée j
Acétate de potasse........ de Э j à ℥ j.
Eau, suffisante quantité.

Apozème diurétique de Sainte-Marie.

℞ Raifort sauvage........... de ℥ ij à ℥ iv
Baies de genièvre concassées. n° iv
Marrube blanc......... pincée j.

Faites infuser dans deux verres d'eau bouillante, et ajoutez une cuillerée d'un mélange fait avec

Sirop scillitique............
— de polygala de Virginie. } ãã. P. E.
— au vin blanc........

Convient dans l'hydropisie.

Apozème contre l'ictère.

℞ Cresson de fontaine.
　　　　de jardin... } ãã poignées x
Chiendent........
Quinquina concassé.............. ℥ ij.

On contuse ces plantes, on y ajoute le quinquina, et l'on y verse deux verres d'eau bouillante; l'on coule après une heure d'infusion. A prendre en deux verres à jeun, pendant quatre à cinq jours. Dans chacun de ces verres on ajoute une once de sirop de chicorée ou de roses solutif.

Apozème tonique et adoucissant de Barthez.

℞ Quinquina..................... ℥ ß.

Faites bouillir dans S. Q. d'eau, et ajoutez à la fin

Feuilles d'aigremoine.. } ãã. poignée j.
— de millefeuille.

Sur une livre de colature, on met

Sirop de Karabé................. ℥ j ß.

Bains.

Eau pure ou chargée de quelques principes médicamenteux, dans laquelle le corps ou quelqu'une de ses parties reste immergé plus ou moins de temps. Les bains de pied portent le nom de *pédiluves*. Les bains se prennent ordinairement à une température de 26 à 32 degrés centigrades. Indépendamment de ceux que la nature nous offre, on prépare les suivans dans les pharmacies.

Bain antipsorique de Jadelot.

℞ Hydrosulfate de potasse. ℥ viij
Eau,............... de 75 à 80 litres.

Contre les gales récentes ou invétérées. On prend de 5 à 10 de ces bains, et l'on y reste de 1 heure à 1 heure ½.

Autre.

℞ Foie de soufre en poudre. ℨ iij
Hydrochlorate de chaux.. ℥ ß
Acide hydrochlorique.... ℨ iij.

On fait dissoudre l'hydrosulfate de potasse et l'hydrochlorate de chaux dans l'eau de la baignoire, et on y
délaie ensuite l'acide.

Bain antisyphilitique.

℞ Deutochlorure de mercure. de ℨ ij à ℥ j.

Faites dissoudre dans l'eau du bain.
Contre les affections syphilitiques chroniques.

Bain de Barège factice. (Codex réformé.)

Pour un bain de 320 litres.

Liqueur A.

℞ Protoxisulfure de sodium...... ℥ iij ß
Protosulfate de sodium....... ℨ j
Carbonate de soude. ⎞
Gélatine animale,... ⎰ āā.... ℨ ij
Naphte obtenu du pétrole. gr. xviij.

Eau, S. Q. pour avoir demi-litre, filtrée.

Liqueur B.

Acide hydrochlorique à 1,150 d. ℨ x
Eau....................... ℥ xj,

mêlés dans la baignoire.

Bain gélatineux.

℞ Eau...... 75 litres
Gélatine... ℔ j.

Faites dissoudre la gélatine dans l'eau bouillante, et
délayez dans l'eau du bain.

Bain gélatineux et sulfureux de Dupuytren.

℞ Sulfure de potasse................... ℥ iv
Colle de Flandre préalablement dissoute. ℔ ij.
Eau, la baignoire pleine.

Moins excitant que ceux de Barège.

Bain émolient.

℞ Graine de lin....... ℔ j
Racine de guimauve.. ℔ iv.

Faites bouillir dans 6 litres d'eau, coulés et délayés dans la baignoire.

Bains dits *pédiluves.*

Ces bains s'emploient comme moyen révulsif; quelquefois on les rend rubéfians; alors on ajoute à l'eau de 3 à 6 onces de moutarde, ou bien demi-livre de sel marin; un verre de vinaigre, une pelletée de cendres ou 1 à 2 onces de potasse, etc.

Bains d'iode, et de leur emploi dans les maladies scrophuleuses.

C'est sous ce titre que M. le docteur Lugol a présenté un second mémoire à l'Académie royale des Sciences, dans sa séance du 14 décembre 1829. Ce mémoire a pour but un nouveau mode d'administration de l'iode contre les maladies scrophuleuses, *les bains iodurés.* Cet habile praticien, convaincu par ses nombreuses expériences de leurs bons effets contre les affections précitées, s'est attaché à étudier l'action respective de l'iodure de potassium et celle de l'iode.

Après avoir rapporté quelques histoires particulières des maladies scrophuleuses dans lesquelles il a fait usage des bains iodés, il a porté ses idées sur la matière la plus propre à contenir le liquide ioduré, afin que l'iode n'éprouvât presque aucune action chimique. En conséquence, il a adopté les baignoires en bois. Il est bien évident, que, dès le principe, M. Lugol a dû être fort embarrassé sur la quantité d'iode à employer pour chaque bain. La première dose est donc devenue, comme il l'avoue, *au maximum* qu'il ne se permet plus d'employer, la voici.

Première formule des bains iodurés.

℞ Iodure de potassium..................... ℥ j
  Iode dissous dans 20 onces d'eau distillée. ℥ ß.

Le tout a été délayé dans l'eau de la baignoire.
Ce bain a produit une vive rubéfaction de la peau.

Deuxième formule.

Bains d'adultes iodurés.

D'après les effets précités, M. Lugol a diminué ces doses, et les plus fortes qu'il ait administrées depuis à un grand nombre de personnes, sont :

℞ Iodure de potassium. ℨ vj
  Iodure .... ℨ iij.

L'iodure de potassium, comme l'a annoncé M. Baup, peut dissoudre deux fois autant d'iode qu'il en contient lui-même, ou bien une fois et demie son poids, lorsqu'il est en dissolution concentrée; mais comme cette solubilité diminue quand on augmente la quantité d'eau, M. Lugol a cru devoir adopter les proportions proposées par ce pharmacien d'une partie d'iode sur deux d'iodure de potassium. D'un autre côté, si on ne change rien ainsi à la formule généralement suivie pour la composition pharmaceutique de l'hydriodate de potasse ioduré ; si ces bains dans ces proportions agissent comme des rubéfians trop énergiques, on les diminue à volonté.

L'auteur rubéfie certaines scrophules cutanées, celluleuses, tuberculeuses, etc., avec une solution composée de :

Solution iodurée rubéfiante.

℞ Iodure de potassium......... ℥ ß
  Iode en solution dans l'alcool. ℥ ij.

Si nous comparons maintenant les proportions d'iode dans un bain ioduré avec la dose des autres préparations, on sera étonné de l'action énergique des bains iodurés. Cette quantité, comparée à celle de l'eau minérale que boivent les malades, n'est que d'un tiers ; ce qui donne 0-9 de grain d'iode par litre d'eau.

Depuis trois mois M. le docteur Lugol n'emploie pour toucher certaines surfaces qui lui paraissent avoir besoin d'être excitées, notamment des ophthalmies palpébrales, des ozènes, des ulcères, des surfaces étendues de scrophule esthiomène, etc. que la solution rubéfiante précitée. Lorsqu'il a besoin de toucher plus profondément, il met en usage la formule suivante :

Solution iodurée caustique.

℞ Iode............................... ℥ vj
    Iodure de potassium dissous dans le moins
       de véhicule possible.................. ℨ jv.

L'auteur ne fait plus usage que de ce mode particulier de cautérisation pour tous les cas de scrophules.

M. Lugol a donné à la formule des bains qu'il emploie, et que nous avons décrite, le n° 3 ; celle qu'il désigne par le n° 2 est composée des 5|6ᵉ de principes iodurés, et le n° 1ᵉʳ n'en contient que les quatre sixièmes.

Le bain chaud ioduré de 28 à 30 degrés de R. est plus actif que le froid, malgré que le calorique sépare en grande partie l'iode de l'iodure de potassium. Cette énergie doit être attribuée à l'action simultanée de l'eau et de la chaleur qui distend la peau, l'adoucit et la rend plus pénétrable et plus apte à absorber l'iode.

M. Lugol s'est ensuite livré à une série d'expériences pour comparer l'action respective et comparative de l'iodure de potassium et celui de l'iode dans les bains iodurés. Des nombreuses observations qu'il a recueillies par ces médications variées l'auteur tire les conclusions suivantes.

1°. L'iodure de potassium n'a qu'une action nulle à la dose de trois onces par bain.

2°. L'iode peut être regardé comme le principe actif des bains iodurés,

3°. La dose de l'iode doit être généralement depuis deux jusqu'à trois gros par bain ; très rarement au-dessus.

4°. L'iode pur ne se dissout point complétement dans un bain, et dès-lors son action, n'étant plus égale, pourrait donner lieu à des accidens locaux et manquer son effet général sur l'économie.

5°. L'iode dissous dans l'alcool produit des phénomènes d'affection qui peuvent aller jusqu'à une forte ivresse iodique et jusqu'à une congestion cérébrale assez prononcée et durable.

6°. Le mode de préparation le plus sûr de l'iode est de le dissoudre préalablement dans l'iodure de potassium.

Administration des bains iodurés selon les âges.

Après avoir établi quatre doses graduées de solution iodurée pour les bains d'adultes, lesquelles peuvent satisfaire à peu près à toutes les particularités de sexe et de tempérament, il fallait diviser ces degrés pour les bains d'enfans. M. Lugol avait d'abord pris la moitié de ces doses ; mais ces proportions étant trop fortes, il n'emploie que le tiers de celles des adultes. Ci-joint le tableau de ces mêmes doses à employer suivant les divers cas. L'auteur le regarde comme propre à servir de guide pour administrer les bains iodurés à tous les âges de la vie. Ces formules, ajoute-il, ne sauraient offrir aucun danger, et peuvent être d'un très grand secours pour le traitement des maladies scrophuleuses, et, par suite, dans celui des maladies analogues.

Pour diminuer le prix des bains iodurés dans les hôpitaux, M. Henri fils a proposé de recevoir dans un bassin ou réservoir les vidanges de ces bains et d'en précipiter l'iode par l'acétate de plomb.

TABLEAU

DES QUANTITÉS D'IODE ET D'IODURE DE POTASSIUM CONTENUES DANS LES BAINS IODURÉS, PAR LITRE DE LIQUIDE.

Ces quantités dépendent de la contenance du bain et de la force de la solution.

BAINS D'ENFANS. (a)

Enfans de 4 à 7 ans. Baignoires de deux pieds. Eau 36 litres. Dans ce bain, la demi-dose des liqueurs nos 2 et 3.

Pour bain d'enfant, donne par litre d'eau :

	N° I.	N° II.	N° III.	N° IV.
	Grains.	Grains.	Grains.	Grains.
Iode..........	»	0—83	1	»
Iodure de potassium........	»	1—66	2	»

Enfans de 7 à 11 ans. Baignoires de 2 pieds et demi. Eau 75 litres. Dans ce bain, la dose entière des liqueurs nos 1, 2 et 3.

Pour bain d'enfant, donne par litre d'eau :

	Grains.	Grains.	Grains.	Grains.
Iode..........	64	0—80	0—96	»
Iodure de potassium........	1—28	1—60	1—92	»

Enfans de 11 à 14 ans. Baignoires de 3 pieds. Eau 125 litres. Dans ce bain, la dose entière des liqueurs nos 3 et 4.

Pour bain d'enfant, donne par litre d'eau :

	Grains.	Grains.	Grains.	Grains.
Iode..........	»	»	0—58	0—77
Iodure de potassium........	»	»	1—16	1—54

(a) Composition des bains d'enfant.

	N° I.	N° II.	N° III.	N° IV.
	Scrupules.	Scrupules.	Scrupules.	Scrupules
Iode..........	2	$2\frac{1}{2}$	3	4
Iodure de potassium........	4	5	6	8

BAINS D'ADULTES. (*b*)

Jeunes femmes et adolescens. Baignoires de 3 pieds $\frac{1}{2}$. Eau 200 litres. Dans ce bain, la dose entière des liqueurs nᵒˢ 1 et 2.

Pour bain d'adultes, donne par litre d'eau :

	Nᵒ I. Grains.	Nᵒ II. Grains.	Nᵒ III. Grains.	Nᵒ IV. Grains.
Iode............	»—72	0—90	»	»
Iodure de potassium.........	1—44	1—80	»	»

Femmes et hommes adultes. Baignoires de 3 pieds 9 pouces. Eau 240 litres. Dans ce bain, la dose entière des liqueurs nᵒˢ 1, 2 et 3.

Pour bain d'adultes, donne par litre d'eau :

	Grains.	Grains.	Grains.	Grains.
Iode............	0—60	0—75	0—90	»
Iodure de potassium.........	1—20	1—50	1—80	»

Baignoires de 4 pieds. Eau 300 litres. Dans ce bain, la dose entière des liqueurs nᵒˢ 3 et 4.

Donne par litre d'eau :

	Grains.	Grains.	Grains.	Grains.
Iode............	»	»	0—72	0—84
Iodure de potassium.........	»	»	1—44	1—68

(*b*) Composition des bains d'adultes.

	Nᵒ I. Gros.	Nᵒ II. Gros.	Nᵒ III. Gros.	Nᵒ IV. Gros.
Iode............	2	2—$\frac{1}{2}$	3	3—$\frac{1}{2}$
Iodure de potassium.........	4	5	6	7

Baumes.

Les chimistes et les naturalistes ont donné le nom gé-
nérique de *baumes* à des produits odorans qui découlent
de certains végétaux et qui sont formés d'acide benzoïque,
d'huile volatile, de résine, etc. En pharmacie on a nommé
ainsi divers produits qui appartiennent à divers genres
de médicamens ou préparations, et que nous allons cependant ranger ici sous le même titre, pour rendre notre
ouvrage plus facile à consulter; ainsi, sans les diviser en
huileux, spiritueux, éthérés, etc., nous nous contente-
rons de suivre l'ordre alphabétique.

Baume acétique camphré de Pelletier.

℞ Ether acétique........ ℥ j
   Huile de thym. gouttes x
   Camphre..... }
   Savon animal. } ãã ʒ j.

On dissout le camphre et l'huile dans l'éther, et l'on y
ajoute le savon en poudre; on chauffe au bain-marie.
En frictions dans les rhumatismes et les douleurs goutteuses, sciatiques, etc.

Baume acétique éthéré de Verghnes.

℞ Ether acétique.,.. ℥ iv
   Savon de graisse. ℥ ij.

Faites dissoudre à une douce chaleur. Ce baume est
demi-solide; il s'emploie comme le précédent.

Baume acoustique.

℞ Fiel de bœuf......... ʒ ij
   Huile d'amande douce. ʒ j
   Baume de Fioraventi.. ʒ ß.

Baume anodin de Bath.

℞ Savon blanc coupé à rubans. ℥ v
   Alcool à 33 degrés........ ℔ j ß

Opium brut............. ℥j
Huile de romarin......... ℥ß
Camphre................. ʒ iij.

On fait digérer le savon et l'opium dans l'alcool pendant trois jours; l'on filtre et l'on y ajoute le camphre et l'huile. En frictions contre les douleurs chroniques. A l'intérieure dans les coliques nerveuses ou venteuses, dans une infusion de tilleul ou de mélisse à la dose de 15 à 24 gouttes.

Baume d'acier de Vauquelin.

℞ Nitrate de fer liquide. S. Q.

Versez dans une solution de savon amygdalin. En frictions, contre la goutte, les douleurs des articulations; il est tonique et vulnéraire.

Baume d'acier, ou d'aiguilles, de Baumé.

℞ Aiguilles...... ℥ ß
Acide nitrique. ℥ j ß.

Faites dissoudre, et ajoutez:

Huile d'olive.. ℥ ij ß
Alcool........ ℥ ij.

On fait chauffer à une douce chaleur pendant environ un quart d'heure, en ayant soin de le remuer, et on le verse dans un pot.

Mêmes vertus que le précédent.

Baume astringent de Richard.

℞ Huile de térébenthine. ⎱
Acide sulfurique....... ⎰ ãã ℥j.

Mêlez peu à peu afin d'éviter l'inflammation, et ajoutez lentement:

Alcool...................... ℥ iij.

On l'emploie dans les hémoptysies passives, ou dans celles qu'on ne peut modérer, ainsi que dans les gonorrhées, fleurs blanches, etc.

Baume d'Arcæus.

℞ Suif de mouton..... ℔ ij
Saindoux ou axonge. ℔ j
Résine élémi.   }
Térébenthine.   } āā ℔ j ß.

Faites liquéfier à une douce chaleur, afin de ne lui faire éprouver aucune altération; passez à travers un linge épais, et remuez jusqu'à l'entier refroidissement. Anti-gangréneux, pour les contusions et les meurtrissures, pour consolider les plaies, fortifier les muscles et les nerfs.

Baume de Chiron.

℞ Huile d'olive.............. ℥ x
Térébenthine.............. ℥ ij
Cire jaune................ ℥ j
Orcanette concassée........ ʒ jv
Baume noir du Pérou...... ʒ ij ß
Camphre en poudre. grains xij.

On fait bouillir ensemble les quatre premières substances, pour leur donner une couleur rouge; on passe à travers une toile, l'on y ajoute les deux dernières, et l'on remue jusqu'à ce que le baume soit froid. Il est nerval, fortifiant; contre les contusions et meurtrissures.

Baume du commandeur de Permes, ou alcool balsamique composé.

℞ Fleurs sèches d'hypéricum........ ℥ j
Racines d'angélique............. ℥ ß
Alcool à 33 degrés......... .... ℥ xxxvj.

Après quatre jours de digestion, ajoutez :

Baume de Tolu en poudre.   }
Benjoin.................   } āā ℥ iij.

Après plusieurs jours d'infusion, filtrez.

On administre à l'intérieur comme cordial, stomachique et vulnéraire, pour provoquer les menstrues; comme sudorifique, etc. La dose est de 10 à 40 gouttes. A l'extérieur comme cicatrisant et consolidant les plaies. Il calme les douleurs de dents cariées.

Baume de Condom, dit également *de Lectoure ou de Vinceguère.*

℞ Huile de pétrole........
     de lavande........
     de térébenthine... $\tilde{a}\tilde{a}$ ℥ j.
     de genièvre........
     de girofle........
     de benjoin rectifiée...... ℥ ß
     de macis......... $\tilde{a}\tilde{a}$ ℥ ij
     de muscade.......
Camphre.............. $\tilde{a}\tilde{a}$ ℥ j
Safran...............
Musc................ $\tilde{a}\tilde{a}$ ℥ ß.
Ambre gris...........

On fait digérer pendant 15 jours en agitant souvent le matras; on décante ensuite au bout de quelques mois.

Ce baume est regardé comme un puissant excitant et sudorifique; on l'administre pour favoriser l'éruption de la rougeole, de la petite-vérole, etc. ; la dose est de 1 à 10 gouttes sur du sucre.

Baume anticancéreux de Jallaguier.

℞ Acétate de plomb en poudre. ℥ jv
  Huile de térébenthine........ ℥ xij
  Camphre.................... ℥ j
  Opium en poudre........ Ͽ j.

Faites digérer pendant deux jours, et filtrez. On l'applique sur les glandes cancéreuses pour calmer les douleurs qu'elles causent.

Baume de Copahu.

C'est un produit naturel.

Baume de Fioraventi, alcool térébenthiné, etc.

℞ Térébenthine de mélèze.. ℔ j
Galbanum.......
Myrrhe.........
Résine élémi.....
Tacamaca........ } āā ℥ iij
Succin.........
Styrax liquide....
Baies de laurier récentes. ℥ iv
Galanga.........
Gingembre......
Zédoaire........
Cannelle fine..... } āā ℥ j ß
Girofles........
Muscades........
Alcool à 33 degrés........ ℔ vj.

On pulvérise les racines et la cannelle, et l'on écrase les baies de laurier ; après quatre jours de digestion dans l'alcool, le succin en poudre, les résines et gommes résines, enfin le styrax et la térebenthine ; au bout de deux jours on distille au bain-marie. C'est ce qu'on nommait *baume de Fioráventi spiritueux*. Autrefois on distillait le résidu pour en obtenir une espèce d'huile citrine, qu'on appelait *baume de Fioraventi huileux*; enfin en poussant plus loin la distillation on opérait une nouvelle décomposition qui donnait pour produit une huile brune, qu'on désignait par le nom de *baume de Fioraventi noir.* Ces deux derniers produits ne sont plus usités.

Le baume de Fioraventi est regardé cumme un excellent vulnéraire; aussi est-il fréquemment employé dans les contusions, les meurtrissures ; contre la gangrène, les douleurs arthritiques, comme fortifiant, surtout pour fortifier la vue, et contre certaines ophthalmies. Dans ces deux derniers cas on en mouille légèrement le creux de la main et on l'approche des yeux. A l'intérieur, il est employé contre les coliques néphrétiques, certaines maladies des voies urinaires, etc. ; la dose est de 5 à 6 gouttes dans du thé. Avec ce baume on prépare le suivant.

Baume contre les engelures.

℞ Baume de Fioraventi .... ℥ iv
Acide hydrochlorique. gouttes xxxij.

On en frictionne les parties malades soir et matin, quand elles ne sont point en suppuration.

Baume de Fourcroy ou *du chevalier de Laborde.*

℞ Huile d'olive........................ ℔ ß ij
Poudre de racine d'angélique. ⎫
    de scorsonère........ ⎬ āā ℥ ij.
    d'hypéricum........ ⎮
    de baies de lierre.... ⎭

Faites infuser sur un feu très doux, et laissez macérer pendant toute la nuit; faites chauffer le lendemain, et quand l'huile est sur le point d'entrer en ébullition, ajoutez :

Aloës .... ℥ j
Thériaque................. ⎫
Safran..................... ⎬ āā ℥ ij.
Extrait de genièvre........ ⎭

Après quelques heures d'infusion, coulez à travers un linge, et, après quelques heures de repos, chauffez de nouveau et ajoutez :

Térébenthine...................... ℥ x.

On continue de chauffer jusqu'à ce qu'il ne se dégage plus aucune odeur d'huile de térébenthine: c'est alors qu'on retire la bassine du feu et qu'on y ajoute :

Oliban en poudre.......... ⎫
Storax.... *id*............. ⎬ āā ℥ j ß.
Benjoin... *id*............ ⎭

On remue jusqu'à ce que le baume soit froid; au bout de quelques jours on passe à travers un linge. En frictions ou en onctions contre les engelures, les gerçures de la peau, les entorses, les douleurs de goutte et de rhumatisme, les plaies et ulcères.

Baume de sœur Geneviève.

℞ Bon vin rouge. | āā ℔ iij
Huile d'olive...

Cire jaune..... | āā ℔ ß
Eau de rose....
Santal rouge en poudre. ℥ij.

On fait bouillir pendant une demi-heure en remuant constamment; l'on ajoute alors :

Térébenthine.......... ℔ j.

Retirer du feu, et quand la térébenthine est fondue et le baume tiède, l'on ajoute :

Camphre en poudre......... ʒ ij

L'on coule à travers un linge, et le lendemain on en sépare le liquide aqueux.

Employé contre les contusions, meurtrissures, entorses, plaies, ulcères, etc.

Baume de Goulard.

℞ Acétate de plomb en poudre. ℔ ß.

Essence de térébenthine, S. Q. pour qu'elle surnage de quatre doigts le sel ; 24 heures de digestion au bain de sable. Contre les plaies, les ulcères, les chancres, etc.

Baume hystérique.

℞ Bitume de Judée.
Aloës..........
Galbanum...... | āā ʒj
Laudanum......

Assa-fœtida............ Э j

Castor.......... | āā ʒ ß.
Opium..........

On ramollit ces substances en les battant un peu dans un mortier chauffé, et on les delaie ensuite avec :

Huile essentielle d'absinthe.
    de sabine..
    de tanaisie. } ãã. gouttes vij.
de pétrole.........
de jayet...........
de succin..........
de rue............ } ãã. gouttes x
épaisse de muscade................ ℈ ij.

On pile dans un mortier jusqu'à mélange parfait. Contre les vapeurs et les maladies hystériques; on le fait flairer ou bien on l'applique sur le nombril. On le donne aussi comme emménagogue à la dose de 12 à 48 grains.

Baume de Lectoure. Voyez Baume de Condom.

Baume de Lucatel.

℞ Huile d'olive... ℥ ix
Cire jaune..... ℥ vj
Vin d'Espagne. ℥ ij.

On met le tout dans une bassine qu'on chauffe doucement jusqu'à ce que toute l'humidité soit dissipée ; on ajoute alors :

Térébenthine........... ℥ ix
Santal rouge en poudre. ℥ j.

On agite jusqu'à ce que le mélange soit presque froid; on y incorpore alors :

Baume noir du Pérou.. ℥ j ß.

On remue quelque temps, et l'on met le baume dans un pot.

On le donne, à l'intérieur, à la dose de 36 grains à 2 gros pour les affections catarrhales du poumon et ses ulcérations; à l'extérieur, pour consolider et cicatriser les plaies récentes.

Baume nerval.

℞ Moelle de bœuf dépurée... ℥ iv
Axonge................... ℥ ij
Huile épaisse de muscade.. ℥ iv

$$
\left.\begin{array}{l}
\text{Huile de girofle...}\\
\text{de lavande...}\\
\text{de menthe...}\\
\text{de romarin.}\\
\text{de sauge....}\\
\text{de thym....}
\end{array}\right\}\quad \bar{a}\bar{a}\ \Im\beta
$$

Baume de Tolu............ ℥ iv
Camphre................. ℥ j
Alcool à 36 degrés........ ℥ j.

D'un côté, placez dans une fiole à médecine l'alcool avec le baume de Tolu, et faites dissoudre au bain-marie ; ajoutez ensuite le camphre et les huiles volatiles.

D'autre part, faites fondre la moelle de bœuf, l'axonge et l'huile de muscade ; passez à travers un linge dans un mortier chaud ; remuez ; et, quand le baume commence à se refroidir, ajoutez la solution des huiles et de l'alcool. Remuez jusqu'à l'entier refroidissement.

Contre les entorses et contusions ; il fortifie les muscles et les nerfs ; il produit un bon effet contre les douleurs rhumatismales et goutteuses. En donnant de la force au cuir chevelu, il s'oppose à la chute des cheveux.

Baume Opodeldoch.

℞ Savon de graisse de veau, blanc, sec et râpé. ℥ iv
Alcool à 36 degrés....................... ℔ iij.

Faites dissoudre au bain-marie, et ajoutez :

Camphre purifié........................ ℥ iij ;

Et, quand il est dissous,

Huile de romarin....................... ℥ vj
de thym rectifiée.................. ℥ ij
Ammoniaque à 22 degrés............... ℥ j.

Mêlez exactement, filtrez chaud dans de petits bocaux, et fermez avec des bouchons de liége trempés dans de la cire fondue. En frictions dans les contusions, entorses et foulures, contre les douleurs rhumatismales et goutteuses.

Baume odontalgique.

℞ Huile épaisse de muscade......... ℥ vj
     empyreumatique de gaïac.. ʒ ij
     de girofle.............. ʒ j
Opium............... ⎫
Camphre............. ⎬ āā Э ij.

On dissout l'opium et le camphre dans un peu d'alcool, et on incorpore à une douce chaleur avec les huiles.
Sur les dents cariées et douloureuses.

Baume samaritain.

℞ Huile d'olive.. ⎫
  Vin rouge.... ⎬ āā ℥ iv.

Battez ensemble. Contre les brûlures, les contusions,
les maladies cutanées, les ulcères, etc.

Baume saxon.

℞ Huile épaisse de noix muscades ℥ iv ʒ j
    de lavande........ ⎫
    de succin .... ⎬ āā ʒ j ß
    d'origan.......... ⎫
    de marjolaine... ⎪
    de sauge......... ⎬ āā ʒ j
    de romarin ..... ⎭
    de macis .... ⎫
    de menthe...... ⎬ āā Э ij.
    de rue .... ⎭

Pour frictionner les membres des enfans faibles; on
leur en donne aussi de 2 à 4 gouttes, sur du sucre, dans
les dyspepsies.

Baume de soufre anisé.

℞ Huile volatile d'anis. ℔ ß
  Soufre lavé........ ℥ ij.

On fait digérer au bain de sable dans un matras jusqu'à ce que l'huile ait acquis une belle couleur rouge : on
filtre.

Si, au lieu d'huile d'anis, on emploie les huiles de térébenthine ou de succin, l'on obtient *l'huile de soufre térébenthiné* ou *succiné*.

Baume tranquille de Baumé.

℞ Feuilles de stramonium.
       de morelle.....
       de phytolaca D.
       de belladona ...
       de mandragore.   āā ℥ iv
       de nicotiane....
       de jusquiame...
       de pavot blanc..
       de pavot noir...

Persicaire...................... ℥ j
Huile d'olive................. ℔ vj.

On nettoie ces plantes, on les pile et on les met dans une bassine avec l'huile ; on fait bouillir à petit feu, pour faire dissiper une grande partie de l'humidité, en ayant soin de remuer toujours ; on passe avec expression dans une cruche en grès, dans laquelle on a mis auparavant :

Feuilles de romarin.......
     de sauge..........   āā ℥ j
     de grande absinthe.
     de petite absinthe..
     d'hysope.........
     de thym.........
     de marjolaine.....
     de menthe........   āā ℥ j.
     de coq des jardins..
Fleurs de lavande........
     de sureau.........
     d'hypéricum.......

On doit avoir soin de remuer ce mélange avec une spatule ; l'on bouche la cruche, que l'on expose pendant dix à douze heures au bain-marie, ou à l'étuve pendant quelques jours ; on passe ensuite avec expression, et l'on décante quand elle a fait tout son dépôt.

Ce baume est très employé comme calmant et fortifiant, surtout contre les douleurs rhumatismales ou
goutteuses, comme nerval, contre les douleurs dues à
l'inflammation, etc.; quelquefois il entre aussi dans les
lavemens adoucissans et calmans employés contre la
colique, à la dose de demi-once à deux onces.

Baume tranquille de Chomel.

℞ Feuilles vertes de jusquiame,
   de cynoglosse....... } āā ℔ j.
   de nicotiane........

L'on fait bouillir dans trois pintes de vin jusqu'à ce
que la liqueur soit réduite à deux; on passe et l'on
exprime; l'on ajoute alors deux pintes d'huile d'olive
pure, et l'on fait bouillir sur un feu doux jusqu'à réduction de la moitié.

Ce baume est employé dans les esquinancies douloureuses; on touche les amygdales avec une plume trempée
dans cette huile; on l'emploie aussi en friction contre
les douleurs diverses.

Baume de vie d'Hoffman.

℞ Alcool à 37 degrés.......... ℥ ix
   Huile de lavande....
       de marjolaine..
       de girofle.....
       de citron...... } āā Ʒ j
       de cannelle....
       de macis......
   Baume du Pérou.....
   Huile volatile de rue. } āā Ʒ ß.
       de succin......

Contre les coliques venteuses, les affections cérébrales,
nerveuses, etc., à la dose de 10 à 20 gouttes dans un
verre de tisane de tilleul ou d'eau sucrée.

Baume de vie de Lelièvre, ou élixir de Spina.

℞ Agaric......... ⎫
Zédoaire....... ⎬ āā ℥ ij
Myrrhe........ ⎭

Aloès succotrin. ⎫ āā ℥ j
Thériaque..... ⎭

Rhubarbe............ ℥ vj
Gentiane............ ℥ ß
Safran gâtinois....... ℥ ij
Sucre............... ℥ iv
Eau-de-vie........... ℔ ij.

On concasse toutes ces substances, et on les met à infuser dans l'eau-de-vie pendant quinze jours ; on passe avec expression, et l'on décante, quand le dépôt est fait. Ce baume est stomachique, vermifuge et légèrement purgatif. La dose est d'une cuillerée à café à trois. A l'extérieur, il est vulnéraire et fortifiant, dans les contusions, entorses, foulures, plaies récentes, etc.

Baume de Vinceguère. Voyez *Baume de Condom.*

Baume vulnéraire reformé.

℞ Huile rosat.... ... ℔ j
Térébenthine claire. ℥ iv.

Faites chauffer pour dissoudre la térébenthine dans l'huile, et ajoutez :

Essence vulnéraire.. ℥ j.

Vulnéraire résolutif, fortifiant. Contre les contusions, entorses et foulures.

Bols.

Ce sont, à proprement parler, des pilules plus grosses qu'à l'ordinaire.

Bouillons.

Décoctions prolongées de certaines substances animales ou végétales. On les divise en *alimentaires* et en *médicinaux.* Nous allons nous borner à la préparation de ces derniers, qui contiennent presque toujours quelque substance animale particulière. Voici les principaux :

Bouillon aux herbes.

℞ Oseille fraîche..... ℥ iv
Feuilles de laitue... ℥ ij
de poirée... ℥ j
de cerfeuil. ℥ j
Sel marin......... ℥ ß
Beurre frais....... ℥ j
Eau............. ℔ ij ß.

Faites suivant les règles ordinaires.

Bouillons de colimaçons ou escargots.

℞ Gros escargots de vigne, de 6 à 12.

On enlève la pellicule qui tapisse l'ouverture de la coquille et on les fait immerger dans l'eau bouillante ; on les retire alors de la coquille. On en jette les intestins, on les lave et on les coupe en petits morceaux : en cet état, on les fait bouillir dans un pot de faïence couvert jusqu'à évaporation d'un tiers ; on y met alors :

Capillaire, hysope ou lierre terrestre, de ℥ j à ℥ ij.

On retire le pot du feu, et, après demi-heure d'infusion, l'on coule sans expression.

Ce bouillon est pectoral ; on l'administre dans les maladies de poitrine.

Bouillon d'écrevisses.

℞ Écrevisses de rivière, de 6 à 8.

Après les avoir lavées, on les pile dans un mortier de marbre ; l'on y ajoute ensuite une livre d'eau, et l'on expose le tout dans un vase d'étain bien fermé, à la chaleur du bain-marie, pendant au moins une heure ; on passe sans expression.

Apéritif, diurétique, dépuratif et rafraîchissant.

Bouillon de grenouilles.

℞ Grenouilles, de 10 à 12.

Après les avoir pelées on en sépare la tête et les extrémités antérieures ; on fait bouillir le restant dans une livre et demie d'eau jusqu'à réduction aux deux tiers ; l'on retire du feu, et l'on y ajoute ordinairement ʒ j de fleurs de bouillon blanc, de guimauve, de tussilage, de violette, ou toute autre fleur pectorale.
Ce bouillon est béchique et rafraîchissant.

Bouillon de mou de veau.

℞ Mou de veau, de ℥ vj à ℥ viij.

Faites bouillir dans une livre et demie d'eau ; quand il est réduit à une livre, on y ajoute :
Racine de guimauve, ℥ ß,
ou bien quelque fleur béchique.
Ce bouillon est très recommandé dans les maladies de poitrine ; celui de veau se fait avec de quatre à six onces de cette viande, comme celui de poulet.

Bouillon pectoral de Pétiot.

℞ Maigre de veau............ ℥ vj
Raves coupées en rouelles. ℥ iv
Chardon à foulon.......... ʒ iv
Hysope.......... pincée j
Eau........................ ℔ j ß.

Quand le bouillon est presque fait on ajoute les raves, le chardon, et, en le tirant du feu, l'hysope.
Dans les affections catarrhales invétérées, les rhumes négligés, à prendre en trois fois dans la journée.

Bouillon pectoral de Roucher.

℞ Mou de veau.......... ℥ viij
Escargots.......... n° viij
Enula campana.......... ʒ j

Fenilles d'endive...... ½ poignée
Véronique mâle. ⎱
Lierre terrestre..⎰ ãã j pincée.

Faites bouillir dans une livre d'eau le mou de veau, les escargots, l'enula campana et l'endive, et faites-y infuser la véronique et le lierre terrestre.

Dans les affections pulmonaires, il est très adoucissant et béchique.

Bouillon de tortue.

℞ Chair de tortue bien nettoyée, de 4 à 6 onces.
Eau........................ ℔ j ℥ iv.

Faites cuire dans un pot couvert jusqu'à ce qu'il soit réduit à moitié; passez quand il sera froid, pour en séparer la graisse. Souvent on y ajoute des racines, feuilles ou fleurs pectorales ou dépuratives.

Ce bouillon est très employé dans les maladies de poitrine.

Bouillon de vipère.

On prend la vipère vivante par la tête avec une pince, on coupe cette tête, qu'on laisse tomber dans le feu ou dans l'alcool, pour la faire mourir de suite; on coupe ensuite la queue. Cela fait, après avoir enlevé la peau, on coupe la vipère en tronçons, et on la fait cuire avec 12 onces d'eau, au bain-marie, dans un vase d'étain fermé. Inusité.

Bougies.

Ce sont de petits cylindres longs et effilés faits avec des bandelettes de toile fine ou bien des fils de coton, ou de soie en faisceaux, que l'on recouvre d'un emplâtre approprié, ou d'une huile siccative composée qui leur donne l'aspect de la gomme élastique. Les premières portent le nom d'*emplastiques*; les secondes, d'*élastiques*. Voici le mode de fabrication des premières, dont le chirurgien Daran fut l'inventeur;

Bougies de Daran.

℞ Feuilles récentes de ciguë....
              de nicotiane. } ãã une forte poignée
Fleurs de lotier odorant.....
              d'hypéricum.........
Huile d'olive ou de noix........ ℔ x
Suif de mouton............ } ãã ℔ iij
Axonge....................
Cire jaune.................... ℔ ij
Litharge en poudre très fine..... ℔ iv.

On contuse les plantes et on les fait bouillir dans l'huile jusqu'à ce que toute l'humidité soit dissipée; on passe avec expression, et l'on ajoute le suif, le sain-doux. Portez à l'ébullition et projetez-y peu à peu la litharge, en remuant constamment pendant près d'une heure; mettez-y alors la cire, et continuez l'ébullition jusqu'à ce que cet onguent ait acquis une consistance suffisante pour que les bougies ne soient ni cassantes ni molles. On prend alors un carré de toile fine demi-usée qu'on étend bien, et on l'enduit sur ses deux surfaces avec cet emplâtre; quand elle est froide, on la coupe en bandelettes coniques qu'on racle avec un couteau pour n'y laisser qu'une légère couche d'emplâtre; on les roule ensuite soigneusement sur elles-mêmes, de manière à en former un cylindre qu'on unit et lisse en le roulant sur une table de marbre, légèrement huilée, avec une plan-chette de bois de noyer: on unit ensuite le petit bout afin qu'il n'offre aucune aspérité. Quelquefois on roule ces bandelettes autour d'un petit mandrin en fer; on les nomme alors *bougies mandrinées*. Bien souvent, au lieu de la préparation précitée, on emploie les emplâtres de diapalme, de diachylum, de céruse, etc., qu'on rend un peu plus agglutinatif par l'addition de S. Q. de téré-benthine.

Quant aux *bougies* dites *élastiques*, on les prépare de la même manière, en plongeant des faisceaux de fils co-niques, ou bien une toile très mince en fil ou en soie, dans une composition faite avec :

Huile de lin lithargirée et très rapprochée
   par l'ébullition...................... 3 parties
Succin en poudre.............. } $\tilde{a}\tilde{a}$ 1
Huile de térébenthine........... }
Gomme élastique...................... $\frac{1}{10}$.

C'est ainsi qu'on prépare les sondes pleines ou creuses ;
il suffit d'un mandrin pour ces dernières ; etc., etc.

Bougie émolliente.

℞ Beurre de cacao. } $\tilde{a}\tilde{a}$ P.
  Cérat solide.... }

Faites des bougies, qu'on introduit dans le rectum, tant
pour le dilater que pour calmer les inflammations auxquelles il peut être en proie.

Biscuits purgatifs.

℞ Sucre............. ℥ iv
  Jalap............. ℥ v ß
  Farine............ ℥ ß
  OEuf.......... n° vj

pour 15 biscuits contenant 24 grains de jalap chacun.
Suivant l'âge, on en donne la moitié d'un ou bien un, etc.

Autres.

℞ Jalap en poudre. ℥ ij
  Sucre........... ℔ j
  Anis........... ℥ ij
  Farine........ ℔ ß
  OEuf....... n° viij.

Faites 15 biscuits, contenant environ 10 grains de jalap
chacun ; les précédens nous paraissent préférables.

Autres.

℞ Jalap.......... ℥ j
  Sucre.......... ℔ ß
  Farine........ ℥ j ß
  OEuf...... n° x.

Faites 3o biscuits, contenant environ 19 grains de jalap chacun. On en donne la moitié d'un aux enfans de 2 à 4 ans, un aux adolescens. Ordinairement on fait ces biscuits de diverses grosseurs, et on les donne suivant l'âge.

Biscuits vermifuges.

℞ Semen contra en poudre fine. ⎫ āā ʒj
  Mercure doux............... ⎭
  Farine............................ ℥ ij
  Sucre .... ℔ ß
  Essence de citron........... gouttes xv
  OEufs............................ n° vj.

Faites 24 biscuits, à prendre un le matin et un le soir. On en prépare aussi sans addition de mercure doux.

Boules de Mars ou de Nancy, également connues sous le nom de pierres vulnéraires.

Cette préparation en exige trois différentes :

1°. ℞ Limaille de fer en poudre fine. 12 kilogr.
  Espèces vulnéraires.......... 2
  Eau.... .... 12.

On fait bouillir les espèces vulnéraires dans l'eau, on coule ; on met ensuite la limaille dans la liqueur, dans une bassine de fonte ; l'on fait évaporer à siccité en remuant constamment, et l'on réduit le résidu en poudre fine.

2°. ℞ Limaille précitée en entier.
  Tartre rouge en poudre.............. 12 kilog.
  Nouvelle décoction de plantes vulnéraires. 15.

On met toutes ces substances dans la bassine de fonte, et l'on fait évaporer à une douce chaleur en remuant constamment, jusqu'à ce que la matière acquière par le refroidissement une consistance ferme ; on tire alors la bassine du feu, et on la laisse pendant un mois au laboratoire. On la pulvérise ensuite.

3°. On divise cette poudre par parties de 2 kilogram. $\frac{1}{2}$, qu'on introduit dans une marmite de fer, avec autant de tartre rouge en poudre et autant de décoction d'espèces vulnéraires ; l'on fait évaporer à un feu doux, en agitant constamment, jusqu'à ce qu'on s'aperçoive qu'en faisant refroidir un peu de matière elle se durcit ; en cet état, on retire la marmite du feu, et l'on forme, pendant que la matière est chaude, des boules qu'on huile à leur surface. On reprend ensuite par 2 kilogrammes $\frac{1}{2}$ le restant des deux premières préparations.

Boissons. Voyez *Tisanes.*

Cachou.

On le retire des fruits du *mimosa catechu* de Linné, polyg. monœc., famille des légumineuses. On en trouve trois espèces dans le commerce.

1°. Le *cachou rougeâtre et terne.* En pains d'environ 4 onces, d'une saveur astringente, non amère et un peu sucrée : c'est le meilleur. Rare dans le commerce.

2°. *Cachou brun et plat.* Pains orbiculaires d'environ 3 onces ; plus pesant, plus brun, plus dur que le précédent ; astringent et amer sans être sucré. Inférieur au précédent.

3°. *Cachou en masses.* En fragmens d'environ 4 onces, enveloppé dans de grandes feuilles à nervures ; saveur astringente, amère, avec un arrière-goût agréable ; d'un brun rougeâtre tirant sur le noir. De bonne qualité.

Le cachou reçoit diverses préparations pour être pris intérieurement d'une manière commode et agréable. Quelques pharmaciens le font dissoudre dans l'eau, passent à travers un linge, et en font un extrait qu'ils pulvérisent.

Cachou inodore.

℞ Cachou en poudre très fine. ℥ ij
Sucre beau.................... ℥ viij
Gomme adragant......... ʒ j
Eau..................... ʒ x.

On fait un mucilage avec la gomme et l'eau, et l'on bat dans un mortier, avec le cachou et le sucre qu'on a auparavant bien mêlés, jusqu'à ce que la pâte soit ferme et bien unie. On réduit cette pâte en trochisques.

Cachou à la cannelle.

℞ Cachou en poudre.............. ℥ iij
Sucre........................ ℥ xiv
Huile essentielle de cannelle, gouttes xx.

Cachou à l'ambre gris.

℞ Cachou............ ℥ ij ß
Sucre............. ℥ xij
Ambre gris.... gr. viij.

Cachou à la fleur d'orange.

℞ Cachou..................... ℥ iij
Sucre en poudre.............. ℥ xiv
Huile de fleur d'orange, gouttes vj.
On fait le mucilage avec l'eau de fleur d'orange.

Cachou à la rose.

℞ Cachou................ ℥ iij
Sucre.................. ℥ xiij
Essence de roses, gouttes viij.
On fait le mucilage avec l'eau de rose double.

Cachou à la vanille.

℞ Cachou.......... ℥ ij ß
Sucre............ ℥ xij
Vanille.......... ʒ j.
On triture la vanille avec le sucre peu à peu, et l'on y joint le cachou.

Cachou à la violette.

℞ Cachou en poudre......... ℥ ij
Extrait de réglisse. ⎫
Iris de Florence... ⎬ ãã ʒ j ß
Sucre .... ℥ xij.

Cataplasmes.

Sortes de bouillies formées avec la mie de pain, quelques plantes, farines, poudres ou pulpes végétales, destinées à être appliquées sur quelque partie du corps.

Cataplasme calmant et émollient.

℞ Farine de graine de lin.... ℥ iv
Têtes de pavot écrasées, n° ij.

Faites bouillir dans une livre d'eau pendant un quart-d'heure ; coulez, et faites bouillir avec la farine de lin. Etendez sur une toile épaisse, et arrosez avec

Laudanum liquide..... de ℨ ß à ℨ j.

Cataplasme de ciguë.

℞ Farine de lin........ ℥ j ß
Ciguë en poudre..... ℥ j
Eau................. ℥ vij.

Cataplasme anthelmintique.

℞ Feuilles d'absinthe.
de tanaisie. } ãã ℥ iij

Gomme-gutte.....
Aloès...........
Oliban.......... } ãã ℥ ß.
Assa-fœtida.......

Réduisez en poudre, et ajoutez S. Q. d'huile de noix pour un cataplasme, qu'on applique sur l'estomac.

Cataplasme émollient.

℞ Poudre de racine de guimauve ou de graine de lin. ℨ ij
Faites cuire dans décoction de ces substances... ℥ viij.

Cataplasme contre la goutte, ou remède de Pradier, publié par ordre de S. Exc. le ministre de l'intérieur.

℞ Baume de la Mecque........ ℥ vj
Quinquina rouge.......... ℥ j
Safran................. ℥ ß
Salsepareille........... ℥ j
Sauge................. ℥ j
Alcool rectifié........... ℔ iij.

Faites dissoudre à part le baume de la Mecque dans
tiers de l'alcool ; faites macérer les autres substances dans
le restant de l'alcool pendant 48 heures ; filtrez et mêlez
les deux liqueurs.

Pour l'usage, on mêle la teinture obtenue avec deux
ou trois fois son poids d'eau de chaux ; on agite la bouteille au moment de s'en servir, afin de mêler le précipité
qui s'est fait.

Emploi du remède.

On prépare un cataplasme de farine de graine de lin,
qu'on étend bien chaud et épais d'environ un doigt sur
une serviette pour en envelopper la partie ; il faut que
le cataplasme soit très visqueux. Quand on le prépare
pour envelopper les deux jambes et les pieds jusqu'au
dessous du genou, il faut trois litres de farine de graine
de lin.

Quand le cataplasme est dressé et aussi chaud que le
malade peut l'endurer, on verse à sa surface 2 onces environ, sur chacun, de la liqueur préparée ; on l'étend sur
tout le cataplasme, de manière à ce qu'elle y soit également
répartie sans être imbibée. On passe le cataplasme
sous le membre, et on l'en recouvre complétement : on
enveloppe le tout avec des flanelles ou du taffetas gommé
pour conserver la chaleur de l'appareil, que l'on assujettit
avec des bandes. On ne change ce cataplasme qu'au bout
de 24 heures, quelquefois 12 heures après.

Cataplasme de mie de pain.

On fait des cataplasmes émolliens avec la mie de pain,
soit avec le lait, soit avec des décoctions de mauve, guimauve, fleur de sureau, etc. Quand on veut les rendre
calmans, on ajoute à ces décoctions de une à deux têtes
de pavot.

Ces cataplasmes se font en faisant bouillir la mie de
pain rassis dans le lait ou ces décoctions, jusqu'à ce qu'on
obtienne une pâte d'une consistance suffisante.

Cataplasme de lis.

On prend quatre ou cinq ognons de lis nouvellement
arrachés, on les nettoie et on les fait cuire sous la cendre ;

on les pile aussitôt, et on les applique de suite sur les tumeurs du cou. Émollient et résolutif.

Cataplasme de mauve.

On fait cuire les mauves dans l'eau, et on les applique en cataplasmes; on en prépare de semblables avec la mercuriale et la pariétaire. Ils sont émolliens et maturatifs.

Cataplasme de moutarde, dit sinapisme.

℞ Farine de moutarde récente. ℥ viij
Eau...................... ℥ viij.

Faites une pâte. Quand on veut le rendre plus rubéfiant, on remplace l'eau par de bon vinaigre, et l'on emploie de la farine de moutarde dont on a séparé l'huile douce à la presse. Si on veut le rendre moins actif, on y ajoute de la poudre de guimauve ou de la farine de graine de lin. Excellent rubéfiant, employé comme moyen révulsif.

Cataplasme de quinquina camphré.

℞ Farine d'orge...... ℥ ij
Quinquina........ ℥ j
Eau.............. ℥ j.

Quand le cataplasme est fait, ajoutez :
Camphre en poudre.. ℨ j.
Sur l'estomac, comme fébrifuge.

Cataplasme résolutif de Kerndl.

℞ Ognons cuits sous la cendre. ⎫ āā ℥ ij
Farine de moutarde....... ⎭
Savon noir.................. ℥ ß.

Faites cuire avec Q. S. d'eau, pour résoudre le bubon vénérien aigu.

Cataplasme résolutif.

℞ Fénugrec en poudre.................. ℥ ij
Eau............................... ℥ vij.
Faites cuire en cataplasme, et ajoutez :
Onguent basilicum, d'althea ou de la mère. ℥ j.

Cataplasme vermifuge et fébrifuge.

℞ Gentiane en poudre...... ℥ j
Absinthe   *id.*
Camomille   *id.*   } ãã ℥ ij
Mie de pain............ ℥ iv.

Faites cuire le pain dans une décoction de ces plantes,
et ajoutez au cataplasme les poudres ci-dessus ; appliquez
sur l'estomac.

Cataplasme contre les tumeurs des mamelles.

℞ Pulpe de carottes................. ℔ ß
Feuilles de ciguë contusée, poignée j
de jusquiame..... poignée ½
Axonge .... ℥ ß
Huile rosat..................... ℥ j.

Faites bouillir dans une forte décoction de guimauve
ou de graine de lin.

DES CÉRATS.

Sortes de pommades faites avec l'huile, la graisse, la
cire ou le blanc de baleine, avec ou sans addition d'eau,
et auxquelles on ajoute parfois certains principes médicamenteux.

Cérat de Galien.

℞ Cire blanche pure..................... ℥ iv
Huile d'amandes douces ou d'olive. }
Eau distillée ou de rose.......... } ãã ℔ j.

On fait liquéfier la cire dans l'huile à une très douce
chaleur ; on coule dans un mortier de marbre ; on agite
avec le pilon, et l'on y incorpore peu à peu l'eau. Contre
les brûlures, les crevasses, les plaies, etc. On l'appelle
saturnisé quand on y ajoute environ ʒjß d'extrait de sa-
turne par livre ; avec l'addition du soufre, du laudanum
liquide, de l'onguent mercuriel, il prend les noms de cérat
soufré, *opiacé*, *mercuriel*, etc.

Cérat ammoniacal de Rechoux.

℞ Cérat sans eau........... ℥ j
Carbonate d'ammoniaque. ℈ j.

Cérat cosmétique, dit *pâte cosmétique d'axérasine*, à l'usage de la peau; de Bazin. (*Brevet d'invention de 5 ans.*)

℞ Poudre d'amandes amères. ℥ viij
Huile d'amandes amères... ℥ xij
Savon...................... ℥ viij
Blanc de baleine.......... ℥ iv
Poudre de savon.......... ℥ iv
Cinabre................... ℈ ij
Essence de rose.......... ℈ j.

Faites fondre au bain-marie le savon et le blanc de baleine dans l'huile, puis ajoutez la poudre de savon. Quand le mélange est bien fait, jetez le tout dans un mortier de marbre, et pilez en mettant peu à peu la poudre d'amandes amères jusqu'à parfait mélange. Mettez enfin l'essence de rose et les deux gros de cinabre. Cette dernière substance aura dû être préalablement délayée dans le mortier avec quelques gouttes d'essence de bergamote.

L'Académie royale de Médecine, qui a été appelée à faire son rapport sur cette composition pour savoir si elle ne renfermait rien de nuisible, s'exprime, en substance, de la manière suivante, par l'organe de ses commissaires MM. Chaussier, Henry, et Hippolyte Cloquet.

On a composé, à la Pharmacie centrale des hôpitaux civils de Paris, une pâte suivant la formule donnée par M. Bazin. Cette pâte a offert une teinte rosée tout-à-fait autre que celle de lie de vin qui caractérisait l'échantillon qui nous avait été remis.

Etonnés de cette différence, nous avons dû en chercher la cause, et nous avons pensé que la teinte naturelle du sulfure métallique qui entre dans la composition du cosmétique était masquée par un corps colorant particulier.

En conséquence, nous avons recommencé notre expérience, et nous avons reconnu que la diversité des résultats obtenus tenait effectivement à une omission très légère faite par l'auteur ; car cette fois, en changeant le savon blanc, que nous avions d'abord choisi (parce que l'auteur n'indique pas l'espèce de savon), en savon vert du commerce, qui doit sa teinte à l'indigo, nous avons eu en tout une pâte semblable à celle de M. Bazin.

Cette omission réparée nous a mis à même de conclure,

1°. Que ce cosmétique n'offre rien de dangereux ;

2°. Qu'il a l'avantage de se conserver long-temps sans se dessécher et sans fermenter ;

3°. Que la petite quantité d'une substance métallique qu'elle renferme, loin d'avoir rien de dangereux, peut au contraire devenir utile, en faisant disparaître la teinte livide de certains éphélides, en agissant sur certaines pustules, plus ou moins désagréables pour ceux qui en sont attaqués ;

4°. Qu'il blanchit et adoucit la peau, qu'il l'assouplit, et jouit d'ailleurs d'une odeur fort agréable, à cause des parfums que l'on y mêle ;

5°. Que par conséquent il remplace, avec un avantage marqué, les espèces de pâtes du même genre imaginées ou employées jusqu'à ce jour, même les différens savons de toilette, qui ont l'inconvénient de contenir une trop grande quantité d'alcali, neutralisé ici par une substance grasse particulière.

Autre, dit *pommade en crême.*

℞ Cire blanche...... }
   Blanc de baleine... } ãã ℥ j
   Huile d'amandes douces... ℥ ij
   Eau de rose............... ℥ jß
   Teinture de baume de Tolu. ℨ j.

Très suave et bon cosmétique.

Cérat de Hufeland.

℞ Cérat de blanc de baleine........ ℥ j
Oxide de zinc sublimé et lavé. ⎱ ꜳ ℥ ß.
Lycopodium.............. ⎰

Contre les ulcérations des paupières et pour sécher les petites plaies.

Cérat mercuriel de Falck.

℞ Mercure doux............. ℥ ij
Oxide rouge de mercure..... ℥ ß.

Porphyrisez ensemble, et ajoutez :

Acétate de plomb cristallisé
réduit en poudre fine..... ℥ j

incorporés dans un cérat fait avec :

Cire blanche............. ℥ j
Huile de noix............. ℥ vj
Huile de lavande.... gouttes xxx.

Contre les dartres et les ulcères vénériens.

Cérat opiacé de Lagneau.

℞ Cérat de Galien............. ℥ ij
Opium brut en poudre. ... gr. xx
Jaune d'œuf............. n° j.

Incorporez l'opium dans le jaune d'œuf, et mêlez. Contre les chancres et ulcères syphilitiques douloureux.

Cérat à la rose, dit pommade pour les lèvres.

℞ Cire blanche.......... ℥ ij
Huile d'amandes douces. ℥ iv
Orcanette en poudre... ℥ ij

ajoutez :

Huile de rose.... gouttes xij.

On le coule dans de petites boîtes en bois.

CHOCOLATS.

Le chocolat est un aliment et un médicament en même
temps, qui se compose de sucre et de cacao avec ou sans
aromates, et auquel on ajoute parfois quelques substances
médicamenteuses. Pour cela on torréfie le cacao, on le
dépouille de ses enveloppes et germes; en cet état, on le
torréfie de nouveau dans une poêle de fer en le remuant
constamment, on le vanne ensuite et on le pile dans un
mortier de fer chaud, et c'est avec cette pâte que l'on prépare les divers chocolats. Nous allons faire connaître les
principaux.

Chocolat de santé.

℞ Pâte de cacao des îles. ℔ xij
      de cacao caraque. ℔ vj
  Sucre en poudre...... ℔ xx
  Gomme adragant *id*... ℥ ij
  Cannelle fine *id*...... ℥ ij.

On broie peu à peu la pâte de chocolat sur la pierre
au moyen d'un cylindre de fer, en ayant soin de placer
du feu au-dessous de cette pierre; après cela on y incorpore d'abord le sucre, et successivement la gomme et la
cannelle. On repasse sur la pierre, et on distribue ensuite
le chocolat dans des moules de fer-blanc.

Chocolat à la vanille.

Dans ce chocolat, on substitue à la cannelle demi-gros
de bonne vanille par livre de pâte, en pulvérisant cette
vanille par sa trituration avec le sucre.

Chocolat à l'arow-root.

℞ Cacao des îles... ℔ vj
  Cacao caraque... ℔ iij
  Sucre en poudre. ℔ x
  Arrow-root..... ℔ j, ℥ iv.

Analeptique et pectoral.

Chocolat blanc.

℞ Amandes de cacao mondées. ℥ iv
Salep.................... ℥ vj
Eau.................... ℥ viij.

Faites bouillir à petit feu pendant demi-heure, et ajoutez :

Sucre.................... ℥ iv
Farine de riz S. Q.

Bon pectoral; employé dans les affections de poitrine.

Chocolat au lichen.

On substitue au sucre du chocolat de santé la poudre sucrée de lichen, qu'on doit à M. Robinet.

Chocolat purgatif.

℞ Chocolat de santé. ℔ j
Jalap en poudre.. ℥ iß
Mercure doux.... ℨ j.

Faites des pastilles qui contiendront par gros 6 grains de jalap et 4 de mercure doux.

Chocolat au salep.

℞ Cacao des îles........ ℔ vj
caraque mondé. ℔ iij
Sucre blanc........ ℔ x
Salep de Perse....... ℥ x.

Ce chocolat est analeptique, et convient dans les maladies de poitrine.

Chocolat vermifuge de J. F.

℞ Cacao des îles............. ℔ vj
caraque............. ℔ iij ß
Sucre.................... ℥ xij
Semen contra en poudre très fine. ℥ iv
Mercure doux.............. ℥ ij ß

On divise en pastilles de 36 grains, qui contiennent chacune 1 grain de mercure doux et environ 2 grains de semen contra. On les donne à la dose de 3 à 6, soir et matin.

DU CHLORE.

C'est à Schéèle, chimiste suédois, qu'est due la découverte du chlore; elle eut lieu en 1774, et ce nouveau corps reçut le nom d'*acide marin déphlogistiqué*. Bientôt après, le chlore devint l'objet des recherches d'un grand nombre de chimistes, particulièrement de MM. Berthollet, Kirwan, Guyton de Morveaux, Chenevix, Davy, etc., qui le regardèrent comme un composé d'acide hydrochlorique ou muriatique et d'oxigène, qui fut désigné, dans la nouvelle nomenclature chimique, sous le nom d'*acide muriatique oxigéné*. Plus récemment, MM. Gay-Lussac et Thénard s'attachèrent à l'étude de la nature de ce corps, et reconnurent, par les résultats de leurs expériences, que c'était un corps simple. M. Davy, en adoptant cette théorie, lui donne le nom d'*euchlorine*. Depuis, cette opinion a prévalu, quoique Berzelius ne la partage point.

Le chlore est donc considéré comme un corps simple, gazeux, jaune-verdâtre, d'une odeur et d'une saveur particulières, désagréables et très fortes; dépouillé d'eau, son poids spécifique est de 2,421; il éteint les corps en combustion, et ce qu'il y a de particulier, c'est que la flamme, avant de disparaître, pâlit et devient rougeâtre. Ce gaz fait passer les couleurs végétales au fauve, et finit par les détruire sans retour. A l'état anhydre, le chlore ne se liquéfie pas même à un degré de froid de 50 — 0; cependant par pression et le froid réunis Faraday y est parvenu; son poids spécifique est alors d'environ 33. Il n'en est pas de même si ce gaz contient un peu d'eau : il peut cristalliser alors à quelques degrés au-dessous de 0.

Préparation du chlore.

On prépare le chlore gazeux et le chlore liquide; dans l'un ou l'autre cas on emploie : (1)

______

(1) Dans les lieux éloignés des fabriques de soude et près

> Peroxide de manganèse.......... 2 parties
> Acide hydrochlorique concentré.. 10.

ou bien :

> Chlorure de sodium (sel marin
>   décrépité................... 500 parties
> Acide sulfurique............. 500
> Peroxide de manganèse....... 125
> Eau.......................... 250.

Chlore gazeux.

Pour obtenir le chlore gazeux on introduit le peroxide de manganèse dans un matras ou une fiole à médecine munie d'un bouchon percé de deux trous : l'un qui donne passage à un tube droit, et l'autre à un tube recourbé qui va plonger sous un flacon rempli d'eau. Le bouchon étant bien luté, on verse l'acide hydrochlorique sur l'oxide de manganèse par le tube droit, qui se trouve terminé en entonnoir, et lorsque l'effervescence, due au carbonate que contient cet oxide a cessé, on fait passer l'extrémité du tube recourbé sous le flacon rempli d'eau, et en opérant promptement le dégagement de ce gaz l'eau du flacon en dissout une partie, tandis que l'autre finit par remplir le flacon.

EMPLOI MÉDICALE DU CHLORE GAZEUX.

Fumigations.

M. Guyton de Morveaux est le premier qui a reconnu l'importante propriété du chlore comme désinfectant, et qui, par suite, a préconisé ces fumigations dont une longue expérience n'a fait que confirmer les heureux résultats. Pour faire les fumigations chloreuses on ne prend pas les mêmes précautions que pour la préparation du chlore; voici les proportions que nous conseillons pour une salle d'hospice ou de prison, ainsi que

___

des salles; *) ou l'acide hydrochlorique est bien plus cher que le chlorure de sodium (sel marin), qui y est à bas prix, on remplace cet article par ce sel.

9

pour une écurie, etc., de 25 pied de largeur sur 5o de longueur.

> Sel marin gris en poudre.. 1 livre 8 onces
> Peroxide de manganèse. ..
> Pulvérisé................ «   8 onces
> Acide sulfurique.......... 1 livre
> Eau...................... 1 livre.

On mêle le sel marin avec le peroxide de manganèse, et l'acide avec l'eau, et l'on met le premier mélange dans une ou mieux trois terrines que l'on place au milieu et aux deux extrémités de la salle sur un petit fourneau avec quelques charbons allumés; après cela, on ferme soigneusement les portes et les fenêtres, après avoir fait sortir les malades, les prisonniers ou les bestiaux; on verse alors l'acide dans la ou les terrines, et l'on sort de la salle ou de l'écurie en fermant la porte. Au bout de quelques heures on rouvre la porte et les fenêtres pour opérer le dégagement du chlore qui est disséminé dans l'air, et lorsque ce dernier est bien renouvelé, la désinfection se trouve complète; on y fait rentrer les hommes ou les bestiaux. Dans les maisons d'observation, dans les lazarets, etc., on expose les marchandises, les vêtemeus et même les papiers à de semblables fumigations. Lorsque je suis rentré d'Espagne, dix mois après la cessation de la fièvre jaune, mes livres et mes manuscrits ont subi une pareille opération, après même avoir été trempés et presque effacés par le vinaigre, quoique les expériences de MM. Bally, Balcells, (1) Arejula (2), Lefort (3) et moi (4) aient démontré que le chlore est sans action sur l'air vicié par les miasmes de la fièvre jaune.

____

(1) Mémoire sur la désinfection de Barcelone.
(2) *Memoria sobre la ninguna utilidad de los gazes acidos.*
(3) Journal général de Médecine, tome LII.
(4) Voyez mes *Recherches chimiques et médicales sur l'air marécageux;* ouvrage couronné par l'Académie royale des Sciences de Lyon.

Nous devons insister sur la nécessité de bien renouveler l'air, parce que, si l'on respire le gaz chloreux, même disséminé dans l'air, il irrite fortement la membrane muqueuse en produisant une espèce de coriza, et quelquefois des crachemens de sang : c'est par cette raison qu'on doit faire sortir les malades des salles infectées.

Fumigations chloreuses de M. Gannal, contre la phthysie.

M. Gannal conseille le chlore pur dissous dans l'eau et réduit à la moitié de son volume. Voici la manière d'opérer ces fumigations ou bien ces inspirations chloreuses. On prend un flacon ayant deux tubulures à la partie supérieure : l'une est munie d'un tube droit et l'autre d'un tube recourbé. Le premier plonge dans 4 onces d'eau à 32 d. c., qu'on met dans le flacon, avec les gouttes de chlore liquide nécessaires. Lorsque les tubes sont bien lutés, le malade inspire, par le tube recourbé, l'air qui surnage l'eau chlorée du flacon. En même temps une égale quantité d'air atmosphérique entre par le tube droit, traverse l'eau du flacon, entraîne du chlore, vient remplir la capacité de ce flacon et est inspiré par le malade. M. Gannal conseille de commencer à ajouter à l'eau 10 à 12 gouttes de chlore liquide et d'élever graduellement la dose jusqu'à 25, 30 et même 50 gouttes. Les malades doivent faire de cinq à huit fumigations par jour, prolongées de 4 à 5 minutes. M. Gannal recommande surtout de ne point se servir de vases métalliques, mais en verre, faisant pressentir les accidens qui pourraient en résulter si ces vases ou tubes étaient en cuivre.

M. le docteur Cottereau a, depuis, perfectionné l'appareil de M. Gannal, et opéré, par ce moyen, quelques cures, qu'il a soumises à l'examen de l'Académie royale des Sciences.

Préparation du chlore liquide.

Nous allons indiquer les doses des matières propres à saturer de chlore de 42 à 46 litres d'eau. Ces doses sont calculées sur ce que 500 grammes de chlorure de sodium (sel marin ou de cuisine) contiennent environ 301 grammes de chlore ou 94 litres, dont le poids de chaque litre est de 3 gram. 21, et en admettant un peu plus de deux litres de chlore pour saturer un litre d'eau. Il est bien évident qu'on peut augmenter ou diminuer ces doses suivant les quantités de chlore qu'on veut obtenir.

Chlorure de sodium (sel marin desséché).. 500 gram.
Acide sulfurique...................... 500
Protoxide de manganèse................ 125
Eau................................... 250 (1)

M. Robiquet (2), considérant la composition des corps qui concourent à cette production et à ceux qui en résultent, ainsi que la nature particulière des matériaux que l'on emploie, conseille les proportions suivantes (3):

Sel marin............... 1 kil. 5
Protoxide de manganèse... 1   33
Acide sulfurique concentré.. 2   5.

Pour obtenir 100 kilogrammes de chlore saturé, il recommande :

Sel marin.................... 186 kil.
Ox. manganèse de France 167
Acide sulfurique à 40 degrés... 300.

---

(1) Dictionnaire technologique.

(2) Le peroxide de manganèse, dont on se sert le plus généralement en France, et qui provient de la Romanèche, contient 0,25 de substances étrangères ; le sel marin contient aussi des sulfates de soude, de magnésie, etc.

(3) On peut également employer pour cette préparation le peroxide de manganèse et l'acide hydrochlorique, dans les proportions d'un, du premier, sur cinq du dernier.

On a un résidu de sulfate de soude évalué à 200 kilo-grammes, à 32.

On pulvérise le sel marin et le manganèse, on les mêle ensemble et on les introduit dans une cornue tubulée, ou mieux un matras, qu'on a disposé sur un bain de sable, et qui est fermé par un bouchon à deux ouvertures : l'une donne passage à un tube recourbé en S muni d'une boule de sûreté et terminé, à la partie supérieure, en enton-noir, et l'autre est traversée ; plus, un tube recourbé qui va plonger dans un petit flacon à trois tubulures, dont celle du milieu livre passage à un tube de sûreté droit, et l'autre, latérale, est traversée par un tube recourbé qui se rend dans un plus grand flacon, également à trois tubulures ; ce flacon communique à un troisième d'une semblable dimension et tubulure ; enfin, un des tubes re-courbés de ce dernier va plonger dans l'eau d'un quatrième flacon, ce qui constitue ce qu'on nomme *l'appareil de Voulf*. Lorsqu'on a opéré en petit on peut supprimer le troisième flacon, et quelques fabricans suppriment non seulement le premier, mais ils ne font usage que d'un seul. Cependant la méthode que nous exposons est la plus exacte et la meilleure pour avoir le gaz plus pur. Tout étant ainsi disposé on introduit dans le flacon dit de la-vage, de 1 litre à 2 litres d'eau, et dans chacun de deux autres de 6 à 10 litres ; le quatrième flacon n'en contient qu'environ un litre et demi. Cela fait, on lute soigneu-sement les bouchons, l'on mêle l'acide sulfurique avec l'eau et on verse ce mélange, aussitôt qu'il s'est refroidi, dans le matras, par le tube courbé en S. Le dégagement du chlore s'opère aussitôt, et si la température est par trop froide, il continue pendant trois ou quatre jours, au bout duquel temps l'eau des deux grands flacons est sa-turée ; on la retire alors et on y en introduit une nouvelle quantité qui se sature à son tour, en ayant soin de chauf-fer le bain de sable du matras. On abrège beaucoup cette opération en l'aidant, depuis le commencement jusqu'à la fin, d'une douce chaleur.

CHLORURES.

C'est ainsi qu'on nomme les corps composés de chlore et d'une base. Nous allons examiner ceux qu'on trouve dans le commerce.

Chlorure de chaux.

Cette préparation est devenue célèbre par ses propriétés désinfectantes et décolorantes. On le prépare en faisant passer un courant de chlore à travers de la chaux hydratée (éteinte) placée dans un cylindre de plomb jusqu'à ce qu'elle n'absorbe plus de chlore. On doit avoir soin, pendant l'opération, de mouiller continuellement le cylindre qui contient la chaux.

Ce chlorure de chaux est plus ou moins saturé de chlore suivant que la chaux est plus ou moins hydratée, car le chlore ne s'unit nullement avec cette terre alcaline sans cette condition. Quand on traite le chlorure par l'eau, il s'y dissout, à l'exception de la chaux non combinée. Nous avons dit que le chlorure de chaux jouissait de grandes propriétés désinfectantes et décolorantes. On juge de sa force par le plus ou moins qu'il en faut pour décolorer une solution d'indigo préparée par une formule constante. Pour désinfecter les lieux infectés, on dissout un kilogramme de ce chlorure dans 15 litres d'eau, et on asperge les murs et le sol.

Le chlorure de chaux est en poudre blanche grumelée qui attire l'humidité de l'air ; elle a l'odeur du chlore et une saveur salée.

Chlorure de soude (ou d'oxide de sodium).

Ce chlorure se prépare en faisant passer du chlore à travers une solution de sous-carbonate de sonde. M. Labarraque a fait la plus heureuse application de cette substance à la désinfection des hospices, des ateliers insalubres, des égoûts, fosses d'aisance, plaies gangréneuses, etc. Voyez *Liqueur de Labarraque.*

*Protochlorure de mercure (muriate de mercure doux,
  mercure doux, calomélas, précipité blanc, panacée
  mercurielle, aquila alba, aigle ou dragon mitigé, etc.).*

Il y a peu de sels qui aient reçu autant de dénominations. Celui-ci est inodore, blanc, pesant, inaltérable à
l'air, se colorant en jaune par la lumière solaire, insoluble dans l'eau, volatil, et se condensant par la sublimation
en cristaux prismatiques hexaèdres ; suivant l'observation
de Schéèle, il est lumineux par le frottement dans l'obscu-
rité. La potasse, la soude et la chaux, triturées avec ce sel
et un peu d'eau le décomposent, et le mélange prend une
couleur noirâtre, due sans doute à un mélange de mercure
et de deutoxide de ce métal. Il est aisé, par ce simple
essai, de distinguer le mercure doux d'avec le sublimé
corrosif, qui, traité de la même manière, donne un précipité rouge orangé.

On prépare ce sel en versant dans une dissolution de
nitrate de protoxidé de mercure une solution de chlorure
de sodium (hydrochlorate de soude).

On l'administre comme vermifuge, purgatif et antisyphilitique. Il existe plusieurs procédés pour sa préparation. Il est composé de :

> Mercure.   100
> Chlore. .   17,596

Deutochlorure de mercure (sublimé corrosif).

C'est un des sels qui ont le plus fixé l'attention des
alchimistes. Il est solide, inodore, blanc, d'une saveur
styptique et cuivreuse qui lui est propre ; il laisse une
impression désagréable sur la langue, est moins pesant
que le mercure doux ; il se dissout dans l'alcool et 25 parties d'eau à 20 degrés ; dans ce dernier liquide, il passe à
l'état d'hydrochlorate de mercure ; il est très volatil et
cristallise en prismes tétraèdres ou en cubes, et, par la sublimation, en aiguilles : trituré avec la potasse, la soude,
ou la chaux et l'eau, il donne un précipité rouge orangé,
qui porte le nom d'*eau phagédénique* quand on a employé la chaux.

On obtient le sublimé corrosif en sublimant, en proportions égales, du chlorure de sodium desséché, du sulfate de fer et du nitrate de deutoxide de mercure.

Ce sel est un poison violent ; il est employé en médecine comme un puissant antisyphilitique ; on l'administre par quart de grain dans un verre de lait ou de tisane mucilagineuse, etc. Il est composé de :

> Mercure.   100
> Chlore...   35,192

Clous fumans et odorans.

℞ Benjoin en poudre............ ℥ ij
    Baume de Tolu....... ⎫
    Santal citrin en poudre. ⎭   ãā ℥ ß
    Labdanum vrai... .... ℥ j
    Nitrate de potasse.......... ℥ ij
    Gomme arabique en poudre... ℥ ij
        adragant entière..... ℥ j
    Charbon de tilleul.......... ℥ vj
    Eau de cannelle............. ℥ xij.

On commence par triturer le labdanum, le baume de Tolu, le santal citrin, le nitrate de potasse et une partie de charbon, et successivement le benjoin. Quand la poudre est bien égale, et que l'on a fait, avec les deux gommes et l'eau de cannelle, un mucilage épais, on en forme, dans un mortier, avec cette poudre, une pâte que l'on bat jusqu'à ce qu'elle soit molle et tenace. On en fera alors de petits cônes d'environ un pouce de hauteur, qu'on fera sécher et qu'on brûlera par le petit bout, pour répandre une odeur suave dans les appartemens. On peut varier les odeurs à l'infini.

Collier contre le goître, de Morand.

℞ Hydrochlorate d'ammoniaque (sel ammoniac). ⎫
    Chlorure de sodium décrépité (sel marin).. ⎬ P. E.
    Éponge calcinée non lavée............. ⎭

Mêlez ces poudres, saupoudrez-en une carde de coton placée sur un taffetas noir, et recouvrez cette carde d'une mousseline ; piquez ensuite en losanges larges, et portez ce collier nuit et jour, sur le cou, du côté de la mousse-line. Deux fois par mois on doit renouveler cette poudre.

COLLYRES.

Médicamens employés pour les maladies des yeux. Ils se divisent en secs et liquides. Les premiers sont insufflés dans les yeux au moyen d'un cure-dent ; les liquides sont ordinairement composés d'eaux distillées de diverses plantes chargées de quelques sels ou de quelque autre substance médicamenteuse.

Collyre anodin.

℞ Eau distillée de coquelicot. ℥ iv
Gomme arabique........ ℨ ß
Laudanum liquide, gouttes xv.

Collyre dit *eau céleste.*

℞ Sulfate de cuivre (couperose bleue).. gr. iv
Eau distillée........................... ℥ iv.

Versez dans cette solution :

Ammoniaque.................. gouttes xxxij.

Collyre dit *eau d'Alibour.*

℞ Sulfate de zinc.....
      de cuivre... } āā ℨ j
Camphre........... gr. x
Safran en poudre.... gr. iv
Eau.................. ℥ iv.

On dissout le camphre dans un peu d'alcool ; on fait infuser le safran dans l'eau, et l'on y ajoute ensuite les sulfates et le camphre, et l'on filtre. Il est très vulnéraire. n l'emploie pour cicatriser les ulcères et contre les in-ammations de paupières, surtout celles qui sont invé-rées.

Collyre d'Helvétius, dit eau divine.

℞ Sulfate de cuivre...................
      d'alumine et de potasse (alun). } āā ℈ j
Nitrate de potasse.................)
Camphre............................... gr. ½
Eau distillée........................... ℔ ß.

Filtrez. Contre les ophthalmies chroniques, l'inflammation des paupières, les ulcères, etc.

Collyre de Janin.

℞ Sulfate de zinc......... gr. v
Mucilage de semence de coings. ℥ ß
Eau de plantain............. ℥ iv.

Même usage.

Collyre de Lanfranc.

℞ Sulfure jaune d'arsenic (orpiment). ʒ ij
Vert-de-gris....................... ʒ j
Aloès.............................)
Myrrhe............................ } āā ℈ ij
Eau de plantain............)
    de roses............. } āā ℥ iij
Vin blanc...................... ℔ j.

On réduit toutes ces substances en poudre, et on les
unit au vin blanc et aux eaux distillées, en agitant de
temps en temps le flacon. On donne à tort le nom de
collyre à cette préparation, puisqu'elle est principalement
destinée à toucher les aphthes de la bouche, les ulcères
fongueux et sur tout les ulcères vénériens. Nous devons
faire observer que c'est un poison violent.

Collyre de mucilage à la rose.

Faites macérer des pépins de coing dans l'eau de rose,
et passez à travers un linge. Quelquefois on y ajoute une
pincée de safran, ou bien de 10 à 15 gouttes de teinture
de safran. Ce collyre est très employé dans les inflammations des yeux, lors de la rougeole, la scarlatine, la petite-
vérole, etc.

Collyre de Récamier.

℞ Sucre candi....
Iris de Florence, } āā ℥ j
Pierre divine...
Eau-de-vie.......... ℨ j
Eau distillée........ ℨ j ß.

Contre les taies de la cornée des sujets scrophuleux.

Du même.

℞ Acétate de cuivre (cristaux de Vénus)... gr. vj
Laudanum liquide...................... ℨ ij
Eau de rose........................ ℔ ß.

Contre les ophthalmies chroniques.

Collyre résolutif.

℞ Sulfate de zinc (vitriol blanc). } āā ℨ ß
Iris de Florence..........
Sucre candi.................... Э ij
Eau de rose.................... ℔ j.

Contre les ophthalmies chroniques.

Collyre de Scarpa.

℞ Sous-acétate de plomb liquide. } āā gouttes vj
Alcool camphré...........
Mucilage de gomme adragant........... ℥ ß
Eau de plantain.................. ℥ vj.

Dans la seconde période de l'ophtalmie aiguë.

Collyres secs.

On emploie les poudres de sucre candi, d'alun, d'hy-drochlorate d'ammoniaque, de tuthie, etc. En voici des exemples :

℞ Tuthie en poudre.
Iris de Florence... } āā P. E.
Sucre candi......

Insufflez dans l'œil avec un cure-dent. Contre les taies rebelles.

Autre de Dupuytren.

℞ Tuthie.............. gr. xx
Deutoxide de mercure... gr. x
Sucre.................. ʒ ij.

CONFECTIONS.

Les confections sont, à proprement parler, des *électuaires;* cependant, pour ne pas interrompre le plan que nous nous sommes tracé, nous allons les grouper ici.

Confection alkermès.

℞ Graines de kermès. ℥ j
Santal citrin...... ℥ j ß
Roses de Provins . ʒ vj
Cassia linea...... ʒ iij
Corail rouge...... ℥ j
Bois d'aloès....... ʒ ß
de Rhodes.... ʒ j ß
Cannelle......... ℥ iij
Cochenille. ...... ʒ ij.

On réduit toutes ces substances en poudre séparément; on les mêle soigneusement, et l'on prend de

Poudre ci-dessus........ ℥ iv
Alun de roche en poudre. ʒ j
Feuilles d'argent.... gr. xij
Sirop de kermès........ ℔ j.

On ajoute tons ces ingrédiens dans le sirop, et l'on en fait un mélange bien exact. Cet électuaire est fortifiant et stomacal. On l'emploie dans les palpitations de cœur, les syncopes, etc., à la dose de 24 grains à 1 gros.

Confection d'hyacinthe réformée.

℞ Terre sigillée préparée.⎫
  Yeux d'écrevisse *id.*..⎭ āā ℥ j

  Cannelle fine en poudre..... ℨ iij

  Santal citrin............⎫
      rouge..........⎪
  Dictame de Crète.....⎬ āā ℨ j
  Myrrhe..............⎪
  Safran..............⎭

  Sirop d'œillet.............℥ vj
  Miel de Narbonne......... ℥ iij.

On réduit toutes ces substances en poudre fine ; on les tamise ensemble : on fait fondre, sur le feu, le miel dans le sirop, et l'on y incorpore cette poudre.

La confection d'hyacinthe est absorbante, cordiale et fortifiante; elle est administrée contre les aigreurs de l'estomac, la diarrhée, etc., à la dose de 24 grains à 1 gros et demi.

CONSERVES.

Electuaires simples faits avec la pulpe ou la poudre d'une substance végétale, et le sucre, qui leur sert de principe conservateur. On les divise en *molles* et *solides.* Ces dernières portent le nom de *pastilles, tablettes,* etc. Nous ne parlerons ici que des molles.

Conserve d'absinthe.

℞ Sommités d'absinthe en poudre. ℥ ß
  Sucre en poudre............... ℔ j.

Mêlez les poudres, et ajoutez S. Q. d'eau distillée d'absinthe pour en faire une pâte.

Cette conserve est stomachique, fébrifuge, vermifuge et emménagogue : la dose est depuis demi-gros à demi-once.

Conserve antiscorbutique de Selle.

℞ Cochléaria.........
   Cresson de fontaine.
   Trèfle d'eau.........   P. E.
   Grand raifort.......
   Bigarade..........

Pilez, et ajoutez au suc qui en proviendra S. Q. de sucre. La dose est de 2 à 3 gros.

Conserve d'aunée.

℞ Aunée en poudre...... $\frac{7}{3}$ ß
   Eau distillée......... $\frac{7}{3}$ j
   Sucre en poudre fine. $\frac{7}{3}$ iv ß.

Faites macérer les poudres dans l'eau, et ajoutez ensuite le sucre.

Conserve de casse.

℞ Pulpe de casse....
   Sirop de violette..   ãã P. E.

Mêlez, et faites chauffer au bain-marie jusqu'à réduction aux trois quarts. Purgatif assez doux à la dose de demi-once à deux onces.

Conserve de cochléaria.

℞ Feuilles fraîches de cochléaria. $\frac{7}{3}$ iv
   Sucre en poudre........... ℔ j.

Pilez ensemble dans un mortier de marbre jusqu'à consistance molle, et passez à travers un tamis de crin. Cet électuaire ne se conserve que quelques jours; il est antiscorbutique, dépuratif et diurétique à la dose de un à six gros.

Conserve de cynorrhodon.

℞ Pulpe de cynorrhodon. ℔ j
   Sucre en poudre...... ℔ j ß.

On obtient cette pulpe en choisissant les cynorrhodons murs, les mondant de leur pédoncule, de leur calice,

des semences et du duvet poilu qui se trouve à l'intérieur;
on le place ensuite dans un vase de faïence, on les arrose
avec du vin blanc, et on les place dans un local frais
pendant environ deux jours, c'est-à-dire jusqu'à ce qu'ils
soient bien ramollis. En cet état on les contuse légèrement,
et on les pulpe à travers un tamis. On prend alors cette
pulpe, on la mêle avec le sucre en poudre, et l'on fait chauffer quelques instans au bain-marie en agitant avec une spatule en bois. Cet électuaire est astringent et très agréable au
goût. La dose est d'un gros à une once. Contre les diarrhées, etc.

Conserve de roses.

℞ Roses rouges en poudre. ℥ ij
Sucre.................. ℔ j ß
Eau de rose.............. ℔ ß.

On laisse macérer la poudre de rose avec l'eau distillée
de ces fleurs; on y ajoute alors le sucre, on fait chauffer
légèrement et un instant au bain-marie. Cordiale, tonique, astringente et digestive. Contre la diarrhée, les
vomissemens, les faiblesses d'estomac. La dose est de
demi-gros à deux gros.

Conserve de tamarin.

℞ Pulpe de tamarin.. ℔ j
Sucre en poudre.. ℔ j ß.

Chauffer au bain-marie un instant. Purgative à la
dose de demi-once à deux onces.

Crème de tartre soluble, d'après le Codex.

℞ Bitartrate de potasse (crème de tartre), parties vij
Acide borique pur.............................. j
Eau .... ij.

On met l'eau et l'acide borique dans une bassine d'argent; on chauffe et on ajoute la crème de tartre en poudre
peu à peu, et l'on remue avec une spatule jusqu'à ce que
la matière forme une pâte solide; on la fait alors sécher à
l'étuve sur des assiettes, et l'on pulvérise.

Bon purgatif à la dose de demi-once à une once et demie.

Crème pectorale de Tronchin.

℞ Beurre de cacao.............. ℥ j
Sirop de capillaire...... ⎫
    de baume de Tolu. ⎬ āā ℥ j
Sucre en poudre.............. ℥ ß.

On râpe le beurre de cacao et on le triture dans un mortier avec le sucre, jusqu'à ce qu'il soit réduit en poudre; ajontez alors les sirops, et incorporez exactement. Dans les toux opiniâtres et sèches. Par cuillerées à café.

Crème pectorale de Jeanet des Longrois, réformée par Cadet et B.

℞ Beurre de cacao....... ℥ iij
Sirop de coquelicot.... ℥ j
Huile d'amandes douces. ℥ j ℨ vj
Eau de fleur d'orange.. ℥ ß.

De la même manière et dans les mêmes cas.

Décoction blanche de Sydenham.

℞ Corne de cerf calcinée et porphyrisée.... ℨ ij
Gomme arabique....................... ℥ j
Sucre............................... ℥ j ß
Eau de fleur d'orange................. ℨ ij
Eau bouillante....................... ℔ ij.

On triture ensemble dans un mortier de marbre le sucre et la corne de cerf; on fait dissoudre la gomme dans l'eau bouillante, on y incorpore la poudre; on fait bouillir, et l'on y ajoute ensuite l'eau de fleur d'orange, ou bien une égale quantité d'eau de rose.

Jadis on employait la mie de pain au lieu de gomme. Astringent employé avec succès contre les diarrhées et les dysenteries.

Décoction d'aloès composé (Pharmacopée de Londres).

℞ Extrait de réglisse......... ℥ ß
        d'aloès. .....
    Myrrhe........... } āā ℨ j
    Safran. . ...
    Sous-carbonate de potasse. Ɔ ij
    Eau................... ℔ j.

Réduisez au quart par l'ébullition, passez, et ajoutez à la colature :

Teinture de cardamome... ℥ iv

Elle est emménagogue, excitante, stomachique. La dose est d'une cuiller à café trois ou quatre fois par jour.

Décoction de Pollini.

℞ Brou de noix sec et concassé................. ℔ j
   Salsepareille coupée.................. } āā ℥ ij
   Squine concassée..................
   Sulfure d'antimoine en poudre dans un nouet. ℥ iv
   Pierre ponce en poudre.................... ℥ ij
   Eau.......................... litres x.

Faites bouillir le tout jusqu'à moitié; passez, et décantez deux heures après. On en prend demi-litre soir et matin. Contre les dartres, les affections syphilitiques invétérées, etc.

Décoction de Pringle.

℞ Lait de vache........ ℔ vj
   Suif frais de mouton. ℥ ij.

Faites bouillir sur un petit feu en agitant constamment avec une spatule, et ajoutez :

Amidon............ 1 cuillerée à bouche,
Sucre............ ℥ ij.

Faites bouillir 4 ou 5 minutes. A prendre par petites verrées dans la journée contre la dysenterie. On en prend quelquefois deux fois cette dose.

Décoction de scille.

℞ Baies de genièvre.... ℥ iv
Polygala de Virginie. ℥ iij
Scille............... ʒ iij.

Faites bouillir dans 2 litres d'eau jusqu'à réduction de moitié ; passez, et ajoutez :

Alcool nitrique (esprit de nitre dulcifié). ʒ iv

Par demi-cuillerées, dans l'hydropisie.

Dragées vermifuges.

℞ Protochlorure de mercure (mercure doux). ʒ j
Sucre................................. ℥ j
Amidon............................... ʒ j.

Mêlez et battez avec S. Q. de mucilage de gomme adragant, et divisez en 24 dragées. La dose est d'un à deux le matin à jeun pendant trois jours.

Dragées antivénériennes de Keyser.

℞ Acétate de mercure......... ℥ j
Sucre..................... ℥ iij
Gomme arabique.... ⎫
Amidon............ ⎬ āā ℥ ß.
Guimauve en poudre. ⎭

Mucilage de gomme adragant S. Q. pour des dragées ou pilules d'un grain ; on en prend de 2 à 4 soir et matin.

Digestif simple.

℞ Térébenthine......... ℥ ij
Huile d'hypéricum... ℥ ß
Jaunes d'œufs frais, n° 2.

On agite le tout ensemble dans un mortier de marbre. Cette sorte d'onguent est très-employée en médecine vétérinaire.

DÉPILATOIRES.

Il arrive souvent qu'il croît des cheveux sur des parties de la tête où ils n'ont pas coutume de se montrer ; tantôt c'est vers le milieu du front, tantôt sur toute la nuque, et, chez les dames, au menton, etc. La présence des cheveux sur ces points est désagréable ; c'est pour y obvier qu'on a cherché les moyens propres à les faire disparaître, soit en les arrachant, soit par des topiques qui ont reçu le nom de *dépilatoires*. Ce n'est ni en les coupant ni en les rasant qu'on peut espérer de se débarrasser de ces cheveux ou poils ; ces moyens ne contribuent qu'à les rendre plus épais. Il y a des personnes qui prennent le parti de les arracher ; mais outre que ce moyen est très douloureux, il n'atteint pas tout-à-fait son but, puisque les poils qui restent deviennent beaucoup plus gros, et que ceux qui étaient très fins prennent alors de l'accroissement. Il leur arrive dans ce cas ce qui survient aux jeunes arbres des forêts, lorsque les grands arbres qui s'opposaient à leur développement viennent à être coupés. Voyons maintenant l'effet que doivent produire les dépilatoires. Les topiques propres à enlever les poils et les cheveux sont toujours des caustiques plus ou moins forts qui détruisent les cheveux ; mais si ces caustiques sont légers, ils bornent leur action aux cheveux en enflammant seulement l'épiderme, et dès-lors la régénération des cheveux a bientôt lieu puisque le bulbe n'est pas détruit. Pour que le même bulbe qui, comme nous l'avons déja dit, est une dépendance du tissu cutané, fût attaqué et désorganisé, il faudrait que la peau le fût également ; et dès-lors on devrait appliquer un caustique ou un dépilatoire dont l'effet fût égal à celui des vésicatoires, des cautères, etc. Il est bien démontré que, quoique les sinapismes enflamment fortement la peau et fassent tomber les poils, cependant ils ne tardent pas à reparaître aux mêmes lieux. Il est aisé de voir qu'il est impossible de recourir à de pareils caustiques, qui pourraient produire des résultats fâcheux ; aussi l'on en emploie de plus légers ; aussi, quoiqu'en disent tant de charlatans qui colportent effrontément leurs prétendus dépilatoires spécifiques, leurs effets ne sont que temporaires, et le poil reparaît plus ou moins vite.

Dans les mêmes ouvrages, on trouve une foule de dépilatoires dont la chaux vive, l'arsenic ou l'orpiment (sulfure d'arsenic) sont presque toujours la base ; Mensycht a conseillé un onguent fait avec la chaux vive, l'émeri, la pierre de Boulogne calcinée (sulfate de baryte natif) délayée dans l'eau, dans les proportions d'une once de cette pierre en poudre sur huit de ce liquide. Quelques auteurs ont recommandé les sucs de persil, d'acacia et des euphorbes unis à l'huile, ainsi que les œufs de fourmi, la solution de la gomme de cerisier dans l'eau. L'expérience a démontré l'inefficacité de ces divers moyens. Les récits des voyageurs attestent cependant que les Orientaux possèdent un dépilatoire très employé par les dames turques dans le sérail, et de la préparation du quel on fait un grand secret. On le nomme *rusma dépilatoire*. Voici la composition qu'en a donnée Cadet de Gassicourt, dans le Dictionnaire des sciences médicales :

Rusma dépilatoire des Orientaux.

Les Arabes et les Persans donnnent à cette préparation les noms de *nure, nuret, nouret*.

Chaux vive.......................... 2 onces
Orpiment ou réalgal (sulfure d'arsenic). 4 gros.

Faites bouillir dans une lessive de soude assez forte, jusqu'à ce qu'en y plongeant une plume, la barbe s'en détache. Lorsqu'on veut s'en servir, on l'applique sur les parties velues, et on les lave ensuite avec de l'eau tiède. On doit faire attention de ne pas laisser trop long-temps ce caustique sur la peau; car il ne manquerait pas de l'attaquer.

Dans les sérails, on emploie le rusma de la manière suivante : d'abord les doses des principes constituans varient suivant l'âge des personnes, la finesse de la peau et la couleur des cheveux. Ainsi, l'on met quelquefois une once d'orpiment sur huit de chaux vive, et d'autres fois une partie du premier sur cinq du second : ce dernier est plus actif. Il est facile de voir qu'on peut prendre des doses intermédiaires. Quelques personnes en font une pommade en l'incorporant avec le sain-doux, et la parfumant avec une huile essentielle. Plus généralement on y ajoute un huitième d'amidon ou de farine de seigle avec de l'eau tiède, pour en faire une pâte qu'on applique sur les parties poileuses, où on la laisse pendant «quelques minutes, en ayant soin de l'humecter, afin qu'elle ne sèche pas trop vite. Si le poil se détache avec facilité, l'opération est terminée; on enlève alors cette pâte, on lave la partie avec de l'eau tiède, et on l'essuie sans la frotter, afin de ne pas augmenter l'irritation de la peau.

On ne doit se servir du rusma qu'en petites quantités, non par crainte d'empoisonnement, comme on a voulu le faire entendre, puisque l'expérience a démontré que les applications arsenicales, lorsque l'épiderme n'est pas enlevée, ne produisent aucun accident fâcheux, mais bien pour ne pas occasionner une inflammation du tissu cutané. La préparation suivante paraît contenir moins de sulfure d'arsenic (orpiment).

Crème parisienne épilatoire.

Il paraît que cette prétendue crème n'est autre chose qu'un mélange de chaux et d'orpiment réduits en poudre impalpable, et dont on forme une pâte avec l'eau. On l'emploie de la manière suivante : on en fait une sorte de bouillie épaisse avec ce liquide, et on l'applique sur la partie que l'on veut épiler. Au bout de cinq ou six minutes on l'enlève après l'avoir humectée avec de l'eau tiède; on lave ensuite la partie, et on l'essuie sans la frotter; vingt-quatre heures après, on renouvelle cette application, et l'on procède comme nous venons de le dire. Il est quelquefois utile d'y recourir une troisième fois; cependant nous ne conseillons pas d'aller au-delà, parce que l'inflammation qui pourrait survenir à la peau produit une douleur plus ou moins forte.

Ce dépilatoire ne fait rien éprouver à la peau quand il est sagement employé. Il est bon de faire observer qu'avant d'appliquer les dépilatoires, on fera sagement de couper les cheveux ou les poils. Après son effet, on a recommandé de porter sur ces parties des bandelettes de laine, afin, dit-on, d'user le poil à mesure qu'il paraît. Cette précaution est d'autant plus inutile, que ce n'est point la laine qui use les cheveux, mais bien les cheveux la laine. Si d'ailleurs cette dernière possédait cette propriété, cette application devrait être constante, et dès-lors :

Sublatâ causâ tollitur effectus.

Épilatoire de Plenck.

> Chaux vive..................... 12 onces,
> Sulfure d'arsenic (orpiment). 1
> Amidon..................... 10.

On en fait une pâte très molle avec l'eau, que l'on applique sur les parties dont on veut enlever le poil. Dès que cette pâte est sèche, on l'humecte avec de l'eau, on l'enlève, et on lave les parties, ainsi que nous l'avons dit. Il est aisé de voir que l'épilatoire de Plenck ne diffère du rusma que par les plus grandes proportions de chaux et d'amidon.

Dépilatoire de Laforest.

> Mercure... 2 onces,
> Orpiment. 1
> Litharge.. 1 } en poudre fine.
> Amidon... 1

Passez le tout à travers un tamis de soie, et faites-en, avec l'eau de savon, une pâte, avec laquelle on enduit la partie à épiler.

Cette préparation est des plus informes, et c'est sous ce point de vue que nous l'avons signalée. D'abord le mercure n'ajoute rien aux effets de l'orpiment, qui en est la base, attendu qu'il n'est nullement caustique à l'état métallique, et que son incorporation avec les autres substances est très difficile. Quant à la litharge, sa causticité est bien faible. Ainsi M. Laforest, pour innover, a fait bien plus mal que ses prédécesseurs, puisque, à proprement parler, sa formule se réduit à l'orpiment.

Nous aurions pu citer une foule de préparations semblables; mais, ainsi que nous l'avons déjà dit, c'est presque toujours la chaux et le sulfure d'arsenic qui en sont la base. Au reste, un grand nombre d'oxides et de sels métalliques jouissent de cette même propriété; leur emploi cependant mérite quelques études, à cause de leur action sur l'épiderme et sur le tissu cutané : par prudence, on doit s'abstenir d'en faire usage.

EAUX.

On les divise en eaux spiritueuses médicinales, eaux non distillées, eaux distillées, eaux minérales, eaux de toilette, etc.

EAUX SPIRITUEUSES MÉDICINALES COMPOSÉES.

Eau d'arquebusade, dite Eau vulnéraire spiritueuse.

℞ Fleurs de lavande fraîches...
 Sommités fraîches de basilic.
   d'absinthe...........
   de calament......
   d'hysope..........
   de marjolaine.....
   de mélisse........
   de menthe poivrée.
   d'origan .... } āā ℥ iv
   de romarin.......
   de sariette........
   de sauge.........
   de thym..........
   de serpollet.......
   de tanaisie.......
 Feuilles d'angélique.........
   de fenouil.........
   de rue............
Alcool à 32 degrés............... ℔ viij.

On coupe ces plantes menu ; on les fait macérer pendant deux ou trois jours dans l'alcool, et l'on distille au bain-marie : on en prépare une semblable à l'eau. L'on substitue alors 12 livres d'eau à l'alcool pour retirer 8 liv. de produit.

Eau d'arquebusade de Théden.

℞ Vinaigre...... } āā ℔ iij
 Alcool rectifié..
 Acide sulfurique faible. ℥ x
 Sucre blanc.......... ℥ xij ;

pour déterger les ulcères sanieux ou gangréneux, arrêter les hémorrhagies des plaies. Contre les contusions, entorses, fractures, etc.

Eau d'Anhalt.

℞ Térébenthine.............. ℔ ß
Girofles.............
Muscades...........
Cubèbes .... } āā ℥ vj
Cannelle...........
Encens................ ℥ j ß
Baies de laurier..... } āā ℥ ß
Semences de fenouil. }
Bois d'aloès.............. ℥ iij
Safran................ ℥ ij ß
Musc................. gr. xv
Alcool à 33 degrés........ ℔ v.

Concassez ces substances, et, après quelques jours de digestion, filtrez.

Cette eau est diurétique et fortifiante à la dose de ℥ ij à ℥ iij.

Eau contre la migraine.

℞ Ammoniaque (alcali volatil). ℥ iv
Camphre.................. ℥ j
Huile d'anis.............. ℥ ß
Alcool.................. ℔ j.

Faites dissoudre le camphre et l'huile dans l'alcool, et ajoutez ensuite l'ammoniaque. Outre qu'on la fait respirer, on en applique des compresses sur le front.

Eau cordiale de Colladon.

℞ Zestes de xétrone, de n° xij à xv
Alcool à 20 degrés........ ℔ xx.

Laissez macérer pendant deux jours, et distillez pour en obtenir 10 livres. Ajoutez quelques gouttes de teinture d'ambre ou de musc; de plus,

Sucre blanc en poudre..... ℔ ix
Sirop de cassonade........ ℔ ij.

Mêlez soigneusement. Cordiale et stomachique.

Eau de cannelle spiritueuse.

℞ Cannelle concassée. ℔ iij
Alcool à 36 degrés. ℔ j
Eau............... ℔ xxiv.

Laissez en macération pendant quelques jours, et distillez pour obtenir 12 livres de liqueur. Cette eau est cordiale et stomachique. On l'appelle *eau de cannelle orgée*
quand, au lieu d'eau, l'on emploie une décoction d'orge;
mais cette pratique est tout-à-fait insignifiante.

Eau de Dardel.

℞ Teinture spiritueuse de menthe.. ⎫ āā ℥ xij
                de romarin. ⎭
                de sauge......... ℥ ix
                de thym.......... ℥ viij
Eau de mélisse composée............... ℔ j.

Mêlez. Cette eau se rapproche beaucoup de celle des
Carmes.

Eau de Bonferme ou d'Armagnac.

℞ Noix muscades.. ⎫ āā ℥ ß
   Girofle.......... ⎭
   Cannelle........ ⎫ āā ʒ iij
   Fleur de grenade. ⎭
   Alcool............... ℔ ß.

Après dix jours de macération, passez avec expression
et filtrez. Contre les contusions, foulures et entorses, au
moyen de compresses imbibées de cette eau et appliquées sur les parties malades. On la fait respirer aussi.

Eau de Botot.

℞ Anis............. ℥ j
Girofle ..
Cannelle.. } ãã ʒ ij
Huile de menthe. Ɔ j
Eau-de-vie...... ℔ j ℥ xij
Teinture d'ambre. ʒ j.

Au bout de dix jours d'infusion, filtrez. Cette eau est dentifrice.

Eau éthérée camphrée de Brugnatelli.

℞ Camphre........ ℥ ß
Ether sulfurique. ℥ j ß.

Quand le camphre est dissous dans l'éther, ajoutez :

Eau distillée.... ℔ j ℥ xii.

On bouche aussitôt le flacon et l'on agite.

Eau de magnanimité.

℞ Fourmis.......... ℔ ij
Alcool à 32 degrés. ℔ iij.

Après trois jours de macération, distillez au bain-marie à siccité, et ajoutez à la liqueur :

Zédoaire.......... ℥ j ʒ ij
Cannelle.......... ℥ j
Girofle .....
Cardamome. } ãã ʒ vj
Cubèbes.......... ℥ ß.

Après trois jours de macération, distillez à siccité au bain-marie. En frictions et en compresses contre les entorses, foulures, contusions, etc. ; à l'intérieur comme fortifiante, à la dose de 1 à 2 gros.

Eau de mélisse des Carmes (véritable recette).

℞ Sommités de mélisse fraîches, fleuries et incisées, Q. S.

On en remplit une cruche de grès, dans laquelle on

verse de bonne eau-de-vie à 22 degrés ; on bouche la cruche ; et après trois ou quatre jours de macération on distille au bain-marie, jusqu'à ce que la liqueur, cessant de tomber en filet, coule goutte à goutte.

On prépare ensuite de la même manière :

Les alcoolats de sauge fraîche, fleurie et mondée,
        d'angélique, *id.* entière et avec sa racine,
        d'hysope, *id.*
        de marjolaine, *id.*
        de romarin, *id.*
        de thym, *id.*

D'autre part, distillez :

    Cannelle fine concassée.. ℔ j ℥ xiv
    Eau-de-vie à 22 degrés... pintes x.

Après deux jours de macération, distillez au bain-marie comme ci-dessus ; prenez ensuite, et dans les mêmes proportions, les alcoolats de coriandre,
        de girofle,
        de muscade,
        d'anis,
        et d'écorce de citron séchées.

On les distillle ensemble, on mêle, et l'on met à part :

1°. ♃ Alcoolat de sauge........... 7 pintes $\frac{3}{4}$
       d'angélique........ 5
       d'hysope......... 4
       de marjolaine...... 3 $\frac{3}{4}+\frac{1}{2}$
       de romarin....... 3
       de thym.......... 3
                          27 pintes.

Mêlez.

2°. ♃ Alcoolat de cannelle........ 7 pintes,
       de coriandre....... 7
       de girofle... } ãã 6
       de muscade.. }
       d'anis.............. 4
       de citron........... » $\frac{1}{2}$

Conservez à part ce mélange.

3°. Conservez à part l'alcoolat de mélisse,
Ensuite prenez :

Du mélange de l'alcoolat n° 1....... 5 pintes,
      de l'alcoolat n° 2......: 5
      de l'alcoolat de mélisse. 5 $\frac{1}{2}$

Mêlez, et ajoutez à ce mélange général :

    Eau pure............. 1 pinte,
    Sucre en poudre...... ℥ iv ß.

Distillez au bain-marie pour obtenir environ 13 peintes $\frac{1}{2}$.

MM. Henri et Guibourt, trouvant cette formule trop compliquée, ont proposé la suivante :

Eau de mélisse des Carmes réformée.

℞ Mélisse récente et fleurie.. ℥ xiij
  Angélique................ ℥ ij ℈ ij
  Hysope................... ℥ j ℈ vj
  Marjolaine............... ℥ j ℈ vj
  Thym.................... ℥ j ℈ v
  Romarin................. ℥ j ℈ ij
  Cannelle fine.... ⎫
  Coriandre....... ⎬ ã ã.. ℥ j ß
  Girofle. .... ⎫
  Muscade........ ⎬ ã ã.. ℥ j ℈ ij
  Anis.................... ℥ ß
  Ecorce de citron.......... ℥ j
  Alcool à 22 degrés....... ℔ xj.

Après quelques jours de macération, distillez au bain-marie et rectifiez. Cette eau de mélisse est très suave et ne diffère en rien de celle des Carmes.

Eau-de-vie allemande.

℞ Jalap concassé......... ℔ ß
  Scammonée *id*......... ℥ ij
  Racines de turbith...... ℈ j
  Eau-de-vie à 22 degrés... ℔ vj.

Après 24 heures d'infusion, filtrez. Elle est purgative à la dose de 2 gros à 2 onces. On en fait usage en Allemagne dans les maladies rhumatismales et goutteuses.

Eau-de-vie camphrée.

℞ Camphre................. ℨ vj
Alcool à 22 degrés...... ℔ ij.

Très employée dans les contusions, entorses, fractures, etc. On peut augmenter à volonté les proportions du camphre.

Eau-de-vie de gaïac.

℞ Gaïac râpé............. ℥ ij ß
Eau-de-vie à 22 degrés.. ℔ ij.

Faites macérer pendant une vingtaine de jours ; passez avec expression et filtrez. On l'administre à la dose de 1 à 3 gros dans un verre de tisane gommeuse, dans les maladies rhumatismales et goutteuses, dans les affections syphilitiques, etc. Elle est aussi employée pour arrêter la carie des dents, raffermir les gencives, etc.

Eau-de-vie purgative de Mézaize.

℞ Jalap........................... ℔ iij ß
Baies de genièvre............. ℥ x ß
Nitrate de potasse............ ℥ vij
Scammonée.........
Rhubarbe..........
Calamus aromaticus.. } āā.. ℥ iij ß.
Cannelle............

Filtrez, après dix jours d'exposition solaire, dans un vase fermé, en agitant de temps en temps. Elle purge à la dose de 1 once $\frac{1}{2}$ à 2 onces.

Eaux spiritueuses simples.

Ces préparations, improprement appelées *eaux*, sont des solutions des huiles volatiles dans l'alcool ou esprit de vin, solutions qui sont désignées dans quelques pharmacopées modernes sous le nom d'*alcoolats*. On les pré-

pare en faisant dissoudre les huiles volatiles des plantes
dans l'alcool ou en distillant ces plantes ou ces fleurs dans
l'alcool dans les proportions suivantes :

Eau spiritueuse de lavande.

℞ Fleurs de lavande récentes.. ℔ iij
    Alcool à 32 degrés........... ℔ vj.

Après deux ou trois jours de macération, l'on distille
au bain-marie pour en retirer toute la partie spiritueuse ;
si l'on veut que cette eau soit plus forte, on la rectifie
au bain-marie, en y ajoutant une livre d'eau de rose.

On prépare de la même manière les autres eaux spiritueuses, telles que celles de mélisse,

        menthes diverses,
        romarin, ou eau de la Reine de
          Hongrie,
        sauge,
        serpollet,
        thym.

Il est bon de faire observer qu'on doit n'employer que
les sommités fleuries de ces plantes fraîches et mondées.
Si l'on veut les rectifier, ce doit être sans addition.

Eaux distillées.

Les eaux distillées résultent en général de la distillation de l'eau sur quelques principes végétaux, qui s'empare de leurs principes volatils, consistant le plus souvent en huiles essentielles. Le produit de ces distillations
est donc une eau pure plus ou moins saturée de ces
mêmes principes. Mais comme les règles à suivre se rat-
tachent à celles qu'on met en usage pour l'extraction de
certaines huiles volatiles, nous y renvoyons nos lecteurs.
Nous allons maintenant énumérer les principales eaux
distillées, en suivant l'ordre observé par MM. Henry et
Guibourt Nous ne parlerons point de l'eau distillée, parce
qu'il est aisé de voir que c'est de l'eau volatilisée et séparée ainsi des substances salines, etc. qu'elle peu contenir.
On jette la première pinte qui passe à la distillation,

EAUX DE RACINES SÈCHES, BOIS ET ÉCORCES.

Eau distillée d'angélique.

℞ Racine d'angélique sèche et concassée.. ℔ v.
Eau........................, litres xv.

On fait macérer la racine d'angélique dans l'eau pendant un ou deux jours, et l'on distille jusqu'à ce qu'on ait obtenu de 12 à 15 litres de liqueur.

On prépare de la même manière
les eaux d'aunée,
        de valériane sauvage,
        de calamus aromaticus, etc.

Eau de sassafras.

℞ Râpure de racine de sassafras.. ℔ ij
, Eau...................... ℔ xv.

Après quatre ou cinq jours de macération, distillez à moitié pour avoir environ 4 pintes de produit.

C'est ainsi qu'on prépare également
les eaux de cascarille,
        de cannelle fine,
        de gaïac,
        de bois de Rhodes,
        de santal citrin, etc.

L'eau du serpentin doit être tiède, afin de ne pas y laisser figer quelques huiles volatiles, telles que celle d'aunée, qui serait le principal produit perdu.

Eau de raifort sauvage.

℞ Racine de raifort sauvage coupée
        en tranches minces.......... ℔ j
        Eau...................... ℔ vj.

Après 12 à 15 heures de macération, distillez pour avoir deux livres de produit.

PLANTES TRÈS SUCCULENTES.

Eau de beccabunga.

℞ Beccabunga au moment de la floraison.. ℔ ℥ij
Eau.. ℔ iv.

Contusez et retirez par la distillation au bain-marie une livre et demie du produit.

C'est ainsi qu'on obtient
les eaux de cochléaria,
      de cresson de fontaine,
      de spilantum oleraceus , etc.

Eau de laitue.

℞ Laitue de jardin.. ℔ xxx
   Eau............. ℔ xv.

On monde les laitues de leur racine et des feuilles gâtées ou mortes ; on les pile ensuite dans un mortier de marbre , et l'on distille au bain-marie avec l'eau prescrite pour en obtenir de 14 à 15 livres de liqueur.

L'eau de laitue a une odeur vireuse ; on lui attribue des vertus sédatives.

On prépare ainsi les eaux de joubarbe ,
               de pourpier, etc.

PLANTES MOINS SUCCULENTES, AROMATIQUES ET INODORES.

Eau d'armoise.

℞ Feuilles et sommités fleuries d'armoise
   récentes et mondées............... ℔ iv
Eau.............................. ℔ xij.

Après 12 heures de macération, distillez pour obtenir 4 livres de produit. C'est ainsi qu'on prépare les eaux

d'absinthe,   de petite centaurée,
de buglosse,   de plantain,
de bourrache,   de scabieuse,
de chardon-bénit,   de scordium,
de chicorée,   de tilleul,
de mélilot,   de véronique, etc.,
de pariétaire ,

Eau de laurier-cerise.

℞ Feuilles récentes de laurier-cerise, et
    cueillies au commencement de l'été.. ℔ ij
  Eau.. ℔ ix.

Distillez pour en retirer 2 livres de liqueur. .

Cette eau distillée, contenant de l'acide hydrocyanique,
est aussi d'un emploi dangereux; à plus forte raison celle
du Codex, qui conseille de ne retirer par la distillation
que moitié du produit ci-dessus.

Les eaux des feuilles de pêcher, d'amandier, de cerisier, d'abricotier, etc., se préparent de la même manière, et jouissent, à peu de chose près, des mêmes propriétés.

Eau de menthe poivrée.

℞ Feuilles mondées fraîches et sommités
    fleuries de menthe poivrée........ 1 partie,
  Eau............................... 4

Après 24 heures de macération, distillez pour obtenir
moitié de l'eau employée. Si l'on veut l'avoir plus chargée on la redistille sur de nouvelles plantes. Lorsqu'on
en a une grande quantité à distiller, dès qu'on retire
l'alambic du feu, on en sort la menthe avec une grande
écumoire, et l'on en ajoute de nouvelle dans la liqueur
résidu de la distillation, qui, étant bouillante, abrège
beaucoup cette seconde distillation.

On obtient de la même manière les eaux

d'absinthe,	de mélisse,
de cerfeuil,	de menthe crépue,
d'hysope,	de rue,
de lierre terrestre,	de sabine,
de marjolaine,	de sauge,
de matricaire,	de thym, etc.

Eau de fleur d'orange.

℞ Fleur d'orange récente mondée des queues. ℔ xij
  Eau pure.............................. ℔ xxxvj

On porte au point voisin de l'ébullition l'eau de la cucurbite de l'alambic, on y met alors les fleurs, qu'on remue soigneusement; on recouvre du chapiteau, etc., et l'on distille. Si l'on retire deux livres de produit pour chaque livre de fleurs, cette eau est appelée *eau de fleur d'orange double;* si l'on retire trois livres pour chaque deux livres de fleur, on la nomme *triple;* enfin elle est dite *quadruple* quand on ne retire qu'une livre d'eau par livre de fleur.

L'eau *de fleur d'orange simple* est la double coupée avec parties égales d'eau distillée.

Les fabricans de Grasse et quelques pharmaciens préparent une autre fleur d'orange avec les queues des fleurs et les feuilles fraîches, auxqu'elles ils ajoutent un gros de néroli pour chaque douze livres d'eau. Ainsi obtenue, cette eau est plus amère, moins suave; mais elle est considérée comme cordiale, stomachique et vermifuge.

Enfin, quand on ne peut se procurer de fleurs localement, on en fait venir de salées, soit d'Espagne, soit de Portugal; et si elles n'ont pas plus de trois ou quatre mois, on en obtient par la distillation une eau de fleur d'orange très suave.

Nous recommandons de jeter les fleurs dans l'eau bouillante de l'alambic, parce que MM. Botentint et Boullay ont remarqué qu'en procédant ainsi l'eau obtenue n'était pas trouble.

On prépare l'eau de sureau de la même manière.

Eau de rose.

℞ Pétales de roses récentes... ℔ xv
Eau..................... ℔ xl.

On distille pour obtenir environ 15 livres d'eau. Il est bien évident que si l'on veut l'obtenir plus forte ou plus chargée d'huile essentielle, on la redistille sur une nouvelle quantité de roses, ou bien on retire moins de produit à la distillation. Ainsi, comme l'eau de fleur d'orange, on peut en obtenir de *double, triple, quadruple,* etc.

On prépare également de très bonne eau de rose avec

des roses salées; ce qui arrive quand le pharmacien n'a pas assez de roses pour en faire une distillation. Il fait alors dissoudre du sel suffisamment dans l'eau bouillante, y plonge les roses et les conserve en cet état plus de six mois. Les roses, quoique devenues brunâtres, n'en donnent pas moins une très bonne eau. Il est des pharmaciens qui se contentent de les piler avec du sel. L'une et l'autre méthode sont bonnes à suivre.

De la même manière, on distille les eaux de fleurs

d'acacia,	de muguet,
de bluets,	de nymphea ou nénuphar,
de fèves,	de pivoine,
de giroflée jaune,	de tilleul, etc.
de lis,	

EAUX DE FRUITS.

Eau d'amandes amères.

℞ Amandes amères dont on a tiré l'huile douce
    par expression...................... ℔ ij
  Eau bouillante...................... ℔ viij.

On réduit en poudre le tourteau d'amandes, on le délaie dans l'eau bouillante, et l'on distille. Cette eau est chargée d'acide hydrocyanique reconnaissable même à l'odeur; aussi, de même que celle de laurier-cerise, doit-elle être administrée avec beaucoup de circonspection.

Eau d'anis.

℞ Anis sec... ℔ v
  Eau....... ℔ xx.

Distillez pour obtenir dix livres d'eau.
C'est ainsi qu'on obtient les eaux

de coriandre,	de piment de la Jamaïque,
de fenouil,	de zestes de citron,
de genévrier,	de zestes d'oranges amères, etc.
de laurier,	

Eau de noix verte, d'après le procédé de MM. Henri et Guibourt.

℞ Noix à peine formée.... ℔ vj
  Eau................. ℔ xx,

Dès que les fleurs de noyer sont tombées, et que les noix sont à peine formées, on les cueille, et après les avoir pilées dans un mortier de marbre, on les distille avec les proportions d'eau portées dans la formule ci-dessus pour obtenir environ six livres de produit.

Eau distillée d'opium.

℞ Opium en poudre grossière... ℔ ij
   Eau.................... ℔ vj.

Après deux jours de macération dans l'eau, distillez pour avoir deux livres de produit. Cette eau a une forte odeur nauséabonde et paraît être délétère.

Eaux médicamenteuses non distillées.

Sous cette dénomination, nous rangeons une foule de médicamens, dont plusieurs portent improprement le nom *d'eaux;* MM. Henri et Guibourt les nomment *hydrolés.*

Eau antidartreuse du cardinal de Luynes.

℞ Sous-carbonate de plomb.................... ℥ ß
   Sulfate d'alumine (alun)................ ℥ iij
   Deutochlorure de mercure (sublimé corrosif). ℥ j ß
   Blanc d'œuf........................ n° i.
   Eau de roses........................ ℔ j.

On agite bien le tout ensemble, et on applique sur les dartres avec réserve des compresses imbibées de cette liqueur.

Eau de chaux.

℞ Chaux vive... ℥ viij
   Eau.......... ℔ x.

On met la chaux dans une terrine, on y ajoute de pe-tites portions d'eau jusqu'à ce qu'elle soit bien délitée; on la délaie alors dans le restant de l'eau, et l'on introduit dans un grand flacon bien bouché; par le repos, on ob-tient une liqueur claire qu'on jette comme impure; on la remplace par de nouvelle eau, l'on agite de temps en temps, et l'on obtient par le repos une liqueur claire qui contient environ $\frac{1}{450}$ de son poids de chaux et qu'on doit conserver à l'abri du contact de l'air, par ce que l'acide carbonique qui est disséminé dans l'atmosphère, en s'unissant à la chaux de cette eau, y forme un carbonate calcaire, qui forme d'abord une pellicule à la surface et se dépose ensuite sur les parois et le fond du vase.

L'eau de chaux est incolore, presque inodore; elle a une saveur alcaline, verdit le sirop de violettes, se trouble et se décompose à l'air. La dose est d'une once à quatre onces dans demi-pinte ou une pinte de lait. Dans les affections pulmonaires, contre les empoisonnemens par les acides, la gravelle, etc.

L'eau d'écailles d'huîtres calcinées ne diffère en rien de l'eau de chaux précitée.

Eau de chaux composée, de Barthez.

℞ Eau de chaux récente.... ℔ iv
Racines de guimauve.... ⎱ āā ℥ j
    de saponnaire... ⎰
Salsepareille............. ⎱ āā ℥ ß.
Sassafras............... ⎰

Après avoir bien concassé ces substances et les avoir fait macérer pendant deux jours dans l'eau de chaux, on y ajoute :

  Sirop des cinq racines apéritives... ℥ ij.

Cette eau est résolutive, diaphorétique et apéritive. La dose est de quatre onces, deux fois par jour. On l'emploie dans les pertes blanches, quand on se propose de détourner de la matrice les humeurs séreuses qui s'y rendent avec force.

Eau antiarthritique de Gontran.

℞ Acide hydrochlorique... ℥ iv
Huile de pétrole........ ℥ j.

Agitez dans une bouteille pleine d'eau, et versez dans un bain partiel. Contre les affections rhumatismales et goutteuses.

Eau bénite de Bates.

℞ Réglisse en poudre........ ℨ j
Ecorce de sassafras........ ℨ ß
Eau de chaux.... gouttes, lxxij
Eau, S. Q.

Après deux jours d'infusion, coulez. Contre le vice scrophuleux.

Eau contre les gerçures des mamelles, de Chaptal.

Sulfate d'alumine, etc. (alun)... ℨ j
Sulfate de zinc (vitriol blanc)...ℨ ß
Sous-borate de soude (borax).. ℈ iv
Eau de rose.................. ℨ iv.

Eaux cordiales (les quatre).

Telle est le nom qu'on donne aux eaux distillées de *Buglose*, de *chicorée*, d'*endive* et *scabieuse*. Mais ces eaux, dit Baumé, n'ont pas plus de vertu cordiale que l'eau ordinaire.

Eaux antipleurétiques (les quatre).

On nomme ainsi les eaux distillées de *chardon-bénit*, de *coquelicot*, de *pissenlit* et de *scabieuse*. Même remarque de Baumé.

Eau camphrée.

℞ Camphre précipité de sa solution alcoolique au moyen
de l'eau................. x
Eau distillée........... 750.

Agitez fortement dans un flacon bouché à l'émeri. Cette eau contient environ un grain de camphre par once. On l'administre comme antispasmodique à la dose de 3 à 8 onces.

Eau ferrée.

On fait un nouet avec des clous rouillés ou mieux avec du safran de mars (sous-carbonate de fer), qu'on tient plongé dans une bouteille d'eau pure, et que l'on a soin d'agiter de temps en temps, surtout quand on veut boire de cette eau. Il y a des médecins qui prescrivent d'employer deux parties d'eau sur une de vin blanc. Dans ce cas, il se forme du tartrate de fer qui se dissout dans le liquide et le rend plus énergique. Cette eau est employée avec succès comme tonique et astringente. Elle est en même temps emménagogue. Elle est employée contre la chlorose, les fleurs blanches, la diarrhée, les digestions pénibles, etc. La dose est de 3 ou 4 verres par jour.

Eau fondante.

℞ Sulfate de soude (sel de Glauber), de..... ℥ j à ℥ ij
   Nitrate de potasse (sel de nitre)............ ℨ x
   Tartrate de potasse antimonié (émétique)... ℨ $\frac{1}{2}$.

On prend cette dose entière le matin, un verre chaque heure ; elle purge doucement.

Eau de gentiane.

℞ Gentiane en poudre... ℨ ij
   Eau................. ℔ j.

Après 24 heures de macération, filtrez. Elle est fébrifuge, vermifuge, tonique et antiscrophuleuse. On la donne aux enfans par petits verres.

On prépare de la même manière les eaux d'absinthe, d'écorce de saule, de marronier d'Inde, de rhubarbe, de valériane, etc.

Eau de gomme.

℞ Gomme arabique en poudre......... de ℥ ß à ℥ j
   Sirop de gomme, de guimauve, de coings
   ou de grande consoude............ de ℥ j à ℥ ij
   Eau............................... ℔ ij.

Cette eau est très adoucissante, émolliente, rafraîchissante, etc. On la donne par verrées dans les maladies inflammatoires diverses. Quelquefois on remplace l'eau par une décoction d'orge ou de riz.

Eau de goudron.

℞ Goudron, première qualité... ℔ j
   Eau....................... ℔ xv.

Introduisez dans une cruche, versez-y l'eau; agitez avec une spatule, et, quelques heures après, jetez cette eau pour y en verser une égale quantité chauffée à 40 degrés; après un mois de macération, et ayant soin d'agiter de temps en temps, filtrez, et conservez dans des bouteilles bouchées.

Cette eau a une odeur et une saveur désagréable; elle est regardée comme antiscorbutique, antipsorique, etc. On la donne à la dose d'une pinte par jour et par verrées.

Eau hydrocyanique végétale de Schrader.

℞ Huile éthérée d'amandes amères... ℥ j
    Alcool à 36 degrés............... ℥ j ß
    Eau distillée..................... ℔ j.

On dissout l'huile dans l'alcool et on la mêle avec l'eau. La dose est de 30 à 80 gouttes dans un véhicule approprié. Cette eau est très vénéneuse, à cause de l'acide hydrocyanique dont elle est chargée.

Eau de Goulard, dite *eau végéto-minérale.*

℞ Sous-acétate de plomb liquide)
    (extrait de saturne)...... } ãã ℥ j
    Eau vulnéraire spiritueuse...)
    Eau distillée..................... ℔ ij.

Cette eau est très employée à l'extérieur comme rafraîchissante, calmante et siccative, soit en lotions, soit en compresses.

Eau de graine de lin pour boisson.

℞ Graine de lin................... de ℥ ij à ℥ iv
    Sirop de guimauve, de gomme et d'orgeat. ℥ iij
    Eau............................. ℔ ij.

Après quelques heures de macération, coulez et ajoutez le sirop. Cette eau est antiphlogistique, adoucissante, etc. Contre les maladies de poitrine, les inflammations, la gonorrhée; la dose est d'une pinte par jour. Quand on veut l'employer en lavement, il faut porter la dose de ℥ ß à ℥ j et la faire bouillir.

Eau de javelle, ou chlorure de potasse.

Cette eau se prépare en saturant une solution de potasse dans l'eau par un courant de chlore. Elle est employée comme désinfectante.

Eau de luce.

On commence d'abord par préparer la teinture suivante :

℞ Savon noir.............. } āā.. ℥ ij
   Baume de la Mecque...... }
   Huile de succin rectifié sur la chaux. ℥ ß
   Alcool à 36 degrés................ ℥ xij.

Après 15 jours de macération, filtrez. Pour préparer ensuite l'eau de luce,

℞ Ammoniaque (alcali volatil) à 22 degrés. ℥ ß
   Eau distillée...................... ℥ ß.

Agitez dans un flacon, et ajoutez ensuite :

   Teinture ci-dessus................. ℈ j.

Contre l'apoplexie, la syncope, la piqûre des animaux venimeux, tant en la faisant respirer qu'en en donnant quelques gouttes dans un verre d'eau sucrée.

Eau contre la migraine.

℞ Ammoniaque.. ℥ iv
   Camphre..... ℥ ij
   Huile d'anis... ℥ ß
   Alcool........ ℔ j.

Faites dissoudre le camphre et l'huile d'anis dans l'alcool, et ajoutez ensuite l'ammoniaque. Dans la migraine, on fait respirer cette eau et l'on en applique en même temps des compresses sur le front.

Eau nitrique, dite *eau oxigénée d'Alyon, limonade nitrique d'Alyon.*

℞ Acide nitrique.. ℥ j
   Eau pure....... ℔ j.

A boire par verres dans toute la journée, dans les gonorrhées, etc. On peut édulcorer cette boisson avec le
sucre ou le sirop de guimauve.

Eau phagédénique.

℞ Deutochlorate de mercure.. ℈ j
Eau de chaux............. ℔ j.

On ne l'emploie que dans le traitement des ulcères syphilitiques.

Eau de Rabel, ou alcool sulfurique.

℞ Alcool à 36 degrés........... 3
Acide sulfurique à 66 degrés.. 1.

Astringent, excitant, tonique, etc. A la dose de ℈ j à
Ʒ j dans ℔ ij de tisane de symphitum, de lierre terrestre, etc.

Eau mercurielle.

℞ Mercure.................... ℥ j
Acide nitrique à 35 degrés.. ℥ j ß
Eau distillée............... ℥ xxx.

On fait dissoudre le mercure dans l'acide nitrique, dans
une fiole à médecine à l'aide du feu, et, quand elle sera
complète, ajoutez-y l'eau indiquée. A l'extérieur, comme
escarotique.

Eau mercurielle contre la gale.

℞ Mercure....... ℥ ij
Acide nitrique.. ℥ ß
Eau....... litre j.

Faites dissoudre le mercure dans l'acide nitrique, et
ajoutez-y ensuite l'eau. On en frotte les articulations. Ce
moyen est parfois dangereux.

Eaux minérales iodées du docteur Lugol.

Eau iodée, n° 1.

℞ Iode pur........................ ⅓ de grain,
Chlorure de sodium (sel marin).. xij grains,
Eau distillée.................... ℥ xij.

Eau iodée, n° 2.

℞ Iode.............. j grain,
  Chlorure de sodium.. xij grains,
  Eau distillée........ ℥ xij.

Contre les maladies scrophuleuses.

Eau pour faire mourir les punaises.

Faites dissoudre une poignée d'absinthe et deux ou trois pommes de coloquinte dans une pinte d'eau; coulez, et ajoutez-y une once de savon. On en frotte les bois de lits.

Eau pour les ulcères cancéreux.

℞ Deutochlorure de mercure.. grains vj
  Essence................ ℥ ij.

On touche les ulcères avec un petit pinceau.

EAUX MINÉRALES.

Les médecins de tous les âges ont regardé les eaux minérales comme un des plus puissans secours que la nature offre à l'art de guérir; aussi, de temps immémorial, les chimistes et les médecins se sont livrés à leur étude. Depuis les progrès de la chimie moderne, leur analyse a rendu presque rationnelle leur application à la médecine, quoiqu'il s'en faille de beaucoup que leur nature soit encore bien connue, comme, dans les derniers temps, la présence du brôme et de l'iode dans ces eaux l'a démontré. Cependant les diverses analyses ont beaucoup facilité la composition ou mieux l'imitation de ces eaux. Nous croyons donc faire plaisir à nos lecteurs de joindre ici l'analyse des principales eaux minérales employées en boisson. Nous y ajouterons quelques formules d'eaux minérales factices.

Eau de Balaruc.

Les eaux minérales de Balaruc sourdent dans le village de ce nom, situé à environ trois lieues et demie au sud de Montpellier, et à une lieue et demie E.-N.-E. de Cette.

6 kilogrammes d'eau de Balaruc contiennent :

Acide carbonique.........	36 pouces cubes,	
Hydrochlorate de soude....	45 grains	5
de magnésie.	8	25
de chaux...	5	45
Carbonate de chaux........	7	
de magnésie....		55
Sulfate de chaux..........	4	20
Fer, quantité impondérable.		

70 grains 50

M. Saint-Pierre, dans son travail, a annoncé qu'il se dégageait de la source, du gaz azote. Le dépôt formé par ces eaux a été également analysé par M. Figuier ; il l'a trouvé composé, sur 100 parties, de

Carbonate de chaux........	1 grain	40
de fer..........		66
de magnésie....		27
Sulfate de chaux..........		78
Hydrochlorate de soude....		6
Sable siliceux............	1	80
Perte........		3

Ces eaux s'administrent en bains, en injections, en douches et en boisson. Elles sont regardées comme apéritives, purgatives, toniques, et propres à combattre toutes les maladies qui ont pour cause l'atonie et le relâchement.

Mode d'administration. Lorsqu'on veut faire usage des eaux de Balaruc, comme apéritives, toniques, ou contre l'une des maladies précitées, l'on doit en boire tous les matins d'une pinte à une pinte et demie, un verre tous les quarts d'heure, ou toutes les demi-heures, suivant qu'elles passent plus ou moins bien. Si la poitrine est délicate, ou que l'estomac soit irrité, on doit en suspendre l'usage : hors de ce cas, il doit être continué pendant quelque temps. Si on les emploie comme purgatives, la dose doit être de trois pintes, à boire dans toute la matinée. Quelques personnes ajoutent au premier verre

une demi-once de sulfate de magnésie (sel d'Epsom) ou
de sulfate de soude (sel de Glauber). Comme ces eaux
sont très chaudes à leur source, plusieurs médecins recommandent de déboucher les bouteilles avant de les
boire, et de les tenir plongées dans une eau chauffée à
50° cent., afin de porter leur température à 35. On les assujettit dans un vase qui contient l'eau chaude, au moyen
d'un peu de foin.

Quoiqu'on puisse faire usage de ces eaux dans toutes
les saisons, les plus favorables cependant sont le printemps et l'automne.

Eau de Barèges.

Barèges est un village situé dans la vallée du même
nom, dans le département des Hautes-Pyrénées, à 4 lieues
de Bagnères et à 210 de Paris.

Analyse chimique. Il serait à désirer, dit M. Alibert,
qu'un de nos célèbres chimistes pût s'occuper de l'analyse des eaux de Barèges, car les travaux entrepris jusqu'à ce jour manquent d'exactitude.

En effet, MM. Campmartin, Montaut, Lemonnier et
Thierry ne nous ont donné que des aperçus d'analyse
peu concluans; celle que M. Poumier en a faite postérieurement laisse beaucoup à désirer. Suivant ce médecin, 40 livres 13 onces 5 gros 55 grains de l'eau royale
sont composées de :

	gros	grains
Hydrochlorate de soude	0	11
de magnésie	0	10
Sulfate de chaux	0	42
de magnésie	0	26
Carbonate de chaux	0	18
Soufre	0	3
Silice	0	4
Matière végéto-animale, quantité inappréciable.		
Perte	0	4

Il est aisé de voir l'imperfection de ce travail. Le soufre,
à coup sûr, n'existe point dans ces eaux seul; il y est aci-
difié par l'hydrogène, comme son odeur l'annonce, ainsi

que par la propriété dont elles jouissent de perdre leur odeur, leur goût et la plupart de leurs vertus médicales en les exposant à une douce chaleur ou au contact de l'air, qui favorise le dégagement de l'hydrogène sulfuré qu'elles contiennent. Un essai d'analyse que j'en ai fait m'y a démontré l'acide hydrosulfurique et l'acide carbonique, mais point d'iode, quoique M. Cantu dise en avoir trouvé dans la plupart des eaux sulfureuses du Piémont.

Quant à la quantité de sulfate de chaux, elle me paraît bien forte; je suis porté à croire que ce sel est en partie de l'hydrosulfate calcaire.

Propriétés médicinales. Il est peu d'eaux minérales, en France, qui jouissent d'une aussi grande réputation que celles de Barèges.

Les eaux de Barèges sont, en général, apéritives, diurétiques, détersives, fondantes et sudorifiques; on en fait usage en bains, douches, injections et boisson.

Administration. On doit en faire un emploi continu. La dose doit être de trois à cinq verres à prendre dans la matinée; on s'habitue insensiblement à leur goût et à leur odeur. Quelques personnes les coupent avec un peu de lait; on les boit dans toutes les saisons. Mais, pour les bains, on doit choisir le printemps, l'été et l'automne.

Eaux de Bonnes ou Aigues-Bonnes.

Ces eaux prennent leur nom du petit village où elles se trouvent, qui est situé dans la vallée d'Ossan, département des Basses-Pyrénées, à sept lieues de Pau. Elles sourdent au pied d'une montagne calcaire, au confluent des ruisseaux de la Sonde et du Valentin. On y distingue trois sources.

Nous ne connaissons que l'analyse de M. le docteur Poumier qui puisse être consultée, quoiqu'elle offre quelque chose à désirer. D'après ce médecin, 20 kilogrammes de cette eau contiennent:

Gaz hydrogène sulfuré................	quantité indét.	
Sulfate de chaux........................	1 gros.	57 gr.
de magnésie.....................	1	06
Hydroclorate de soude................	0	27
de magnésie...............	0	19

Carbonate de chaux....................... o   41 $\frac{1}{2}$
Soufre................................... o   4
Silice................................... o   4 $\frac{1}{2}$
Perte.................................... o   5
                                         ____
                                           4 gros. 02 gr.

De toutes les eaux minérales des Pyrénées, celles-ci sont regardées comme les plus douces; elles opèrent de très bons effets contre les dartres, la gale répercutée, la maladie pédiculaire, les squirrhes commençans de la matrice, les pâles couleurs, l'hystérie, l'hypochondrie, les affections chroniques des viscères, celles de la poitrine, les affections catarrhales, etc. On les administre en bains, douches, injections et boisson, dans les mêmes cas que celles de Barèges, dont elles partagent les vertus, avec cette différence que les eaux de Bonnes, comme plus douces, conviennent beaucoup mieux aux enfans et aux individus d'une constitution faible et délicate.

Administration. Leur usage doit être continué pendant quelque temps. La dose est depuis une demi-bouteille jusqu'à deux bouteilles, qu'on prend ordinairement à jeun, de quart d'heure en quart d'heure; on peut cependant en boire avant et après les repas sans aucun inconvénient. Il est des cas même où les malades en font leur boisson ordinaire, et d'autres les coupent avec le lait. De toutes les eaux sulfureuses, les eaux de Bonnes sont celles dont on fait le plus grand usage en boisson; elles provoquent, le matin, des sueurs et une expectoration muqueuse, que le célèbre Bordeu regarde comme des bénéfices de la nature.

Bourbonne-les-Bains.

Ces eaux minérales sourdent dans un vallon dit du Midi, qui se trouve au pied de Bourbonne-les-Bains, petite ville du département de la Haute-Marne, bâtie sur la croupe d'une colline, à soixante-neuf lieues de Paris, dix-huit de Besançon, vingt de Nancy et sept de Langres. Les sources thermales sont dans le bâtiment neuf des bains; celles de la fontaine de la place y sont portées de là par un conduit. On y trouve plusieurs autres sources qui, quoique de même nature, diffèrent entre elles par leur température.

Propriétés chimiques. L'analyse chimique de ces eaux, qui a été faite par MM. Boso et Besu, indique pour chaque livre :

Hydrochlorate de soude............	5o gr.	8o cent.
Hydrochlorate de chaux...........	8	76
Sulfate de chaux.................	8	88
Carbonate calcaire...............	1	oo
Substance extractive unie à un peu de		
sulfate de chaux................	o	5o

69 gr. 94 cent.

Il est peu d'eaux minérales qui contiennent d'aussi grandes proportions de principes salins; on y trouve aussi de l'acide carbonique, dont ces auteurs ne parlent pas. MM. Tryaire et Jurine l'y font entrer pour deux fois leur volume.

Propriétés médicales. En bains, contre les paralysies, le rachitis, la goutte naissante, les maladies de la peau, les fausses ankyloses, les engorgemens blancs des articulations, les rétractions de membres, les rhumatismes chroniques, et les accidens produits par la congélation. Elles sont nuisibles, en général, dans toutes les maladies aiguës.

En boisson. Elles sont propres à combattre les affections bilieuses de l'estomac, les engorgemens des viscères abdominaux, les diverses fièvres intermittentes, les suppressions menstruelles, les fleurs blanches, les scrophules, les catarrhes chroniques de la vessie, etc.

Administration. On boit ces eaux le matin à jeun, par verres, à la dose d'une demi-bouteille jusqu'à deux. Elles agissent souvent comme purgatives, tandis qu'elles constipent d'autres personnes; dans ce dernier cas, on doit prendre de temps en temps une pilule laxative. A la source, on fait usage aussi des boues comme d'un puissant astringent; leur emploi doit être précédé de celui des bains.

Bagnères-de-Luchon.

Bagnères-de-Luchon est un bourg situé dans la vallée

de ce nom, dans le département des Hautes-Pyrénées, à deux lieues des frontières espagnoles.

M. le docteur Poumier a repris ce travail, et a obtenu, pour produit de 10 litres de cette eau, prise à la source de la Reine, qui est la plus renommée comme la plus abondante :

Gaz acide hydrosulfurique...........	9 pouces cubes,	
carbonique..............	4	5
Sulfate de magnésie...............	0 gros	10 grains,
Sulfate de chaux..................	0	23
Hydrochlorate de magnésie desséché..	0	11
de soude.............	0	8
Carbonate de chaux...............	0	11
Soufre...........................	0	6
Silice.	0	4
Matière végéto-animale et perte.....	0	5

$$\overline{}\ \ 1\ \ \text{gros 6 grains.}$$

Propriétés médicales. Ces eaux ont à peu de chose près les mêmes vertus que celles de Bagnères et de Cauterets ; aussi les emploie-t-on en bains, douches et injections, dans tous les mêmes cas.

En boisson. Elles agissent très-bien contre les suppressions menstruelles, les pâles couleurs, les phthisies catarrhales, le catarrhe chronique de la vessie, les engorgemens du foie, de la rate, etc.

Administration. Le double usage réuni de ces eaux, en bains et en boisson, opère de très bons effets : la dose est de trois à six verres, tous les matins, soit pures, soit coupées avec le lait, comme les eaux de Bonnes et celles de Barèges.

Eaux de Cauterets.

Cauterets est un très joli bourg situé dans la vallée de Lavédan, département des Hautes-Pyrénées, à sept lieues de Barèges.

L'analyse de M. Raulin est très incomplète ; nous allons exposer celle qu'en a faite le docteur Poumier, comme plus satisfaisante.

Deux myriagrammes, ou vingt litres d'eau de la Railière, lui ont donné, indépendamment des gaz acides ci-après indiqués, pour chaque kilogramme :

Gaz acide hydrosulfurique	8 pouces cubes,	
carbonique	4 pouces,	
Sulfate de chaux	0 gros	34 grains,
de magnésie	0	18
Muriate de magnésie sec	0	8
de soude	0	8
Carbonate de chaux	0	8,5
Silice	3	4
Soufre	0	4,5
Perte	0	5

1 gros 20 grains.

Source des Espagnols. Leur nature semble être la même que celle des sources dites de César et de Pause. Le même chimiste y a trouvé pour deux myriagrammes :

Sulfate de chaux	0 gros	29 grains,
de magnésie	0	14
Hydrochlorate de magnésie	0	7
de soude	0	7
Carbonate de chaux	0	12
Silice	0	03
Soufre	0	05
Substance végéto-animale et perte	0	05

1 gros 10 grains.

De plus, par kilogramme :

Gaz hydrogène sulfuré	8 pouces cubes,
acide carbonique	4 p. 5.

Propriétés médicales. Les eaux de Cauterets tiennent un rang très distingué parmi celles qui sont de nature sulfureuse.

On les emploie en bains, en injections, en douches, en lotions et en boisson. Nous allons donner un résumé des vertus de celles dont on fait plus volontiers usage, tel que M. Camus l'a tracé.

1°. La source de César est la plus énergique de toutes,

et celle qui se conserve le mieux par le transport; elle est propre à combattre l'inertie des solides et le manque de sensibilité, en agissant comme stimulant, et provoquant de grandes sueurs. Elle convient ainsi lorsqu'on veut établir une inflammation locale, arrêter les progrès de la carie des os, rouvrir une plaie, en extraire les corps étrangers, etc. On doit être fort circonspect sur son emploi en bains, douches et injections. La source des Espagnols convient dans les mêmes cas.

2º. Source de la Raillère. Elle est d'une utilité reconnue, soit en bains, en douches ou injections, contre les pâles couleurs, reconnaissant pour cause une inertie utérine; contre les douleurs sciatiques, les rhumatismes mobiles, les lombago, les engorgemens de glandes dus à des scrophules; dans les maladies de la peau, les fièvres intermittentes, les obstructions lentes des viscères, la suppression des menstrues; les diarrhées chroniques, et même, dit-on, contre la stérilité. Tout en énonçant ces éloges, nous devons convenir qu'elles sont nuisibles quand l'éréthisme et les symptômes inflammatoires prédominent, surtout chez les sujets très irritables.

3º. L'eau de Bruzault est une des moins énergiques; elle est employée en bains pour calmer l'irritation musculaire, et rendre la souplesse à la peau.

Le bain du bois convient plus spécialement contre les paralysies et les rhumatismes; la fontaine de Plaa contre les phlogoses des viscères, la sécheresse de la peau, etc., tandis que celles de la Pause, dont la réputation est le plus étendue après celles de la Raillère et de Manhourat, sont nuisibles dans les phlogoses.

Cette dernière est très renommée : nous décrirons ses propriétés en parlant de son emploi en boisson; enfin, celle de Rieumiset est très estimée contre les maladies nerveuses qui reconnaissent pour cause une trop grande énergie des solides, et une exaltation dans les propriétés vitales.

En boisson, les eaux de Cauterets, dont on fait le plus d'usage, sont celles de la Raillère et du Manhourat. Celles-ci sont très vantées dans l'asthme humide, les engorgemens des viscères, les pertes blanches, les affections catarrhales, et dans toutes les maladies qui exigent des toniques énergiques. Par ces mêmes raisons, elles sont nuisibles dans toutes les dispositions à la phlogose, etc. Après ces deux sources, la plus usitée est celle de la Pause; celle de Bruzault est peu propre à la boissou; celle de César est très énergique, c'est celle qu'on expédie de préférence, parce qu'elle se conserve le plus long-temps sans se décomposer.

Administration. Les eaux de Cauterets sont prises à la dose de deux verres à une pinte chaque matin; lorsqu'elles provoquent le vomissement, ce qui arrive quelquefois, on doit les couper avec du lait ou bien avec une solution gommeuse, le sirop de gomme ou quelque décoction mucilagineuse. Il arrive souvent qu'elles semblent augmenter les divers symptômes; lorsque cet effet a lieu, l'observation a démontré qu'il va s'opérer une crise par les selles ou bien par les sueurs.

Eau de Chateldon.

On trouve à Chateldon, petite ville située dans le département du Puy-de-Dôme, à vingt lieues de Lyon, six de Clermont-Ferrand, et trois de Vich, deux sources d'eaux minérales; l'une, connue sous le nom des Vignes, est au bas d'un coteau vignoble, à près de 300 pas de la ville; l'autre, appelée source de la Montagne, est à 500 pas de la première : un ruisseau qui traverse le vallon les sépare.

12 litres m'ont donné :

Acide carbonique....................	390 pouces cubiq.,	
Hydrochlorate de soude...........	0 gros	65 grains,
de magnésie........	0	70
Carbonate de magnésie............	4	95
de chaux.............	4	19
de fer...............	3	75
Perte................................	0	2

14 gros 44 grains.

D'après leur analyse, on peut voir qu'elles sont rafraîchissantes et toniques, et qu'elles doivent produire de très bons effets contre la chlorose, les fleurs blanches, les vomissemens chroniques, les fièvres intermittentes rebelles, les affections hystériques et hypochondriaques, le dégoût, le manque d'appétit, etc.

Administration. On boit ces eaux froides, à la dose de une à trois pintes, à prendre le matin à jeun et par verre chaque quart d'heure; on peut, sans inconvénient, les unir au vin et en faire sa boisson habituelle, mais ne jamais les associer au lait. Plusieurs médecins regardent cette eau comme propre à remplacer celle de Pyrmont.

Eau de Contrexevilles.

C'est dans le département des Vosges, à quatre lieues de Neufchâteau et six de Bourbonne-les-Bains, que se trouve situé Contrexevilles, dans un petit vallon entouré de montagnes. La découverte des propriétés médicales de ses eaux est due à M. Bayard.

Propriétés chimiques. MM. Thouvenel et Nicolas se sont livrés à l'analyse de cette eau; suivant ce dernier, elle contient par pinte :

Gaz acide carbonique........................	quantité indét.	
Muriate de soude........................	1 grain 5	
Sulfate de chaux........................	5	
de magnésie........................	0	5
Carbonate de fer........................	0	5
Carbonate de chaux........................	quantité indét.	

7 grains 5.

Elles sont très salutaires contre les catarrhes chroniques de la vessie, et les petits graviers qui se forment dans ce viscère, ainsi que dans les affections lymphatiques, scrophuleuses, etc. MM. Bayard et Thouvenel les regardent comme un très bon lithontriptique. Le premier surtout est porté à croire qu'elles peuvent dissoudre en fragmens certaines pierres. L'expérience et les progrès de la chimie moderne ont fait raison de tous ces prétendus dissolvans, et je suis en cela de l'avis de M. Alibert. Ces eaux sont vantées aussi contre les scrophules, les dartres, la gale, la goutte, les engorgemens des viscères, les maladies chroniques des reins, etc.

Administration. On doit les boire le matin, froides, à la dose d'une ou deux pintes ; on peut les associer au vin, mais jamais au lait.

Eau d'Enghien.

Enghien ou Montmorency, petite ville bâtie à trois quarts de lieue de la rive droite de la Seine, à quatre lieues de Paris, et à un peu plus d'une lieue de Saint-Denis.

Analyse chimique. D'après Fourcroy, 100 livres contiennent :

Gaz hydrogène sulfuré......... 700 pouces cubiq., ou 84 grains de soufre.
Acide carbonique.............. 2 gros 41 gr.
Sulfate de magnésie............ 2   14
Muriate de magnésie cristallisé.... 1   8
     de soude................ 0   24
Sulfate de chaux............... 4   45
Carbonate de chaux............ 2   70
     de magnésie............. 0 $13\frac{1}{3}$.
Matière extractive et silice, quelques grains inappréciables......

           15 gros $71\frac{1}{3}$.

Depuis ce temps, M. Henri fils a cru devoir reprendre ce travail ; voici les substances qu'il y a rencontrées :

1°. Par l'évaporation à l'air libre :

Soufre..............
Hydrosulfite de magnésie. } 0   24 grains,
     de chaux....
Hydrochlorate de soude.......... 0   05
     de magnésie......... 0   01
Sous-carbonate de chaux. 0   33
     de magnésie........ 0   038
Sulfate de chaux............... 0   45
     de magnésie................ 0   105
Silice. 0   04
Matière végéto-animale et perte. ... 0   04

2°. D'après la théorie de l'acidification du soufre et de la combinaison de l'acide carbonique, etc.

Azote	o gr.	14 grammes,
Acide carbonique	o	248
Acide de sous-carbonate	o	43
Acide hydrosulfurique	o	63
Ou dont il n'y aurait de libre que	o	18
Hydrochlorate de soude	o	5
de magnésie	o	101
Hydrosulfate de magnésie	o	101
de chaux	o	16
Sulfate de magnésie	o	105
de chaux	o	45
Sous-carbonate de chaux	o	33
Silice	o	4
Matière végéto-animale et perte	o	4

L'on voit qu'il est fort peu d'analyses aussi compliquées.

Lorsque MM. Fourcroy et Delaporte publièrent l'analyse de l'eau d'Enghien, on ne connaissait encore que la source découverte par M. le curé; depuis peu, on vient d'en découvrir deux autres sur une partie du village d'Enghien-Montmorency, qui est connu sous le nom de la Pêcherie.

M. Frémy a trouvé dans un litre de celle pour boisson :

Gaz azote	o gr.	20
Acide carbonique	o	260
hydrosulfurique	o	39
Hydrochlorate de magnésie	o	28
Hydrosulfate de chaux	o	104
Sulfate de magnésie	o	13
de chaux	o	29
Sous-carbonate de magnésie	o	6
de chaux	o	34
de fer	o	3
Silice	o	6
Matière végéto-animale	o	3
	1	364

Eau des bains :

Gaz azote....................	o gr.	o26
acide carbonique...........	o	462
hydrosulfurique.	o	o57
Hydrochlorate de soude..........	o	o17
de magnésie......	o	10
Hydrosulfate de magnésie......	o	105
de chaux..........	o	o79
sulfate de magnésie.	o	o24
de chaux..............	1	280
Sous-carbonate de magnésie.....	o	169
de chaux..........	o	322
de fer...........	o	o35
Silice.........................	o	o3
Matière végéto-animale.........	o	o45

2 gr. 751

M. Henry fils n'a analysé que la source de la Pêcherie, employée en boisson; quoiqu'il n'en parle point dans son Mémoire, nous en avons acquis la certitude de lui-même. Ce chimiste annonce que chaque kilogramme d'eau lui a donné par l'évaporation à l'air libre :

Soufre...................	o gr.	o3o6 grains,
Hyposulfite de magnésie....	o	o112
Hydroclorate de soude.....	o	o22
Sulfate de magnésie.........	o	o73
Sulfate de chaux..........	o	o61
Sous-carbonate de chaux....	o	400
de magnésie.	o	161
Silice...................	o	o51
Matière végéto-animale.....	o	o25
Perte....................	o	o225

Et d'après la théorie :

Gaz azote.................	o gr.	o16 grains,
acide carbonique......	o	254
Plus acide carbonique du sous-carbonate magnésien formé.	o	o8o
Acide hydrosulfurique	o	o64

Ou dont il n'y aurait de libre
    que environ.................... o gr. 016
Hydrochlorate de soude...... o   0205
Hydrosulfate de magnésie.... o   116
Sulfate de magnésie.......... o   073
    de chaux............. o   061
Sous-carbonate de chaux..... o   400
Silice...................... o   051
Matière végéto-animale...... o   0250
Perte...................... o   0225

En comparant cette analyse avec celle qu'a donnée le même chimiste de la source ancienne, connue sous le nom de source du Roi, on ne peut s'empêcher d'y reconnaître la même nature, et, à très peu de chose près, les mêmes principes ; aussi les regardons-nous comme ayant la plus grande analogie entre elles.

Propriétés médicales. Quoiqu'on ne puisse pas assigner aux eaux d'Enghien le même rang qu'à celles de Barèges, de Cauterets et de Bonnes, et qu'on n'ait point encore un assez grand nombre d'observations médicales pour bien en établir les propriétés, elles n'en sont pas moins regardées comme propres à combattre les faiblesses d'estomac, les pâles couleurs, les suppressions menstruelles, les maladies de la peau, les diarrhées et les catarrhes chroniques, les engorgemens rebelles des vicères abdominaux, les affections rhumatismales, les roideurs des membres et les engorgemens des articulations.

Administration. On les prend à la dose de trois verres à deux pintes par jour ; on peut les unir au lait. On observe qu'elles resserrent le ventre, et passent principalement par les urines, en augmentant la transpiration et l'appétit.

Eau de Forges.

Bourg à neuf lieues de Rouen, département de la Seine-Inférieure, et à trois de Neufchâtel.

M. Robert, pharmacien de l'hôpital de Rouen, en a donné l'analyse suivante. D'après ce chimiste, ces eaux contiennent par chaque pinte :

1°. L'eau royale :

Gaz acide carbonique.. 1 fois $\frac{1}{4}$ son volume
Muriate de soude...... $\frac{1}{3}$ de grain
        de magnésie.... $\frac{1}{5}$
Sulfate de chaux....... $\frac{1}{3}$
Carbonate de chaux.... $\frac{1}{4}$
        de fer........ $\frac{1}{8}$
Silice................ $\frac{1}{10}$

2°. Cardinale :

Gaz acide carbonique.. 2 fois son volume
Muriate de soude....... $\frac{9}{10}$ de grain,
        de magnésie.... $\frac{5}{10}$
Sulfate de magnésie..... $\frac{1}{2}$
        de chaux....... $\frac{1}{3}$
Carbonate de chaux.... $\frac{1}{4}$
        de fer........ $\frac{1}{6}$
Silice................ $\frac{1}{6}$

3°. Reinette :

Acide carbonique...... $\frac{1}{4}$ de son volume,
Muriate de soude...... $\frac{3}{4}$ de grain,
        de magnésie... $\frac{1}{5}$
Sulfate de chaux....... $\frac{1}{3}$
Carbonate de chaux.... $\frac{1}{4}$
        de fer....... $\frac{1}{8}$
Silice................ $\frac{1}{10}$

Les dépôts formés par ces eaux sont un mélange de carbonate de chaux et de fer.

Elles agissent très bien contre les fleurs blanches, les suppressions menstruelles, la chlorose, l'atonie de l'estomac, la perte d'appétit, les coliques néphrétiques, les suppressions d'urine, les obstructions du bas-ventre, les hydropisies passives et les ascites confirmées, les œdèmes invétérés; on leur attribue enfin des effets certains contre la stérilité.

Administration. Ces eaux sont employées en boisson, aux doses graduelles de deux à sept verres. On peut les couper avec du vin et en faire sa boisson, mais jamais avec le lait. Le plus grand nombre des buveurs commen-

cent par boire celles de la Reinette, pour passer ensuite à
la Royale, dont on ne prend qu'un verre le premier
jour, deux le second, etc.; lorsque l'estomac est habitué
aux sept verres, on prend la Cardinale, qui, étant beaucoup plus active, porte quelquefois à la tête, et produit
parfois des nausées. Ces deux dernières sources sont con-
traires aux scorbutiques, aux phthisiques, aux athsma-
tiques ainsi qu'aux goutteux.

Eau du Mont-d'Or.

Mont-d'Or, petit village du département du Puy-de-
Dôme, dans une grande vallée entourée de montagnes,
près de celle qui porte son nom, à vingt-trois lieues de
Lyon et à huit de Clermont-Ferrand.

Analyse chimique. MM. Chomel, Mossier, Bertrand et
Berthier se sont occupés de l'analyse de ces eaux.
M. Bertrand leur a trouvé les mêmes principes constituans qu'à celles de la Madeleine. Voici les proportions
qu'il donne dans celles-ci; pour 26 litres :

Gaz acide carbonique libre...	6 mill.	905
Carbonate de soude............	10	
Sulfate de soude..............	3	28
Hydrochlorate de soude.......	7	602
Carbonate de chaux...........	6	162
de magnésie......	2	18
Oxide de fer.................	0	584
	36	299

Vingt-huit litres d'eau du grand bain contiennent :

Gaz acide carbonique libre...	3 gr.	452
Carbonate de soude...........	10	624
Hydrochlorate de soude.......	7	808
Sulfate de soude.............	2	656
Carbonate de chaux...........	7	330
de magnésie.......	2	496
Alumine......................	2	71
Oxide de fer.................	0	212
Silice.......................	1	593
	38	242

Quels que soient les talens de M. Bertrand comme médecin, et nous aimons à convenir qu'il en a beaucoup, nous ne pouvons nous empêcher de regarder ces deux analyses comme très imparfaites : d'abord parce que l'acide carbonique et l'oxide de fer ne peuvent se trouver isolés dans une même eau sans passer à l'état salin, et qu'il en est de même de l'alumine avec cet acide. D'ailleurs ce carbonate, qui n'a encore été annoncé dans les eaux que par Withering, y est révoqué en doute par M. Thénard.

Propriétés médicales. Toutes ces eaux se prennent en bain et en boisson.

En bain, elles sont préconisées contre les affections goutteuses et rhumatismales, surtout en les employant en même temps en douches, contre la roideur des articulations, la paralysie des membres. Elles reportent au-dehors les affections cutanées, rétablissent les diverses évacuations, augmentent la transpiration, fortifient les viscères, l'estomac et les poumons, déterminent des crises salutaires par une augmentation de chaleur et de mouvement, ainsi que par celle des sécrétions et de quelques excrétions, etc. Elles opèrent aussi de bons effets contre les rhumatismes chroniques, musculaires, fibreux et goutteux ; contre la faiblesse et les affections que la masturbation et l'abus du coït entraînent; dans quelques paralysies, dans les hydropisies, lorsqu'il n'y a pas de lésion organique d'aucun viscère, dans les ankyloses et les gonflemens des articulations, etc.

En boisson, elles sont très utiles contre les obstructions chroniques, les engorgemens squirrheux, l'atonie des organes digestifs, les catarrhes pulmonaires chroniques et ceux des intestins, de la vessie ; il en est de même contre la phthisie muqueuse, nerveuse et métastatique, si elle n'est pas trop avancée ; les fleurs blanches qui ne reconnaissent pas pour cause un lésion organique de l'utérus, etc. Il est bon de faire observer que ces eaux minérales ne préviennent point les attaques d'apoplexie comme on l'avait prétendu, et qu'elles sont nuisibles aux personnes atteintes d'écrouelles, d'anévrismes et d'hémoptysies actives. Elles abrègent aussi les jours des phthisiques au troisième degré.

Administration. Ces eaux doivent être prises le matin à jeun, à la dose de deux verres, de demi-heure en demi-heure, qu'on porte graduellement jusqu'à cinq. On peut les rendre moins actives en les coupant avec le lait, l'eau de riz, le sirop de gomme, etc.

Les personnes atteintes de l'asthme ou de quelque affection pulmonaire doivent en modérer l'usage, parce qu'il pourrait en résulter des toux violentes, des crachemens de sang et des suffocations. On doit interrompre leur usage pendant le flux menstruel.

Eau de Néris.

Ce bourg est situé dans le département de l'Allier, à une lieue de Montluçon.

On y distingue trois sources : 1°. le Puits de la Croix ; 2°. le Puits de César ou le Grand Puits ; 3°. le Puits Carré ou Tempéré, et une quatrième source très abondante, qui parut, dit-on, en 1755, après le tremblement de terre de Lisbonne.

Suivant M. Mossier, ces eaux contiennent par livre :

Carbonate de chaux.....	1 grain	41
de magnésie...	0	12
de soude......	3	70
Sulfate de soude.......	6	66
Muriate de soude.......	1	77

M. Berthier a obtenu pour résultat :

Acide carbonique libre, quantité indéterminée,
Bicarbonate de soude........ 0 00037
Carbonate de chaux.......... 0 00017
Hydrochlorate de soude...... 0 00020
Sulfate de soude .... 0 .00037
Traces de matière végéto-animale et de silice.

M. Boirot Desserviers a cru devoir reprendre ce travail ; voici les résultats qu'il dit avoir obtenus :

Gaz acide carbonique,
        oxigène,
        azote,
        hydrogène sulfuré.

Et, sur cent parties de résidu de l'évaporation des eaux :

Carbonate de soude .... 23 grains,
         de chaux........ 1
Sulfate de soude. 17
Muriate de soude........... 12
Silice 7
Eau 8
Matière animale et perte.... 32
                             ———
                             100 grains.

L'analyse de M. Boirot offre quelques imperfections. L'oxigène ne peut existe avec le gaz hydrogène sulfuré ni avec l'azote, parce que, dans le premier cas, il y a formation d'eau et précipitation du soufre, et dans le second, il constitue de l'air qui peut être oxigéné comme celui qu'on extrait des eaux.

Elles sont toniques, apéritives et légèrement fondantes. En bain, elles stimulent, éveillent l'oscillation des fibres, poussent à la peau, favorisent l'action des remèdes herpétiques, emménagogues, antisyphilitiques, etc.; elles sont très utiles dans les rhumatismes chroniques, les affections nerveuses, dans plusieurs plegmasies chroniques cutanées, les douleurs ostéocopes, les scrophules, les roideurs des membres, par suite des entorses, fractures, luxations et plaies d'armes à feu, etc. Il en est de même contre la gale, les dartres, la stérilité, etc.

En boisson, elles secondent puissamment l'effet qu'elles procurent en bain, et ont les mêmes propriétés; elles agissent aussi contre les fleurs blanches, les gonorrhées anciennes, le catarrhe chronique de la vessie, les accidens qui surviennent à la cessation des menstrues, tels que l'hypochondrie et l'hystérie. Elles produisent aussi de bons effets contre les coliques et vomissemens nerveux, ainsi que contre la chlorose et le scorbut, etc.

Elles sont nuisibles, quelle que soit leur administration, dans quelques phlegmasies des membranes muqueuses et séreuses de la poitrine et des poumons; dans les inflammations ou phlogoses des vicères, les hémorrhagies, les obstructions et les hydropisies confirmées, l'asthme, les phthisies avancées, etc.

Administration. On boit de préférence l'eau du Puits de la Croix; la dose est depuis deux verres jusqu'à dix; on les prend à jeun et dans la matinée. On trouve également à ces bains des douches ascendantes et descendantes.

Eau de Passy.

Village aux portes de Paris, dans le voisinage du bois de Boulogne, sur la rive droite de la Seine. La colline à laquelle il est adossé offre plusieurs sources minérales qui sont connues sous les noms d'anciennes et de nouvelles Eaux. Les anciennes comprennent deux sources placées à côté l'une de l'autre; les nouvelles sont abondantes et sourdent de trois points dans un même bassin souterrain voûté.

Les eaux épurées sont très claires, et leur saveur est moins ferrugineuse.

Analyse chimique. Vers l'aurore de la chimie pneumatique, les chimistes les plus distingués, tels que Geoffroy, Boulduc, Cadet, Demachy, Monnet, Lemery, Venel, Bayen, etc., ont analysé les eaux minérales de Passy. Parmi les modernes, MM. Planche et Deyeux ont repris ce travail. Le premier a trouvé dans chaque pinte des anciennes eaux épurées :

Sulfate de chaux..............................	25 gr.	$\frac{1}{4}$
de magnésie.....................	6	$\frac{1}{1}$
Muriate de magnésie..................	3	$\frac{1}{4}$
de soude......................	0	$\frac{1}{2}$
Carbonate de chaux et de magnésie..	0	$\frac{1}{2}$
Matière végéto-animale...............	1	$\frac{1}{4}$
Oxide de fer ; quantité inappréciable.		
	37	$\frac{1}{4}$

M. Deyeux a annoncé dans chaque pinte d'eau nouvelle épurée :

Sulfate de chaux................	44 grains	4 mill.
de magnésie..............	27	7
d'alumine et de potasse...	7	6
Sulfate de fer au maximum.....	1	207
Muriate de soude...............	6	70
	85 gr.	294 mill.

L'on voit qu'il n'y a presque aucun rapport entre ces deux eaux épurées anciennes et nouvelles. Ces dernières, par leur dépuration spontanée, perdent une grande quantité de leurs principes minéralisateurs. M. Deyeux, qui les a examinées avec beaucoup de soin, a trouvé dans celles qui n'étaient point épurées, pour chaque pinte :

Sulfate de chaux...............	43 grains	2 mill.
de magnésie...........	22	6
de fer au minimum......	17	245
d'alumine et de potasse...	7	5
Muriate de soude............	6	60
Carbonate de fer.............	o	80
Acide carbonique.............	o	20
Matière bitumineuse, quantité inappréciable.		

95 gr. 418 mill.

Propriétés médicales. Les eaux minérales de Passy, dit M. Alibert, doivent être rangées parmi les eaux ferrugineuses dont les vertus sont les plus puissantes, surtout lorsqu'il y a langueur de l'appareil digestif, dans la chlorose, les hémorrhagies passives, les affections scorbutiques, les engorgemens des vicères abdominaux, les suppressions menstruelles, etc.

Les eaux non épurées sont trop actives pour être prises à l'intérieur; on les emploie avec le plus grand succès comme topiques, en douches, lotions ou injections; contre les fleurs blanches et les ulcères atoniques, variqueux, etc.

Dépurées, elles jouissent des propriétés ci-dessus exposées, et conviennent aussi dans les diarrhées, et les gonorrhées chroniques, la convalescence des fièvres intermittentes, etc. Les individus d'un tempérament sec et bilieux, ceux dont la poitrine est délicate, ou qui sont atteints de la fièvre hectique, ne doivent point en faire usage; elles aggraveraient leur état.

Administration. On boit de préférence les eaux nouvelles épurées, à la dose de trois verres à deux pintes par jour, à prendre dans la matinée. Crainte de les décomposer, on doit s'abstenir de les faire chauffer; on peut, sans aucun inconvénient, les couper avec du vin, mais jamais avec du lait.

Les eaux telles qu'elles sortent de la source s'altèrent bientôt; les épurées se conservent pendant plus de dix ans; elles ne craignent point le transport.

Les eaux de Passy peuvent remplacer avec avantage celles de Provins, de Piscionelli et de Piciarelli (dans le royaume de Naples), etc.

Eau de Plombières.

Village du département des Vosges, à quatre-vingt-dix lieues de Paris et à deux de Remiremont.

Analyse chimique. Plusieurs chimistes, tels que Geoffroy, Malouin, Monnet, etc., ont analysé ces eaux; nous allons nous borner à exposer celle qui en a été faite par le célèbre Vauquelin, qui a trouvé, dans chaque pinte de cette eau, les sels suivans, calculés à l'état de cristallisation.

Sulfate de soude......	2 grains	$\frac{1}{2}$
Muriate de soude.....	1	$\frac{3}{4}$
Carbonate de soude...	2	$\frac{1}{6}$
de chaux...	0	$\frac{1}{2}$
Silice...............	1	$\frac{1}{2}$
Matière animale.....	1	$\frac{1}{2}$
	9	$\frac{1}{2}$

Vertus médicales. Les eaux de Plombières jouissent d'une grande réputation, à laquelle a beaucoup contribué l'ouvrage du docteur Martinet sur les maladies chroniques. Ces eaux sont stimulantes, et rendent la circulation plus active.

En bain. Elles produisent d'excellens effets contre les paralysies, les rhumatismes simples et goutteux, les fausses ankyloses, les ulcères rebelles, les dartres et la gale repercutées, les tumeurs blanches des articulations, les affections nerveuses, etc.

En douches, dans le traitement des fleurs blanches, des maladies du rectum, du col de l'utérus, etc. On en fait également usage en injections et en vapeurs.

En boisson. Elles conviennent très bien dans les coliques néphrétiques, les digestions lentes, la débilité de

l'estomac, les fleurs blanches, la chlorose, le dérangement des règles par manque de ton, les maladies qui
ont lieu à leur cessation; les engorgemens des viscères,
tels que le foie, la rate et le mésentère, les maladies lai-
teuses, enfin dans toutes les circonstances ou il y a quelque dérangement dans l'ordre des sécrétions.

Administration. L'eau du Crucifix est celle dont on
fait le plus grand usage. Quand on la boit loin de la
source, on doit, pour qu'elle passe beaucoup mieux, la
faire chauffer au bain-marie, dans la bouteille débouchée,
sans craindre de lui faire perdre aucun de ses principes.
La dose est depuis quatre verres jusqu'à vingt, par jour,
à prendre à des intervalles plus ou moins éloignés. Lorsqu'elle est trop stimulante, on y ajoute les deux tiers
d'eau savonneuse, ou bien on la boit froide ou coupée
avec le lait. Leur usage entraîne quelquefois la constipa-
tion; mais généralement elles provoquent les sueurs et
les urines.

Les eaux savonneuses froides passent difficilement. On
ne doit les boire que chaudes; on les associe avec beaucoup de succès à celles de Bussang. L'eau ferrugineuse
jouit des mêmes propriétés des autres eaux acidules, surtout contre les fleurs blanches, les pâles couleurs, le
manque d'appétit, l'atonie de l'estomac, la faiblesse des
forces digestives, etc. La dose est de trois à cinq verres,
qu'on doit prendre le matin à jeun, de quart d'heure en
quart d'heure. On peut les couper avec le vin.

Les eaux de Plombières sont nuisibles dans la phthisie
pulmonaire, le crachement de sang, les phlogoses intes-
tinales, les abcès dans les viscères, l'épilepsie idiopathi-
que, les fièvres continues, etc.

Eau de Pougues.

Bourg du département de la Nièvre à 52 lieues de Paris
et 3 de Nevers. Ses eaux minérales ont acquis beaucoup
de réputation.

Analyse chimique. MM. Duclos, Geoffroy et Hassen-
fratz ont analysé ces eaux. Le travail de ce dernier date
de 1789 : il y a trouvé par livre :

> Acide carbonique libre... 16 grains 7
> Carbonate calcaire...... 12 2
>   de soude..... 10 2
>   de magnésie.. 1 2
> Muriate de soude........ 2 2
> Alumine............. 3 35
> Silice mêlée d'oxide de fer. 3 20

Tontes les analyses qui ont été faites de ces eaux sont imparfaites. Celle que je viens de rapporter n'est pas exempte de reproche, puisqu'on y voit trois principes isolés, l'acide carbonique, l'oxide de fer et l'alumine, qui tendent à s'unir à l'état de carbonate.

Propriétés médicales Le docteur Raulin les compare à celles de Spa et de Seltz. Elles produisent de bons effets dans les pâles couleurs, les fleurs blanches, la suppression des règles par atonie, les gonorrhées rebelles, les engorgemens du foie et de la rate, les coliques néphrétiques, les anasarques passives, les ulcères des reins et de la vessie, dans quelques fièvres quartes rebelles, dans l'hypochondrie dépendante des lésions organiques, etc.

Administration. On boit ces eaux froides, depuis trois verres jusqu'à une pinte et demie; le matin à jeun, de quart d'heure en quart d'heure. On peut les couper avec le vin; elles le rendent même plus pétillant. Lorsqu'il arrive qu'elles produisent un léger mal de tête ou une espèce d'ivresse, cet état n'a rien d'inquiétant : il se dissipe bientôt.

Ces eaux sont nuisibles dans les maladies aiguës, dans les rhumes, ainsi qu'aux asthmatiques et aux phthisiques.

Eau de Sedlitz.

Village de Bohême, à 9 lieues de Prague, dans le cercle d'Elnbogen, qui doit sa réputation à ses eaux minérales; c'est à Hoffmann que nous en devons la connaissance.

Propriétés physiques. Froides, claires, inodores, saveur salée; poids spécifique égal à 1,016.

Analyse chimique. Cinq livres sont composées de :

> Sulfate de magnésie...... 1 gr. 410
>   de soude......... 0   34 $\frac{4}{9}$
>   de chaux........ 0   25 $\frac{15}{16}$

Carbonate de chaux..... o· gr. 9 $\frac{11}{16}$
         de magnésie.. o 6 $\frac{1}{4}$
Matière résineuse........ o 3 $\frac{1}{4}$
Acide carbonique....... o - 6

Propriétés médicales. Ces eaux sont très employées comme un purgatif doux, lorsque la faiblesse du tempérament ou l'âge ne permettent pas d'avoir recours à des moyens plus puissans. Elles passent aussi pour stomachiques et propres à combattre les fièvres intermittentes rebelles, pour entretenir les évacuations après les accouchemens et dans les constipations, les douleurs goutteuses, les engorgemens des viscères du bas-ventre, l'hypochondrie, etc. On leur attribue aussi de grandes vertus dans les maladies vermineuses des enfans.

Administration. Pour que ces eaux puissent agir comme purgatives, on doit les prendre à la dose d'une pinte à une pinte et demie; leur effet est plus marqué si on les fait chauffer au bain-marie. Quelques personnes ajoutent au premier verre demi-once de sulfate de magnésie.

Eau de Seydchutz.

Bourg de Bohême à peu de distance de Sedlitz. Bouillon-Lagrange a confondu cette eau minérale avec la précédente, et Hoffmann a cru qu'elle en était une ramification.

Propriétés physiques. Froide, claire, inodore, très amère et salée; par une longue exposition à l'air ou l'ébullition, elles forment un précipité blanc. Poids spécifique, 10060.

Analyse chimique. Nous n'avons qu'un essai d'analyse fait par le célèbre Bergmann, qui y a trouvé :

Beaucoup de sulfate de magnésie,
        du sulfate de chaux,
        du muriate de magnésie,
        du carbonate de chaux,
        du carbonate de soude.

Propriétés médicales. Purgatives et presque analogues à celles de Sedlitz; aussi conviennent-elles dans les mêmes circonstances, et leur mode d'administration est-il le même.

Eau de Seltz ou Selters.

Petite ville sur le Rhin et près de Colmar, à 126 lieues de Paris et 9 de Strasbourg.

Bergmann y a trouvé pour chaque 2 pintes $\frac{1}{4}$:

Gaz acide carbonique jusqu'à 60 pouces c.
Muriate de soude.......... 109 gr. $\frac{1}{2}$
Carbonate de magnésie..... 29 $\frac{1}{2}$
      de chaux........ 17
      de soude........ 24
                         ———
                         180   »

L'eau de Seltz douce est celle qui a perdu une grande partie de son acide carbonique.

Ces eaux sont apéritives, diurétiques et rafraîchissantes. Elles sont employées à combattre avec succès les fièvres bilieuses et adynamiques, le scorbut, les fleurs constitutionnelles, la ménorrhagie passive, l'affaiblissement des organes digestifs; quelques espèces de dartres et maladies herpétiques; elles favorisent la digestion, et sont également utiles aux hystériques et aux hypochondriaques. Il arrive souvent qu'elles augmentent considérablement la secrétion des urines.

Administration. Ces eaux doivent être bues froides, parce que la chaleur en dégage une partie du gaz acide carbonique. La dose en est d'une pinte à deux, à prendre dans la matinée et par verres. On peut les unir au vin pendant les repas. Mais je ne partage pas l'opinion de M. Patissier, qui croit qu'on peut aussi les prendre avec du lait.

La grande quantité d'acide carbonique que l'eau de Seltz contient doit nécessairement agir sur cette liqueur animale et en opérer la coagulation. Quand on ne boit pas ces eaux à la source, il faut les prendre le plus récentes qu'il est possible, parce que, lorsqu'elles sont en bouteilles depuis long-temps, elles perdent une partie de leur gaz, quelque bien bouchées qu'elles soient.

Eau de Spa.

Jolie petite ville du département de l'Ourthe (royaume des Pays-Bas), à 75 lieues de Paris et 6 de Liége.

Il n'est point d'eau minérale en Europe qui attire autant d'étrangers et dont la réputation soit plus étendue.

On trouve une infinité de sources dans ses environs. Voici leur analyse. :

Pouhon.

Gaz acide carbonique....	262	pouces cub.
Sulfate de soude..........	0 gr.	99
Muriate de soude..........	1	16
Carbonate de soude......	2	25
de chaux......	9	87
de magnésie..	1	80
Oxide de fer.............	5	24
Silice...................	2	26
Alumine.................	0	25
Perte...................	2	94

Geronstère.

Gaz acide carbonique....	160	pouces cub.
Sulfate de soude..........	0 gr.	62
Muriate de soude..........	0	64
Carbonate de soude......	1	43
de chaux......	5	20
de magnésie..	1	05
Oxide de fer.............	0	94
Silice...................	1	40
Alumine.................	0	15
Perte...................	1	03
	12 gr.	50

Sauvenière.

Acide carbonique........	241	pouces cub.
Sulfate de soude.........	0 gr.	05
Muriate de soude.........	0	25
Carbonate de soude......	0	60
de chaux......	0	50
de magnésie...	0	60

Oxide de fer..............	2 gr.	10
Silice...................	0	40
Alumine.................	0	10
Perte...................	0	90
	8 gr.	**50 c.**

Groesbech.

Gaz acide carbonique....	265	pouces cub.
Sulfate de soude.........	0 gr.	05
Muriate de soude........	0	15
Carbonate de soude.......	0	30
de chaux.....	2	40
de magnésie...	0	20
Oxide de fer.............	1	55
Silice...................	0	60
Alumine.................	0	10
Perte...................	0	55
	5 gr.	**90**

Premier tonnelet.

Gaz acide carbonique.....	280 gr.	
Sulfate de soude.........	0	06
Muriate de soude.........	0	15
Carbonate de soude.......	0	20
de chaux......	1	10
de magnésie...	0	30
Oxide de fer.............	2	70
Silice...................	0	60
Alumine.................	0	10
Perte...................	0	90
	6 gr.	**11**

Celle du petit tonnelet contient 262 pouces carrés de gaz acide carbonique, et 3 grains 70 de matière fixe. Quant à celle de Watron, je n'ai pas cru devoir la rapporter. Il est aisé de voir qu'on peut appliquer à ces analyses ce que j'ai dit de quelques autres, que le gaz acide carbonique ne pouvait pas exister à nu conjointement avec l'alumine et l'oxide de fer.

Propriétés médicales. Tant sous le rapport de l'agrément que sous celui de leurs vertus médicales, les eaux de Spa ont acquis une réputation européenne. Henricus, Abheers, Limbourg, de Presseux, Gilbert-Lymborch, Rye, Chrouet, etc., ont contribué à les faire connaître. D'après le grand nombre d'observations qu'on a recueillies, ces eaux sont apéritives, rafraîchissantes et toniques. Elles sont très utiles contre les écoulemens muqueux du vagin et de la matrice, les affections calculeuses des reins et de la vessie, et les catarrhes chroniques de cet organe, la faiblesse des organes digestifs, les pâles couleurs, les engorgemens du foie, de la rate et du mésentère; la jaunisse, la mélancolie, l'hypochondrie, la paralysie, et les épuisemens provenant de l'abus des plaisirs vénériens ou de la masturbation. Elles conviennent aussi dans l'hystérie, les fleurs blanches, la stérilité, le scorbut, la gravelle, la cachexie, les maladies vénériennes, les gonorrhées anciennes, l'écoulement trop abondant des règles, le manque d'appétit, les coliques, le hoquet, les vomissemens par faiblesse de l'estomac, les fièvres intermittentes anciennes, les démangeaisons à la peau, etc.

Généralement parlant, les personnes d'un tempérament robuste, et dont l'estomac n'est pas trop irritable, doivent faire usage de l'eau de Pouhon, qui se trouve la plus médicamenteuse pour la jaunisse, l'hypochondrie, les coliques néphrétiques, les règles trop abondantes, les pollutions, les engorgemens des viscères, tels que le foie, la rate, etc.; les gonorrhées chroniques; et en lavemens, contre les vers ascarides.

L'eau de Géronstère est plus convenable aux individus d'une constitution faible dans l'atonie de l'estomac, et les maladies qui en sont la suite, les suppressions menstruelles, les catarrhes pulmonaires chroniques, les vomissemens; la perte d'appétit, l'hypochondrie, les affections hystériques, et dans la plupart des maladies des femmes. On attribue à cette eau, comme à la précédente, la propriété de prévenir les fausses couches. Limbourg regarde cette dernière comme la plus efficace contre le tænia et les lombrics.

L'eau de la Sauvenière tient un juste milieu entre les deux dont nous venons de parler et d'examiner les propriétés; elle est plus spécialement employée contre le scorbut, la gravelle, les maladies de la peau, et surtout contre la stérilité.

L'eau de Groesbeck partage les vertus de la précédente, mais elle est un peu plus active. Celle des Tonnelets, dit M. Patissier, servent aux délices et aux plaisirs des étrangers. On les coupe, à table, avec le vin, le sirop de framboise ou de groseille.

Administration. On doit prendre les eaux de Spa le matin, à jeun, froides, à la dose de trois verres, qu'on porte successivement jusqu'à quinze, sans jamais dépasser ce point; on peut les couper avec un peu de vin. Il arrive quelquefois qu'elles portent à la tête, et qu'elles provoquent le priapisme, chez les sujets vigoureux qui en font un excès; mais ces effets ne tardent pas à se dissiper. La promenade favorise l'effet de ces eaux.

L'eau du Pouhon est celle qu'il convient le mieux de boire loin de la source, parce que, lorsqu'elle est enfermée dans des bouteilles bien bouchées, elle peut s'y conserver plusieurs années.

Dans la phthisie pulmonaire, les maladies inflammatoires, l'apoplexie, l'épilepsie, les squirrhes invétérés, ainsi qu'aux individus irritables, pléthoriques, etc., les eaux de Spa sont nuisibles.

Eau de Wals.

Bourg du département de l'Ardèche, à 8 lieues du Puy, et six de Viviers. On y compte six sources qui ont pour nom la Madeleine, la Marquise, la Marie, la Dominique, la Saint-Jean et la Camuse.

Voici l'analyse que M. Berthier a publiée dans les *Annales de Physique et de Chimie.* Sur une partie d'eau, il a trouvé :

Acide carbonique........	quantité indéterm.
Bicarbonate de soude...	0,007157
Carbonate de chaux....	0,000180
de magnésie..	0,000125
Peroxide de fer..........	0,000015
Hydrochlorate de soude..	0,000160
Sulfate de soude........	0,000053
Silice..................	0,000116

Tout porte à croire que le peroxide de fer était uni à l'acide carbonique. On voit que M. Berthier a été bien plus exact, en excluant de ces eaux les sulfates de fer et d'alumine, et que, par conséquent, notre observation est juste.

Propriétés médicales. Le docteur Madié a publié un ouvrage sur ces eaux, qui a beaucoup contribué à en faire connaître les propriétés. Ces eaux sont purgatives, apéritives, diurétiques et rafraîchissantes. Celles de la Camuse, de la Madeleine, de la Marquise et de Saint-Jean, sont très recommandées dans les fleurs blanches, les suppressions et l'écoulement trop abondant des menstrues, les pollutions, les engorgemens des viscères abdominaux et les faiblesses d'estomac. On accorde à la Camuse des propriétés contre le scorbut. Celle dite la Marie est vantée contre la stérilité, les affections calculeuses, les maladies des reins et de la vessie ; la Dominique est une des plus actives : elle est très salutaire dans les diarrhées chroniques, les hémorrhagies passives, et surtout dans les fièvres intermittentes rebelles.

Administration. A froid et à la dose de quatre verres le matin à jeun, qu'on augmente graduellement jusqu'à quinze tout au plus. Celle de la Dominique est de trois ou quatre verres pour les tempéramens ordinaires.

Eau de Vichy.

Petite ville du département de l'Allier, à 15 lieues de Moulins et 87 de Paris, dont les eaux minérales ont acquis une grande réputation, et font, comme dit fort bien M. Longchamp, la fortune et la richesse de la contrée.

Les sources de Vichy sont au nombre de sept : la grande Grille, le petit Puits Carré, le grand Puits Carré, le petit Boulet, Lucas, le gros Boulet, et la fontaine des Célestins ou du Rocher.

Analyse chimique. Plusieurs chimistes distingués, tels que MM. Geoffroy, Lassone, Mossier, Berthier et Puvis, Longchamp et Vauquelin, se sont livrés à l'analyse de ces eaux; ce dernier a fait connaître, dans le *Journal de Chimie médicale,* une substance verte, d'une nature particulière, qu'on y a trouvée.

M. Longchamp a reconnu dans 4000 gramm. d'eau de la grande Grille :

Gaz acide carbonique.....	3 gr.	7734
Bicarbonate de soude.....	19	9258
de chaux......	1	3993
de magnésie..	0	3397
Carbonate de fer.........	0	0503
Hydrochlorate de soude....	2	2803
Sulfate de soude..........	1	8900
Silice....................	0	2944

Et des traces d'une substance égale.

Dans 4000 du grand bassin des bains :

Acide carbonique libre....	4 gr.	2399
Carbonate de soude.......	19	9258
de chaux.......	1	3719
de magnésie....	0	3467
Muriate de soude.........	2	2803
Sulfate de soude..........	1	8900
Oxide de fer.............,	0	0266
Silice....................	0	2905

Dans 4000, source petit Puits Carré ou Chomel :

Acide carbonique libre.....	3 gr.	9592
Carbonate de soude........	19	9258
de chaux......	1	3985
de magnésie....	0	3407
Muriate de soude.........	2	2803
Sulfate de soude..........	1	8900
Oxide de fer.............	0	0123
Silice....................	0	2885

Dans 4000 de l'Hôpital :

Acide carbonique libre....	3 gr.	9176
Carbonate de soude........	20	2054
de chaux......	2	0894
de magnésie....	0	3307
Muriate de soude.........	2	1705
Sulfate de soude..........	1	6810
Oxide de fer.............	0	0080
Silice....................	0	1911

Dans 4000 des Acacias :

Acide carbonique libre....	5 gr.	1450
Carbonate de soude........	20	2054
de chaux........	2	2675
de magnésie.....	0	3886
Muriate de soude..........	2	1705
Sulfate de soude..........	1	6810
Oxide de fer.............	0	0680
Silice..................	0	2040

Dans 4000 de celle des Célestins :

Acide carbonique libre....	4 gr.	4582
Carbonate de soude.......	21	2961
de chaux........	2	4414
de magnésie.....	0	2910
Muriate de soude.........	2	3162
Sulfate de soude.........	1	1018
Oxide de fer.............	0	0237
Silice.................	0	4525

Je n'admets point, dans ces analyses, comme M. Long-champ, l'oxide de fer libre, en même temps que l'acide carbonique, à cause de l'affinité qu'ont cet oxide et cet acide pour s'unir et former un carbonate qu'un excès de cet acide doit tenir en dissolution dans l'eau. Il peut se faire que ce soit aussi l'opinion de ce chimiste, et qu'il ait cru qu'il suffisait d'indiquer les portions d'oxide de fer, pour faire connaître celles de son carbonate.

J'ai déjà parlé d'une matière verte qui se forme sur l'eau minérale de Vichy; M. Darcet en a recueilli lui-même à la fontaine de l'Hôpital, et en a fait la remise à M. Vauquelin, qui l'a analysée avec ce talent et cette précision qu'il apportait dans toutes ses opérations.

On peut regarder les eaux de Vichy comme apéritives, fondantes, stomachiques, toniques, et propres à com-battre avec succès les maladies chroniques dont le siége est dans les viscères du bas-ventre, ainsi que celles du foie, de la rate, de l'estomac et des parties adjacentes. On les emploie en bain, en douches et en boisson; leur usage en bain ne date pas de long-temps. Comme leur température, du moins celle des Puits Carrés, est trop

élevée, on les coupe avec l'eau de la rivière. Elles produisent de très bons effets contre les pâles couleurs, les
fleurs blanches, les irrégularités de la menstruation, les
maladies qui surviennent à leur cessation, les paralysies,
les ankiloses, les engorgemens des articulations, la
goutte, les rhumatismes anciens, les scrophules, les affections nerveuses provenant des hypochondres, les coliques hépatiques; en un mot, les affections morbifiques
que nous allons signaler en parlant de leurs effets en
boisson.

En boisson. Elles possèdent des vertus bien constatées
contre les maladies des reins et de la vessie, les désordres
de l'estomac, les vomissemens, à moins qu'ils ne soient
dépendans d'une tumeur squirrheuse ou d'une lésion
organique; la chlorose, les fleurs blanches constitutionnelles, les fièvres intermittentes rebelles, les coliques
néphrétiques, quelques exanthèmes chroniques reconnaissant pour cause les altérations des viscères abdominaux, les concrétions biliaires, la gravelle, les obstructions du bas-ventre, etc., etc.

Un des effets remarquables de l'usage de ces eaux,
c'est de donner aux urines un caractère alcalescent;
M. Darcet s'est convaincu qu'elles le conservent long-
temps après en avoir cessé l'emploi.

Il est quelques unes de ces sources qui ont une application particulière. Ainsi celle de l'Hôpital est employée
plus spécialement contre ce qu'on appelle les laits répan-
dus, les dépôts laiteux, la péritonite puerpérale chronique
et les autres maladies qui surviennent après les couches.
Elles sont également utiles contre les crampes d'estomac,
les coliques nerveuses, les rhumatismes articulaires, etc.
Celles de la Grande Grille, contre les obstructions; celle
des Acacias produit de bons effets contre les tumeurs scrophuleuses et les engorgemens mésentériques; celle du
Puits Carré, dans les catarrhes pulmonaires reconnaissant pour cause une affection sympathique de l'estomac,
et contre les toux que laissent à leur suite les pleurésies
bilieuses. Dans ces cas, M. Lucas, cité par M. Patissier,
recommande de couper ces eaux avec l'eau gommée.

Administration. Il est aisé de voir que la dose à laquelle
on doit prendre ces eaux, de même que les précédentes,

doit être relative à l'âge, à la constitution des individus ainsi qu'à leur état. Le plus souvent elle est d'une à deux pintes à boire par verrées, dans toute la matinée; les personnes qui ont un tempérament délicat les coupent soit avec le petit-lait, soit avec le sirop de gomme, ou bien avec quelque infusion mucilagineuse. Ces eaux ne sont ni purgatives ni sudorifiques, du moins en boisson; elles paraissent diriger leur action vers les urines; celles de la source des Célestins sont prises quelquefois comme un moyen préparatoire pour l'emploi des autres, qui sont plus énergiques.

Ces eaux se conservent long-temps par le transport; celles qu'on expédie de préférence sont les sources de la Grande Grille et de l'Hôpital.

Quelques médecins les regardent comme étant nuisibles aux personnes délicates et maigres, ainsi qu'à celles qui sont atteintes du scorbut ou de maladies de poitrine.

Eau de Molitx.

La grande chaîne de montagnes connue sous le nom de *Pyrénées* décrit une ligne presque droite, et s'étend de l'Océan à la Méditerranée.

Analyse chimique. Je suis le premier qui me sois livré à l'examen chimique de cette eau; le résultat de mon travail, qui a paru dans les *Annales de Chimie* et les *Annales cliniques de Montpellier*, donne pour chaque litre :

Gaz acide hydrosulfurique $\frac{1}{4}$ du volume de l'eau,
    acide carbonique.................. $\frac{1}{2}$ volume,
Hydrochorate de soude............ 0 gram. 19
Sulfate de soude................. 0   052
Carbonate de soude............... 0   14
     de chaux.............. 0   001
Silice........................... 0   085
Perte............................ 0   043

Propriétés médicales. Une longue suite d'observations recueillies par les médecins du Roussillon ont constaté leurs vertus contre les maladies cutanées et toutes celles qui sont combattues avec succès par les eaux de Barèges, de Bonnes, etc. Ces eaux sont très usitées en boisson; on les prend à jeun, de quart d'heure en quart d'heure;

la dose est de trois à six verres; on peut les couper avec le lait.

Eaux de Rennes.

Les bains de Rennes, connus jadis sous le nom de *Bains Montferrant*, sont situés dans le 4me arrondissement du département de l'Aude, au ci-devant diocèse d'Alet, à 6 lieues de Carcassonne; 15 sud-ouest de Narbonne, 3 sud-est de Quillan, et 3 nord-ouest de Caudiez.

On y trouve cinq sources, dont quatre alimentent les bains; la cinquième est connue sous le nom d'*eau du Cercle*: c'est celle qui est très employée en boisson.

Analyse chimique. M. Reboulh et moi sommes les seuls qui nous soyons occupés de l'analyse des eaux de Rennes. D'après notre analyse, quarante kilogrammes d'eau du Cercle contiennent :

Gaz acide carbonique....	17 centimètres c.
Muriate de magnésie....	8 grammes,
Sulfate de magnésie.....	6
de chaux.........	5
Carbonate de chaux....	2
de magnésie..	3
de fer........	6
Silice et perte..........	2
	32 grammes.

Propriétés médicales. Les vertus de l'eau du Cercle sont constatées par de nombreux succès. Elles doivent être rangées parmi les eaux acidules ferrugineuses les plus énergiques, et propres à remplacer avantageusement les eaux de Spa, Forges, Pyrmont, Aumale, Pougues, etc. Elles sont rafraîchissantes, toniques, désobstruantes, diurétiques et antispasmodiques. Elles conviennent dans les suppressions menstruelles, le relâchement de la fibre, et les fièvres invétérées. En général, elles produisent de bons effets dans les affections pituiteuses, les engorgemens lymphatiques, la chlorose, lorsque ces maladies ont parcouru les périodes d'irritation et d'inflammation, et que la nature a besoin d'un fondant tonique et apéritif, pour rétablir ses mouvemens critiques et l'équilibre des forces vitales.

Cette eau est recommandée aussi aux tempéramens pituiteux qui se plaignent d'inappétence, de langueur d'estomac, de vomissemens chroniques, etc.

Administration. Le matin, à jeun, un verre toutes les demi-heures. La dose est de trois à six verres ; on peut les couper avec le vin et en faire sa boisson habituelle dans quelques circonstances. Voyez à cet égard ma *Dissertation sur les eaux minérales de Rennes.*

Eau de Rieu-Majou.

Les eaux minérales de Rieu-Majou, n'ayant jamais été annoncées ni analysées par aucun chimiste, je n'aurai point à parler de leur histoire.

Elles sont situées dans le département de l'Hérault, au sud de la Salvetat, dans un vallon très étroit, distant de demi-lieue de cette ville, et à environ 120 pas d'une petite rivière appelée l'Agoust. Elles sortent en abondance de divers points d'une prairie qui tapisse le coteau.

Analyse. J'ai entrepris l'analyse de ces eaux, que je me propose de faire connaître dans un mémoire particulier. Je vais me borner à en publier ici les résultats.

Quinze kilogrammes d'eaux minérales de Rieu-Majou contiennent, en dissolution, 405 pouces cubes de gaz acide carbonique libre, faisant environ la moitié du volume de l'eau :

Hydrochlorate de magnésie..	1	274
de chaux.....	0	956
de soude.....	0	532
Carbonate... de magnésie...	6	264
de chaux.....	5	946
de fer.......	4	460
Substance siliceuse et perte..	0	212

─────────

34 465.

Quinze grammes 2966 de la substance ocreuse que déposent les eaux minérales de Rieu-Majou, en sortant de la source, donnent, par l'analyse chimique :

Carbonate de magnésie........	5 gr.	7365
de chaux.........	4	8330
de fer............	4	0895
Substance siliceuse et perté...	0	0637
	15	2960

Propriétés médicales. Les eaux minérales de Rieu-Majou, d'après leurs principes constituans, doivent être rangées parmi les eaux acidules et ferrugineuses les plus énergiques, comme celles de Spa, Pougues, Pyrmont, etc. Prises à l'extérieur, elles sont en conséquence rafraîchissantes, diurétiques, antispasmodiques ; elles peuvent convenir dans les obstructions des viscères, les relâchemens des viscères de la fibre, les suppressions menstruelles, la chlorose et les fièvres invétérées.

Administration. Ces eaux doivent être bues le matin à jeun, à la dose de trois à six verres, à prendre de quart d'heure en quart d'heure. On peut les couper avec le vin, ce qui les rend beaucoup plus agréables. Pour les poitrines délicates, on peut y ajouter parties égales d'eau.

La grande quantité d'acide carbonique que ces eaux contiennent exige beaucoup de soin pour leur transport. Elles doivent être mises dans de grandes bouteilles, bien bouchées et goudronnées ; nonobstant ces précautions, elles perdent encore une partie de leurs vertus.

Eau de Sylvanès.

Village du département de l'Aveyron, à 6 lieues de Rhodez. On y trouve deux sources.

Analyse chimique. La seule que nous connaissons est due à M. Virenque, directeur de l'Ecole de Pharmacie de Montpellier. Chaque livre d'eau lui a donné :

Acide carbonique....................	5 grains,
Acide hydrosulfurique.............	quantité indét.
Sulfate de soude....................	2 grains,
Hydroclorate de soude........	
de magnésie....	āā.. 2 grains,
Carbonate de fer............	

Propriétés médicales. Ces eaux sont employées en bain

dans les affections nerveuses, certaines paralysies, les rhumatismes chroniques, les maladies de la peau, les rachitis, les ankiloses, etc.

En boisson, celles de la petite source sont très estimées pour le traitement des fleurs blanches, des suppressions menstruelles, des maladies de poitrine anciennes, de la toux convulsive, de l'asthme, etc.

Administration. A jeun le matin, par verres à la dose de trois à six. On peut les couper avec le lait.

Ces eaux sont nuisibles dans les cas d'épuisement, ainsi qu'aux hémoptoïques et à ceux qui sont dans un état de phthisie pulmonaire commençante.

Les eaux d'Yeuset, village situé à 4 lieues d'Alet, sont aussi très employées en boisson; mais nous n'avons pu nous procurer aucun renseignement assez exact pour pouvoir les faire connaître. Au reste, les eaux d'Availles, de Molitx, de Rennes, de Sylvanès, etc., feront partie bientôt de celles du dépôt de M. Guitel.

FORMULES DE QUELQUES EAUX MINÉRALES ARTIFICIELLES.

Eau de Bussang, pour boisson.

℞ Protocarbonate de soude... ℈ vj
             de fer..... ℈ ß
Eau pure................ ℔ j ℥ iv.

Plusieurs verres dans la journée.

EAUX ACIDULES GAZEUSES.

Eau acidule simple.

℞ Eau distillée............... ℔ ij
   Gaz acide carbonique, cinq fois son volume, qu'on fait absorber à cette eau par une forte pression au moyen d'un appareil particulier qu'on trouve décrit dans la *Pharmacopée* de MM. Henri et Guibourt.

Cette eau est rafraîchissante, antiseptique et antiémétique. On la donne seule ou avec d'autres boissons; elle donne au vin un excellent goût.

Eau alcaline gazeuse.

℞ Eau acidule ci-dessus.............. ℥ xviij
Bicarbonate de potasse cristallisé... ℨ j.

On fait dissoudre ce sel dans l'eau avant de la saturer d'acide carbonique. Chaque once de cette eau contient 4 grains de bicarbonate de potasse. Digestive, contre la gravelle; par verres, seule, ou coupée avec toute autre boisson.

Eau magnésienne gazeuse.

℞ Acide carbonique............ 5 litres,
Sous-carbonate de magnésie... 5 grammes,
Eau distillée................ 1.

On distribue dans des bouteilles de 20 onces.

Eau magnésienne saturée.

℞ Acide carbonique............ 6 litres,
Sous-carbonate de magnésie.. 15 grammes,
Eau........................ 1 litre.

Eau de Seltz.

℞ Eau pure................... litres 10
Acide carbonique............ litres 50
Carbonate de chaux.......... 1 once,
Sous-carbonate de magnésie....... 129 grains.

On distribue cette eau dans des bouteilles de 20 onces, dans lesquelles on a préalablement versé, par portion égale, une solution de :

Chlorure de sodium (sel marin)... ℨ vj Ә ij
Carbonate de soude cristallisé..... ℨ j ß
Eau........................ ℥ viij.

On peut la charger un peu plus d'acide carbonique. On fait un grand débit de cette eau à Paris, qu'on prend pendant le repas, coupée avec le vin, comme digestive. Elle produit aussi de bons effets comme lithontriptique.

Eau de Vichy.

D'une part :

℞ Eau pure...................... litres ix
Acide carbonique............. litres xx.

D'autre part, dans une autre bouteille :

℞ Eau.......................... litres 1
Sel marin...................... 2 gram. 3
Sulfate de soude cristallisé.......... 4 gr. 6
Sulfate de magnésie............. 1 gr.
Protosulfate de fer (couperose verte). 0 gr. 2.

Après la solution de ces sels, on y ajoute :

Bicarbonate de soude............ 66 grammes, 3
Hydrochlorate de chaux........ 6 2.

On agite et l'on distribue la liqueur dans seize bouteilles de vingt onces, qu'on achève de remplir avec l'eau gazeuse ci-dessus, et l'on bouche soigneusement.

Digestive, contre les graviers.

Eau de Plombières.

℞ Eau................... 1 litre,
Carbonate de soude...... 3 gr. $\frac{1}{2}$
Sulfate de soude......... 2 33
Hydrochlorate de chaux.. 1 08
Chlorure de sodium..... 0 66
Silice................... 1 33
Gelatine................. 1 08.

Bain de Barèges factice. (Pour un bain.)

℞ Carbonate de soude................. ℥ ij
Sulfate de soude................... ℥ j
Sel marin.......................... ℥ j
Gélatine sèche..................... ℥ ij
Sulfure de soude liquide à 25 degrés.. ℥ x
Eau................................ ℥ iv
Pétrole distillé............. gouttes v.

On fait dissoudre la gélatine et les sels dans l'eau, l'on

y joint ensuite le sulfure de soude et le pétrole, on l'enferme dans une bouteille bien bouchée et on le délaie, au besoin, dans la baignoire.

Contre les maladies de la peau, etc.

EAUX DE TOILETTE.

Nous comprenons sous ce nom les eaux cosmétiques. Nous allons faire connaître les plus renommées.

Eau des Alpes, par M. Lieutaud. (Brevet d'invention.)

Alcool à 33 degrés...............	2 litres,
Essence de fleur d'orange	
de cédrat...... } āā	1 once 2 gros,
de bergamote...	
de citron....... } āā	4
de Portugal....	
de girofle.............	1
d'absinthe.........	2.

On mêle toutes ces essences avec l'alcool, et l'on agite ; on filtre quand la dissolution est complète. Cette eau est employée pour la toilette ; elle a une odeur très agréable. (1)

Eau de bouquet ou de toilette.

♃ Eau de miel....................	℥	ij
Teinture de girofle	℥	j
d'acore aromatique.		
de lavande........ } āā	℥	ß
de souchet long....		
Eau sans pareille................	℥	iv
Teinture de jasmin.............	℥	ix
d'iris de Florence.........	℥	j
de Néroli... gouttes,		xx.

---

(1) M. Lieutaud n'a pas indiqué les doses de l'alcool ni des essences ; nous avons cru devoir donner ces proportions, qui nous ont donné un produit très suave.

(*Note du Rédacteur.*)

Eau de Cologne, par M. Pléney. (Brevet d'invention.)

Alcool à 33 degrés............	24 kil.	cent.
Essence de Néroli.........	0	0146
de citron............	0	0440
de bergamote......	0	0146
de cèdrat..........	0	0146
Eau de la reine de Hongrie..	0	0440
de lavande............	0	0097
de vulnéraire.........	0	0110
de romarin............	0	0072.

On fait dissoudre toutes ces essences dans l'alcool en ayant soin d'agiter bien le mélange; l'on ajoute ensuite les eaux aromatiques, et l'on expose le tout dans un vase de verre fermé, pendant deux jours, à une chaleur modérée. Au bout de ce temps on filtre et on met en rouleaux.

Eau ou Rouge, liquide qui s'applique sur la peau, par mademoiselle Sophie Goubert. (Brevet d'invention.)

Alcool à 36 degrés........	4	onces,
Eau distillée....	2	
Carmin, 1re qualité.......	20	grains,
Ammoniaque...........	10	*id.*
Acide oxalique...........	6	*id.*
Sulfate d'alumine (alun)...	6	*id.*
Baume de la Mecque.....	10	*id.*

Mêlez l'alcool avec l'eau distillée ; ajoutez l'acide oxalique, l'alun et le baume de la Mecque ; agitez le mélange; tenez la bouteille à une douce chaleur pendant cinq à six heures pour faciliter la dissolution du baume par l'alcool : filtrez.

Triturez le carmin dans un mortier de verre avec l'ammoniaque, et versez-y peu à peu la liqueur ci-dessus. Mettez le tout dans une bouteille, agitez, et laissez en repos pendant dix minutes; décantez la liqueur, et le rouge est fini.

Lorsqu'on veut s'en servir, on agite la bouteille, on y trempe ensuite un petit pinceau à plumes, ou le bout du doigt, on l'étend légèrement sur la partie que l'on veut colorer. Ce rouge imite parfaitement le naturel et ne se détache pas, même quand on essuie la peau mouillée par la transpiration.

Eau d'héliotrope.

℞ Vanille......................... ℥ iij
    Eau de fleur d'orange double.. ℥ vj
    Alcool à 33 degrés........ litre 1.

Colorez avec la teinture de cochenille.

Eau de miel odorante.

℞ Miel de Narbonne........ ℔ ß
   Coriandre.............. ℔ ß
   Zestes frais de citron...... ℥ j
   Girofle................. ℥ vj
   Muscade..........
   Benjoin........... } ãã ℥ ß
   Storax calamite......
   Vanille................ ℥ iij
   Eau de rose........ } ãã ℥ v
     de fleur d'orange.
   Alcool à 35 degrés........ ℔ iij.

Ce cosmétique a une odeur très suave.

Nouvelle eau de Cologne, par Marie de Dijon. (Brevet d'invention.)

℞ Alcool à 33 degrés......... 30 litres,
   Eau.................... 15
   Essence de bergamote....... 12 onces,
     de cédrat.....
     de citron.....
     de Néroli.... } ãã 2
     de Portugal...
     de girofle....
     de romarin........ » 4 gros,
   Teinture de Benjoin........ 4
   Chardon-benit........... 1
   Feuilles de citronnelle...... 1
     de menthe......... 1
     de mélisse......... 2
     d'Angélique......... 2

Cannelle...................   o   2 gros,
Macis.....................   o   2
Anis étoilé...............   8

On laisse infuser pendant huit jours et l'on distille pour en retirer environ 35 litres d'eau de Cologne.

Eau de Cologne du Codex.

℞ Essence de bergamote.... ⎫
          de citron........   ⎪
          de limette.......   ⎬ āā ℥ ij
          d'orange........   ⎪
          de petit grain....   ⎭
          de cédrat. ......   ⎫ āā ℥ j
          de romarin......   ⎭
          de lavande......   ⎫ āā ℥ ß
          de fleur d'orange.   ⎭
          de cannelle...........   ℥ j
Esprit de romarin...............   ℥ viij
Eau de mélisse composée.........   ℔ iij
Alcool à 32 degrés...............   ℔ xij.

Distillez au bain-marie, presque à siccité, et ajoutez :

Eau de bouquet................. ℔ j.

Eau des odalisques, par M. Bacheville. (Brevet d'invention.)

Alcool à 32 degrés................   4 bouteilles,
Eau de rose.......................   1
Crême de tartre soluble...........   4 onces,
Styrax............................   1 once 4 gros,
Racine de pyrèthre.......... ⎫ āā 1 once 4
       de souchet..........   ⎭
Galanga................................   1
Baume liquide du Pérou....... ⎫ āā..   5
       sec du Pérou........   ⎭
Vanille................................   1
Cannelle fine............... ⎫
Racine d'angélique de Bohème. ⎬ āā..   1
Semences d'aneth........... ⎪
Essence de menthe........   ⎭
Cochenille........................   »   ⅓.

On pulvérise les racines et on met toutes les substances à infuser pendant huit jours, dans un grand matras en verre.

En lotion, elle est très appropriée à la toilette; mêlée avec six parties d'eau, elle nettoie parfaitement la peau sans la relâcher.

Pour entretenir la bouche en bon état, on ajoute de 25 à 30 gouttes de cette eau dans un demi-verre d'eau froide ou tiède; on double la dose quand les gencives sont gonflées, fongueuses, livides, saignantes et douloureuses. Dans ces différens cas, il faut gargariser plusieurs fois par jour.

Eau de Paris, par M. Laugier. (Brevet d'invention.)

℞ Alcool à 33 degrés............... 8 pintes,
   Essence de citron.....
            de bergamote. } āā 2 onces,
            de Portugal...
            de Néroli.............. 4 gros,
            de Romarin........... 2 gros.

Eau des rosières, par M. Briard. (Brevet d'invention.)

Préparation des esprits qui entrent dans la composition de cette eau.

1°. *Esprit de rose.*

℞ Roses mondées de leur calice.. 25 livres,
   Alcool à 33 degrés........... 30 pintes,
   Eau....................... 8 pintes.
Tirez par la distillation les 30 pintes d'alcool, et redistillez-les au bain-marie avec 30 livres de roses.

2°. *Esprit de jasmin.*

℞ Huile de jasmin, première qualité.. 4 livres,
   Alcool à 33 degrés.............. 4 pintes.

Mettez-les dans une bouteille, remuez trois fois par jour, et au bout de huit jours tirez au clair.

3°. *Esprit de fleur d'orange.*

℞ Fleur d'orange......... 12 livres,
  Alcool à 33 degrés...... 24 pintes,
  Eau................... 6 pintes.
Distillez au bain-marie et retirez-en 24 pintes.

4°. *Esprit de concombre.*

℞ Concombre.......... 24 livres,
  Alcool à 33 degrés.... 24 pintes,
  Eeau............... 6 pintes.

Distillez au bain-marie pour obtenir 24 pintes de liqueur, que l'on redistille avec la même quantité de concombre.

5°. *Esprit de céleri.*

℞ Graine de céleri nouvelle.. 12 livres,
  Alcool à 33 degrés....... 24 pintes,
  Eau de rivière........... 6 pintes.
Distillez au bain-marie pour obtenir 20 pintes de liqueur.

6°. *Esprit d'angélique.*

℞ Racine d'angélique sèche et de l'année.. 15 livres,
  Esprit de vin à 33 degrès............. 20 pintes,
  Eau de rivière..................... 5 pintes.
Distillez au bain-marie et tirez 20 pintes.

7°. *Teinture de benjoin.*

℞ Benjoin en larmes, réduit en poudre.. 6 livres,
  Alcool à 36...................... 12 pintes.
Au bout de quinze jours d'infusion, filtrez.

Composition de l'eau.

℞ Esprit de rose.......... 4 pintes,
    de jasmin........ 1
    de fleur d'orange.. 1
    de concombre.... 2 $\frac{1}{4}$
    de céleri........ 2 $\frac{1}{4}$
    d'angélique...... 2 $\frac{3}{4}$
  Teinture de benjoin........ » $\frac{3}{4}$
Ajoutez quelques gouttes du baume de la Mecque.

Eau spiritueuse royale, par MM. Mayer et Naquet.
(Brevet d'invention.)

℞ Alcool à 33 degrés............... 4 litres
Essence de Néroli.................. 1 once 4 gros,
   de bergamote. ⎫ āā.. 9
   de citron.... ⎭
   de thym....   ⎫ āā.. 2   4
   de romarin... ⎭
Baume de Tolu en poudre......... 10
Benjoin en poudre................ 6
Vanille.......................... 0   2
Essence de rose.................. 0   1

On distille au bain-marie pour en retirer environ 3 litres de liqueur, que l'on mêle avec 90 pintes de même alcool. On jette sur le résidu qui est resté dans l'alambic, 15 litres d'eau de fleur d'orange, et l'on distille pour en retirer dix, que l'on unit à la liqueur alcoolique.

Certificat d'addition et perfectionnement.

℞ Essence de bergamote....... 12 onces,
   de citron........... 10
   de néroli superfin.... 2
   de romarin......... 2
   de thym........... 1
   de lavande......... 3
Benjoin........... ⎫ āā.. 12
Baume du Pérou.... ⎭
Baume de Tolu............... 10
Vanillon................... 4
Gingembre................. 0   4 gros,
Essence de menthe.......... 0   4
   de girofle......... 0   1
Alcool à 33 degrés.......... 12 pintes.

Après huit jours d'infusion, on distille au bain-marie, et l'on mêle le produit avec 90 pintes du même alcool, dans lequel on a ajouté quatre pintes de fleur d'orange double.

Cette sorte d'eau de Cologue est très suave et très chargée d'essence.

Eau de Stahl, par M. Manseau. (Brevet d'invention.)

    ♃ Alcool à 33 degré............ 9 litres,
        Racine de pyrèthre.......... 5 onces,
                de souchet........... 3
                de tormentille....... 3
        Baume du Pérou........... 3
        Cannelle fine. .... 5 gros,
        Galéga....................... 1 once,
        Ratanhia.................... 1 once.

On pulvérise ces substances et on les laisse infuser dans l'alcool pendant six jours ; on filtre alors la liqueur et l'on y ajoute :

    Huile de menthe............. 1 gros $\frac{1}{2}$
    Cochenille en poudre........ 4 gros.

Après quatre jours d'infusion, l'on filtre.

Eau stomophéline d'Aubril. (Brevet d'invention.)

C'est une infusion de quinquina en poudre dans l'esprit de vin coloré par la racine d'orcanette, à laquelle on ajoute quelques gouttes d'huile de menthe et de girofle.
    Cette eau est employée comme odontalgique, pour conserver les dents, affermir les gencives, etc.

Eau des Templiers, ou Eau de Cologne balsamée de M. Fabré. (Brevet d'invention.)

    ♃ Alcool............. 5 pintes,
        Ether acétique..... 0   8 onces,
        Baume de Judée.... 1 livre,
        Résine de gaïac..... 1
        Fèves grecques. 0   8
        Badiane............ 0   1

Concassez ce qui doit l'être, mêlez bien et distillez après quarante huit heures de digestion ; ajoutez au produit de cette distillation :

℞ Essence de fleur d'orange..   5 onces 4 gros,
       de cédrat................. 11
       de romarin.............. 3
       de lavande.. ... } āā.. 4
       de thym........ }
       de citron....... } āā.. 10
       de bergamote.... }
   Eau de mélisse.................. 12
       de roses doubles.. } āā.. 5
       de jasmin....... }

Distillez, et conservez le produit dans un flacon bien bouché.

Eau sans pareille.

℞ Essence de citron...... ℥ ß
       de bergamote... ℥ ij ß
       de cédrat....... ℥ ij
  Esprit de romarin...... ℥ viij
  Alcool à 35 degrés..... ℔ vj.

ÉLECTUAIRES.

On comprend sous ce nom et sous celui de confections et d'opiats des médicamens composés, pour l'ordinaire, de poudre, de pulpe, de miel ou de sucre, de sorte que les trois genres de médicamens précités sont composés des mêmes ingrédiens, et ne diffèrent entre eux que par leur dénomination. Les *conserves* ne sont même que des électuaires simples, et les *tablettes* des électuaires secs.

Jadis on entendait par électuaire et par confection des compositions parfaites, et dans lesquelles on n'employait que des drogues bien choisies, et c'est du mot *electus*, choisi, que provient celui d'*électuaire*. On réservait le nom d'*opiats* à celles qui contenaient de l'opium. Maintenant il existe plusieurs électuaires nommés *opiats*, qui ne contiennent pas un atome d'opium; cependant ce nom est plus ordinairement donné à quelques électuaires magistraux (1).

____

(1) On nomme médicamens *officinaux* ceux que l'on con-

Les électuaires ont été inventés, dit Baumé,

1°. Pour corriger l'action trop violente de certaines drogues;

2°. Pour augmenter la vertu de quelques autres;

3°. Pour unir par ce mélange et par la fermentation que ces médicamens éprouvent, après qu'ils sont faits, la vertu des drogues (1);

4°. Pour conserver plus long-temps les médicamens avec toutes leurs propriétés;

5°. Pour les rendre plus faciles à prendre, et ne pas faire attendre les malades. Il est quelques électuaires de peu de conservation, et qui exigent des préparations particulières que nous ferons connaître. Sans nous arrêter à la division qu'en a faite Baumé en *électuaires altérans* et *électuaires purgatifs*, nous allons suivre l'ordre alphabétique.

Électuaire bénédict laxatif.

℞ Racine de turbith............
Écorce de petite ésule préparée, } ā̄ā.. ℥ x

Diagrède....................
Hermodacte .... } ā̄ā.. ℥ v
Roses rouges ....

Semences de saxifrage ....
       d'amomum ....
       d'ache .... } ā̄ā... ℥ j
       de persil..........
       de carvi..........

serve préparés dans les officines, et *magistraux*, ceux qui, n'étant pas susceptibles de se conserver, sont préparés au moment du besoin.

(1) L'expérience a démontré que les ingrédiens qui composent certains électuaires éprouvent une sorte de fermentation qui leur donne de nouvelles propriétés. Il est aussi reconnu que plusieurs de ces monstrueuses compositions possèdent des vertus bien différentes de chacun de leurs constituans; c'est sans doute à cause de cela qu'on en a conservé le plus grand nombre dans les officines.

Semences d'asperges............⎫
     de fenouil............|
     de petit houx........|
     de cardamomum major.|
     de lithospermum.....|
Girofles.....................|
Spicanard....................⎬ $\widetilde{aa}$... ʒj
Gingembre....................|
Safran.......................|
Poivre de la Jamaïque........|
Macis........................|
Galanga......................|
Sel gemme....................⎭
Miel blanc dépuré................ ℔ j ß.

On réduit séparément ces substances en poudre, on les mêle, et, après les avoir tamisées, on les délaie dans le miel un peu chauffé.

On administre cet électuaire à la dose d'un gros à un once pour évacuer la pituite, les sérosités, ainsi que pour provoquer le flux menstruel, contre les obstructions, etc.

E. Catholicum double, ou élect. de rhubarbe et de séné composé.

♃ Racines de polypode.......... ℥ viij
    de chicorée............ ℥ ij
    de réglisse............ ℥ j
Feuilles d'aigremoine, ⎫ $\widetilde{aa}$... ℥ iij
  de scolopendre, ⎬
Semences de violettes.......... ℥ ij
Eau........................... ℔ ß.

Faites bouillir dans cette eau, coulez avec expression, et ajoutez :
  Sucre........................ ℔ ij ℥ iv.

Faites un sirop épais, dans lequel vous délaierez :
Pulpe de tamarin, ⎫ $\widetilde{aa}$.......... ℥ iv
Extrait de casse, ⎬
Quatre semences froides en pâte (1). ℥ iij.

─────────────────────

(1) On prescrit maintenant, avec raison, de ne pas y mettre de semences froides.

Enfin, on y ajoute un mélange très bien fait des poudres suivantes :

Poudre de rhubarbe,   ⎫
de séné,....   ⎬ āā...... ℥ iv
de réglisse .... ℥ j
de semence de fenouil... ℥ ß j.

Purgatif doux et astringent, qu'on administre dans les diarrhées et dysenteries, à la dose de deux gros à deux onces.

E. cariocostin.

℞ Costus....   ⎫
Girofle, ...   ⎬ āā... ℨ ij
Gingembre,   ⎪
Cumin,...   ⎭
Diagrède,...   ⎫
Hermodactes,   ⎬ āā... ℨ ß
Miel dépuré........... ℨ vj.

On pulvérise toutes ces drogues séparément, et on les délaie dans le miel liquéfié. La dose est depuis un gros jusqu'à une once, comme purgatif.

E. confection alkermès.

℞ Graines de kermès... ℥ j
Santal citrin........ ℥ j ß
Roses de Provins... ℨ vj
Cassia lignea........ ℨ iij
Perles, (1)   ⎫
Coráil rouge,   ⎬ āā.. ℥ ß
Cannelle.......... ℥ iij
Cochenille........ ℨ ij.

On pulvérise le tout séparément, l'on mêle, et l'on prend :

Poudre ci-dessus.... ℥ iv
Sirop de kermès.... ℔ j
Alun en poudre.... ℈ j
Feuilles d'argent.... ℥ xij.

---

(1) L'on supprime avec juste raison les perles.

On délaie toutes ces poudres dans le sirop de kermès, et on y ajoute ensuite les feuilles d'argent, en prenant garde de ne pas les trop briser ; ces feuilles ne sont là que comme ornement.

Cet électuaire est regardé comme fortifiant et tonique ; on l'administrait dans les palpitations et les syncopes, contre l'avortement ; et la dose est de 24 à 72 grains.

E. confection d'hyacinthe ou confection de safran composée.

℞ Terre sigillée préparée, } āā... ℥j
Yeux d'écrévisse, *id.*

Cannelle fine en poudre........ ℨ iij

Santal citrin, *id...*
         rouge, *id...*
Dictam de Crète *id.*, } āā...... ℨj
Myrrhe, *id.......*
Safran, *id........*

Miel de Narbonne............. ℥ iij
Sirop d'œillets .... ℥ vj.

On fait fondre le miel dans le sirop, on y délaie la poudre de safran, et on l'y laisse en macération pendant douze à quinze heures pour lui donner de la couleur ; alors on y délaie les poudres.

Cet électuaire est absorbant, cordial et stomachique. On l'administre contre les aigreurs de l'estomac, les dévoiemens, etc. : la dose est de 20 120 grains. Ce nom de confection d'hyacinte lui vient de ce que jadis on y faisait entrer des *hyacinthes ;* mais ces pierres siliceuses, ainsi que les *émeraudes, grenats, rubis, topazes,* que plusieurs pharmaciens y introduisaient, ne faisant que rendre ce médicament d'un prix trop élevé sans rien ajouter à ses propriétés, ont été justement tirées de cette formule. Celle que nous donnons appartient à MM. Henry et Guibourt.

E. diaphénix de Mesué, réformé par Fernel, ou élect. de scammonée et de turbith composé.

℞ Pulpe de dattes cuites dans l'hydromel.. ℔ ß
    Amandes douces mondées .... ℥ iij ß
    Sucre en poudre..................... ℔ ß.

On pile les amandes, on les passe au tamis, et on en forme avec la pulpe et la casse une pâte homogène, à laquelle on ajoute :

    Miel blanc fondu et passé........... ℔ ij.

On y délaie ensuite une poudre faite avec les suivantes :

Poudre de racine de turbith............ ℥ iv
        de scamonéc............ ℥ j ß
        de gingembre.......⎫
        de cannelle.........⎪
        de macis...........⎪
        de poivre noir. .....⎬ ãã.. ℥ ij.
        de fenouil. ....⎪
        de dictame de Crète .⎪
        de rue. ....⎭

Purgatif, mais peu employé de nos jours. La dose est d'un à trois gros.

Diaprun simple.

℞ Racine de polypode......... ℥ ij
    Fleurs de violettes fraîches. . ℥ iv
    Réglisse...........⎫
    Semences de berbéris,⎭ ãã... ℥ j.

On en fait une décoction dans S. Q. d'eau, on passe avec expression, et on fait cuire dans cette liqueur :

    Pruneaux................ ℔ j ß.

On coule, en on tire la pulpe des pruneaux au tamis, et on la fait sécher un peu au bain-marie.

Dans le liquide dans lequel on été cuits les pruneaux, on ajoute :

    Sucre.................... ℔ j ß
    Suc de coings............ ℥ vj.

L'on fait cuire en consistance de sirop épais; on y délaie alors la pulpe de pruneaux, et l'on y incorpore une poudre faite avec :

Poudre de santal rouge,
de citrin....... } ā̄ā........... ℥ ß

de roses de Provins ....
de semences de violettes, } ā̄ā... ℥ j.
de pourpier,

Nous croyons qu'on peut supprimer les semences de violette et de pourpier, et les remplacer par une égale quantité de fleurs de violettes en poudre.

C'est un purgatif très doux ou minoratif, qu'on donne le plus souvent en lavement à la dose de demi-once à une once.

E. diaprun solutif.

℞ Diaprun simple...... ℥ vj
Scammonée en poudre. ℥ ij.

On le prépare le plus souvent au moment de la prescription : la dose, comme purgatif, est de deux gros à une once.

E. diascordium, ou E. opiacé astringent.

℞ Poudre de feuilles de scordium.. ℥ j ß
Roses de Provins....
Racine de bistorte....
de gentiane...
de tormentille. } ā̄ā... ℥ ß
Cassia lignea........
Cannelle...........
Dictame de Crète.....
Semence de berbéris.. } ā̄ā... ℥ ß
Storax calamite......
Galbanum.........
Gomme arabique.....
Bol d'Arménie préparé......... ℥ ij
Laudanum...
Gingembre... } ā̄ā.......... ℥ ij
Poivre-long..
Miel rosat............. ℔ ij
Vin d'Espagne............. S. Q.

On fait liquéfier le galbanum dans deux ou trois onces
de vin d'Espagne, on y ajoute le miel et ensuite les poudres. Cet électuaire est considéré comme un bon astringent et stomachique. On l'administre contre le dévoie-
ment et la dysenterie à la dose de 24 à 110 grains.

E. hiéra-pica, ou E. aloétique asariné.

℞ Poudre de cannelle.......⎱
     de R. d'asarum.... ⎱
     de macis.........⎱ $\overline{aa}$... ℥ vj
     de safran.........⎱
     de mastic en larmes ⎱
     d'aloès succotrin.......... ℥ xij
Miel dépuré .... ℔ iij.

On mêle bien les poudres, et on les incorpore dans le
miel chauffé. Cet électuaire est regardé comme désobs-
truant, fortifiant, emménagogue et purgatif; la dose est
de un gros à six gros.

E. lénitif ou E. de séné et de mercuriale composé.

℞ Orge......⎱
  Polypode...⎱
  Raisin sec..⎱ $\overline{aa}$............ ℥ ij
  Tamarins...⎱
  Fleurs de violettes fraîches....... ℥ j
  Jujubes....⎱
  Sebestes....⎱ $\overline{aa}$............ ℥ j
  Pruneaux ..⎱
  Scolopendre récente............ ℥ j ß
  Mercuriale récente............. ℥ iv
  Séné..................... ℥ ij
  Réglisse................... ℥ j.

On fait bouillir l'orge et le polypode dans l'eau, et,
au bout d'un demi-quart d'heure, ajoutez les autres substances, hors la mercuriale et le séné, qu'on met à la fin
de la décoction; après environ une demi-heure, que doit

durer cette décoction on passe avec expression et l'on ajoute à la liqueur :

Sucre. . . . . ℔ ij ß.

On forme un sirop épais dans lequel on délaie :

Pulpes de pruneaux,. . .
   de tamarin. . . .
   de casse. . . . . .
	āā. . . . . ℥ vj

Séné en poudre fine. . . . . ℥ v

Semence de fenouil en poudre. . d'anis *idem*.	āā . . ℥ ij.

C'est un purgatif doux, à la dose de demi-once à une once et demie.

Mithridate. Voyez Thériaque.

Orviétan.

Même composition, propriétés et doses.

Opiat de Salomon.

℞ Racine de calamus aromaticus.
      d'enula campana. . . . . . } āā . . ℥ iv
      de fraxinelle. . . . . }
      de contrayerva. . . . . ℥ j
      de gentiane. . . . . ℥ ij

Macis. . . } āā. . . . . ℥ j
Girofle. . }

Bois d'aloès. . . . . . . }
Cannelle. . . . . }
Cannelle blanche. . . } āā. . . . . ℥ ij
Cascarille. . . . . }
Écorces de citron . . }
Râpure de cornes de cerf. . . . . ℥ j
Semencontra. . . . . ℥ iv
Semences de cardamomum. M. . . . . ℥ j
     de chardon-benit. . }
     de citrons. . . . . . . } āā . . . ℥ ß.
Feuille de dictame de Crète. . }
Roses de Provins. . . . . }

Réduisez le tout en poudre, et tamisez ensemble. D'autre part :

℞ Écorces de citrons confits.............. ℥ viij
Conserve de fleur de buglose....
  de fleur de romarin... } ãã.. ℥ ij
  d'œillet.............
Thériaque......................... ℥ j
Extrait de genièvre.................. ℨ ij
Sirop de limon .... ℔ iij.

Après avoir coupé les écorces de citrons confits par tranches, on les pile dans un mortier de marbre avec un peu de sirop de limon, on les pulpe ensuite à travers un tamis de crin; on ajoute alors la thériaque et les conserves, le restant du sirop, et finalement la poudre composée ci-dessus.

Nous croyons que, sans rien ôter aux propriétés de cet électuaire, on peut en supprimer les trois semences qu'il contient. Au reste, l'opiat de Salomon n'est plus employé; il passe pour astringent, stomachique et digestif, et propre à arrêter le vomissement, à la dose d'un scrupule à deux gros.

Opiat dentifrice.

℞ Corail rouge en poudre.. ℔ ß
Cannelle fine *id*....... . ℥ ij
Cochenille.............. ℥ j
Alun................ .... ℨ j
Miel très beau.......... ℥ xx
Eau..... .... ℥ j.

On triture, dans un mortier de marbre, la cochenille en poudre, l'eau et l'alun; on laisse macérer pendant 24 heures, l'on ajoute ensuite le miel, la cannelle et le corail; on laisse 2 jours en repos pour laisser passer l'effervescence qui se déclare, on remue ensuite et l'on aromatise avec les huiles de girofle, de roses, de menthe, poivreé, suivant le goût des personnes.

On peut varier cet opiat à l'infini : on l'emploie pour nettoyer les dents.

Thériaque ou électuaire opiacé polypharmaque.

On attribue à Mithridate la composition de l'électuaire qui porte son nom ou mieux celle de la thériaque. On sait que ce prince, pour se préserver du poison, en fit un usage constant. L'histoire ajoute qu'après sa mort, Pompée en ayant trouvé la recette dans sa cassette, la porta à Rome comme le plus grand et le plus précieux fruit de ses conquêtes. Cet antidote, comme on l'appelait alors, fut célébré en vers par Damocrate, médecin, et postérieurement par Andromaque, qui le nomma Galène (1); par Girault, etc. Néron, craignant, comme Mithridate, de mourir par le poison, dont il avait tant contribué à étendre l'usage, chargea son médecin Andromaque de son perfectionnement; enfin Galien lui fit subir une nouvelle modification, lui imposa le nom de thériaque, et écrivit deux livres d'éloges, d'environ cent pages, sur cet électuaire, qu'il adressa à Piso et à Pamphile. On y trouve l'éloge en vers de la thériaque par Andromaque, qui est ainsi terminé :

Phœbe tuum munus prompto comitare favore,
Seu nunc te oblectes per juga Thessaliæ,
Seu Rhodon, aut Burinnam habitas nunc aut Epidaurum;
Deshilarem regi perpetuo antidotum,
Nempe tuam gnatam panaceam, nam ipse salutem
Abs te orram sacro semper honore coler.

Enfin, malgré que divers pharmaciens aient cherché à perfectionner le monstre pharmaceutique, la formule de Galien a survécu jusqu'à nous. Cependant les nouvelles découvertes chimico-pharmaceutiques ont dû nécessairement apporter dans sa composition des changemens rationnels; nous passerons sous silence les diverses réformes qu'on a fait subir à ce médicament pour ne présenter que celle de MM. Henry et Guibourt, qui nous a paru la plus en harmonie avec l'état actuel de nos connaissances.

---

(1) *Andromachi senioris, Neronis archiatrix ex viperis theriacc, cui nomen est galene.*

Thériaque réformée.

Première poudre.

℞ Cannelle fine..............
Cassia lignea..............
Bois d'aloès...............
Marum.................... } āā.. ℥ iij

Racine de Valériane sauvage..
      de Valériane phui....
Nard indien...............
Nard celtique............. } āā.. ℥ ij, ʒ ij

Racine de rapontic........
      de quintefeuille.....
      de gentiane........
      d'aristoloche........ } āā.. ℥ ij, ʒ ij

      d'acore vrai........
      de costus..........
      de meum........... } āā.. ℥ ij

      d'iris de Florence...
      d'agaric blanc...... } āā.. ℥ j ß
      de scille sèche......

      de gingembre...... } āā.. ℥ j.
      d'asarum...........

Deuxième poudre.

℞ Roses rouges...............
Stœchas...................
Schœnante................
Dictame de Crète..........
Malabathrum..............
Calament................. } āā.. ℥ j ß
Marrube blanc............
Scordium.................
Chamœdris...............
Chamœpitys..............
Pouliot..................

Hypéricum................
Petite centaurée.......... } āā.. ʒ vj

Safran........................... ℥ j.

Troisième poudre.

℞ Poivre-long............................ ⎫
      blanc........................ ⎬ ℨ iv, ß
      noir......................... ⎭

Semences d'ers......................... ℨ iv, ß

Navet sauvage......................... ⎫
Thlaspi................................. ⎪
Ammi................................... ⎪
Cardamome............................. ⎬ ℨ ij, ℈ ij
Amome .... ⎪
Carpobalsamum. .... ⎭

Semences de persil................. ⎫
     de séséli................ ⎬ āā.. ℨ, j ß
     de daucus............. ⎭

     d'anis. .... ⎫ āā . ℨ j
     de fenouil........... ⎭

℞ Opium choisi.............. ⎫
Suc de reglisse............. ⎪
    d'acacia. .... ⎪
    d'hypociste .... ⎬ āā.. ℨ iij
Gomme arabique......... ⎪
Mie de pain............... ⎪
Vipères sèches............ ⎭

Myrrhe............................... ℨ viij
Oliban............................... ℨ vj

Sagapénum........................ ⎫
Galbanum......................... ⎪
Opopanax......................... ⎪
Castoreum........................ ⎬ ℨ ß
Bitume de Judée................. ⎪
Styrax calamite ou B. de Tolu. ⎪
Terre sigillée. .... ⎪
Sulfate de fer desséché..... ⎭

Térébenthine de Chio..... ⎫ āā.. ℨ ij, ℈ ij
Baume de la Mecque....... ⎭

Vin d'Espagne .... ℔ iv, ℨ iv
Miel blanc, le triple de tout, ou.. ℔ lxxxvj.

On pulvérise l'opium, les sucs et les gommes résines, qu'on choisit très pures, et on en forme une poudre dite *thériacale*. On fait fondre ensuite à une douce chaleur, dans une bassine, le baume de la Mecque et la térébenthine ; on y ajoute une partie de la poudre thériacale, en remuant avec une spatule en bois : on y délaie ensuite le miel chaud, et l'on y incorpore le reste de cette poudre et les quatre autres poudres ; enfin on tire la bassine du feu et l'on y ajoute le vin, en continuant de bien agiter. On laisse subir à la thériaque une sorte de fermentation pendant un mois ; après ce temps, on l'agite dans un mortier pour la rendre bien homogène, et on la conserve dans de grands pots. La thériaque contient, par gros, environ demi-grain d'extrait d'opium.

ELIXIRS.

Les élixirs, baumes spiritueux, quintessences et teintures, ne sont, dit Baumé, qu'une seule et même chose, malgré la différence de leurs dénominations. Ce sont toujours des teintures de substances animales, minérales et végétales, au moyen de l'alcool rectifié ou affaibli. Pour plus de facilité, nous n'allons insérer dans cet article que la partie des teintures qui portent le nom d'élixirs.

Elixir amer de A. Dubois ; Alcoolé de gentiane alcalin.

℞ Racine de gentiane en poudre...... ℥ ß
　Sous-carbonate de potasse.......... ʒ j
　Alcool à 21 degrés (eau-de-vie). litre j.
Filtrez après quinze jours de digestion. La dose est d'une à quatre cuillerées à café ou à bouche. Stomachique, fébrifuge, vermifuge et antiscrophuleux.

Elixir amer indien.

℞ Aloès................. ℥ xij
　Myrrhe................ ℥ viij
　Encens................ ℥ iv
　Safran................ ℥ j
　Mastic en larmes........ ℥ ß
　Alcool à 22 degrés.. litres, xij ß.

On pulvérise ces substances, à l'exception du safran, qu'on coupe menu ; et, après plusieurs mois d'infusion ou de macération, on distille au bain-marie pour retirer 8 litres d'eau-de-vie, à laquelle on ajoute S. Q. de sucre pour en faire une liqueur, qu'on prend comme digestive et stomachique après le repas.

Elixir amer de Périlhe, dit *antiscrophuleux ; Alcoolé de gentiane alcalin.*

℞ Racine de gentiane concassée.. ℥ j
    Carbonate de soude cristallisé.. ℥ iij
    Alcool à 20 degrés............ ℔ ij.

Filtrez après huit jours de digestion. Cet élixir ne diffère presque point de celui de A. Dubois. Il est employé dans les mêmes cas et aux mêmes doses.

Elixir américain de Corcelles réformé, ou Alcoolat d'aunée composé.

℞ Racines d'enula campana... ℔ iv
          d'asarum.......... ℥ iv
    Fleur d'hypéricum........ ℔ ij
        de sureau.......... ℔ j ℥ iv
        de tilleul.......... ℥ x
        de romarin........ ℥ viij
    Feuilles d'oranger........ ℔ j ß
        de baume........ ℔ j
    Racines de cannes........ ℥ viij
    Opium............ } āā ℔ ß
    Graines de genièvre.. }
    Alcool à 33 degrés... litres, xxx.

On ajoute S. Q. d'eau à l'alcool pour lui faire marquer 24 degrés. Après quinze jours de macération, on ajoute des fleurs de coquelicot pour colorer la liqueur ; dix jours après, on passe avec expression et l'on filtre. La dose est d'une cuillerée à café, deux ou trois fois par jour, dans une boisson convenable. Contre les aménorrhées, les pâles couleurs, les leucorrhées, etc.

Elixir antiapoplétique des jacobins de Rouen.

℞ Cannelle...................... ℥ j ʒ v
Semences d'anis.........⎫
Baies de genièvre........⎪
Macis...................⎪
Réglisse................⎬ āā ℥ j
Galanga.................⎪
Impératoire.............⎪
Girofle.................⎭
Santal rouge en poudre..⎫
   blanc..... *id.*...⎪
   citron .... *id.*...⎬ āā ʒ v
Contrayerva.............⎪
Poudre de vipères.......⎪
Semences d'angélique....⎭
Alcool à 33 degrés.............. ℔ vij.

Après un mois de digestion, filtrez. Stomachique, digestif, tonique. On le donne par cuillerée dans une boisson
appropriée.

Elixir antiasthmatique de Boerhaave.

℞ Réglisse................... ℥ j ß
Calamus aromaticus..⎫ āā ℥ j
Enula campana......⎭
Iris de Florence......⎫ āā ʒ ß
Anis................⎭
Racines d'asarum....... gr. xviij
Camphre............... gr. vj
Alcool à 33 degrés......... ℔ ß.

Filtrez après quinze jours de macération. Contre
l'asthme humide, depuis 10 jusqu'à 30 gouttes, dans une
tasse de thé, de sauge ou de lierre terrestre.

Elixir balsamique de Werlhoff, ou vin de quinquina
alcalin.

℞ Quinquina....................⎫ āā ℥ j ß
Écorce d'oranges amères.......⎭

Carbonate de potasse................ ℥ ß
Myrrhe.................................
Extrait de chardon-bénit........   } ãã ℥ ij
        de gentiane.............
Safran................................ ℥ j
Vin d'Espagne ou du Roussillon.. litre $\frac{1}{3}$

Filtrez au bout de huit jours. Digestif, tonique, fébrifuge, antiscrophuleux, etc.; à la dose de deux ou trois cuillerées par jour dans un verre de tisane appropriée.

Elixir balsamique, stomachique et tempérant d'Hoffmann, ou vin d'oranges amères alcalin composé.

♃ Écorces d'oranges amères............ ℥ iv
Teinture d'écorce d'oranges amères.... ℥ ij
Sous-carbonate de potasse........... ℥ j
Extrait d'absinthe............
        de chardon-bénit......   } ãã ℥ j
        de gentiane...........
        de petite centaurée.....
Vin d'Espagne ou du Roussillon.. litre j.

Après douze ou quinze jours de digestion, filtrez. Digestif, fébrifuge, stomachique, antiscrophuleux et vermifuge; la dose est de 1 à 3 gros. Dans du vin blanc, du thé, etc.

Elixir camphré d'Hartmann, alcool rectifié camphré.

♃ Camphre.......... ℥ j
Alcool à 36 degrés.. ℥ vij.

Colorez avec 12 ou 15 grains de safran.

Elixir pour les dents, de l'abbé Ancelot.

♃ Racine de pyrèthre en poudre. ℥ j
Esprit de romarin........... ℥ vij.

Après quinze jours de macération, on le coupe avec deux fois autant d'eau pour se rincer la bouche.

Elixir fébrifuge et antiseptique d'Huxam, ou Alcoolé de quinquina et de serpentaire composé.

℞ Quinquina rougé....... ℥ ij
   Ecorce d'orange........ ℥ j ß
   Serpentaire de Virginie.. ʒ iij
   Safran................ ʒ j
   Cochenille............ Ɔ ij
   Alcool à 20 degrés..... ℔ j ℥ iv.

Réduisez ces substances en poudre, et, après quinze jours de macération, filtrez. Dans les fièvres intermittentes, à la dose de 2 à 4 gros par jour. L'auteur donne la formule d'un autre élixir qu'il nomme camphré, et qui ne diffère de celui-ci que par 12 grains de camphre qu'il y ajoute par once.

Elixir fébrifuge de Whitt.

℞ Eau de cannelle orgée........... ℔ ß
   Poudre de quinquina gris........ ℥ iij
      de gentiane........ } ᾱᾱ ℥ ij
      d'écorce d'orange.. }
   Alcool à 33 degrés............. ℔ j.

Après vingt-quatre heures d'infusion, filtrez. Dans les fièvres adynamiques, l'ictère, les fleurs blanches, la chlorose, etc. : à la dose de 2 gros à 1 once.

Elixir de Garus.

℞ Safran gâtinois... ℥ j ß
   Cannelle......... ʒ ix
   Girofle.......... ʒ iv ß
   Muscades.. }
   Aloès..... } ᾱᾱ ʒ j ß
   Myrrhe.... }
   Alcool à 32 degrés. ℔ x.

Après quatre ou cinq jours de macération, l'on distille au bain-marie à siccité, en y ajoutant une livre d'eau. D'autre part :

♃ Capillaire du Canada mondé... ℥ iv
Eau bouillante............... ℥ viij.

Après vingt-quatre heures d'infusion, passez avec expression, et faites fondre dans la liqueur :

Sucre en poudre, première qualité.. ℔ xij
Eau de fleur d'orange............. ℔ j.

On fait dissoudre le sucre à froid ; on mêle le sirop au produit alcoolique provenant de la distillation ; et, deux ou trois jours après, l'on filtre. Stomachique, cordial et bon digestif.

Elixir de longue vie suédois du docteur Jernester.

♃ Aloès succotrin.............. ℥ j
Zédoaire............
Gentiane ....
Rhubarbe 1re qualité..
Agaric blanc.........   } ā ℥ j
Safran gâtinois.......
Thériaque..........
Alcool à 22 degrés.......... ℔ iv.

Nous avons trouvé cette recette dans les papiers de M. Pinel avec cette note : Le docteur Jernester est mort à 104 ans d'une chute de cheval ; son aïeul à 130 ans, sa mère à 107, son père à 112, en prenant soir et matin de 8 à 10 gouttes de cet élixir dans du vin, du thé ou bouillon. Stomachique, vermifuge ; il est purgatif à la dose de 2 gros à 1 once.

Elixir de Lafaudinière.

♃ Gaïac râpé................. ℥ ß
Pyrèthre............   } ā ℥ j
Noix muscades.......
Girofle .... ℥ ß
Huile de romarin.... gouttes, x
        de bergamote.. gouttes, iv.

Après quinze jours ou un mois de macération, filtrez. Une cuillerée à café dans un verre d'eau ; on s'en rince la bouche pour raffermir les gencives.

Elixir parégorique anglais.

℞ Opium en poudre.. ⎫
Acide benzoïque... ⎭ ãã.. ℨ iij
Camphre................... ℥ j ß
Alcool à 26 degrés......... ℔ vj.

Après quinze jours de digestion, filtrez.

Elixir pectoral anglais.

℞ Enula campana.. ⎫
Iris de Florence.. ⎬ ãã.. ℥ iij ℨ j
Scille en poudre.. ⎭
Benjoin................ ℥ ij
Réglisse........ ⎫
Anis............ ⎬ ãã.. ℥ j Ɔ j
Myrrhe........ ⎭
Gomme ammoniaque..... Ɔ ij
Safran............... gr. xviij
Alcool à 22 degrés....... ℔ j ℥ vj.

Après quinze ou vingt jours de macération, filtrez. Digestif, stomachique, etc.; la dose est de demi-gros à 2 gros.

Elixir de propriété de Paracelse.

℞ Teinture de myrrhe........ ℥ iv
d'aloès.... ⎫
de safran.. ⎭ ãã.. ℥ iij.

Mêlez. Digestif, stomachique, emménagogue, vermifuge; la dose est de 6 à 36 gouttes dans du vin, du thé, etc.
Si l'on distille cet elixir, le produit porte le nom d'*élixir
de propriété blanc*, et le résidu de cette distillation celui
d'*extrait d'élixir de propriété*. Enfin l'*élixir de propriété
acide* est l'élixir de Paracelse, auquel on ajoute 12 gouttes
d'acide sulfurique.

Elixir sacré.

℞ Rhubarbe concassée......... ℥ j ℨ ij
Aloès succotrin en poudre.... ℥ vj
Semence de petit cardamome.. ℥ ß
Eau-de-vie............. litre j.

Après trois jours d'infusion, filtrez. Digestif, stomachique et vermifuge. La dose est de 1 once à 1 once et demie.

Elixir de salut.

℟ Raisins secs dont on a séparé les pépins.. ℥ iv
Séné mondé...................... ℥ ij
Râpure de gaïac.................... ℥ j
Aunée.........................⎫
Réglisse.......................⎪
Anis...........................⎬ āā.. ʒ vj.
Carvi.........................⎪
Coriandre.....................⎭

Contre les fièvres adynamiques, la cachexie, le marasme; la dose est d'une once dans une boisson appropriée.

Elixir antiscorbutique de Boerhaave.

℟ Semences de moutarde..⎫
            de raifort.....⎪
            de roquette...⎬ āā......... ʒ j
            d'érysimum...⎪
            de cresson....⎭
Feuilles de cochléaria...⎫
            de passerage....⎬ āā.. poignées, ij
            de raifort......⎭
Fleurs de houblon............... ℥ j
Alcool à 33 degrés .... ℔ ij
Eau......................... ℥ viij.

Distillez pour obtenir 2 livres de produit. Contre le scorbut à la dose de 1 à 2 gros dans une tisane convenable.

Elixir stomachique de Stoughton.

℟ Sommités sèches d'absinthe..⎫
            de chamædris.....⎬ āā.. ʒ vj
Racine de gentiane.........⎪
Ecorce d'oranges amères.....⎭
Rhubarbe de la Chine.............. ʒ iv
Aloès.......................⎫ āā.. ʒ j
Cascarille...................⎭
Alcool à 22 degrés. .... ℔ ij.

On fait macérer ces substances pendant dix jours dans
la moitié de l'alcool, l'on passe avec expression, et l'on
verse le restant de l'alcool sur le marc ; après huit autres
jours de macération, passez, exprimez, réunissez les deux
liqueurs et filtrez. Bon digestif et stomachique ; à la dose
de 1 gros à ½ once.

Elixir vitriolique de Mynsicht, ou alcool sulfurique
aromatique.

♃ Racine d'acore odorant......	} āā.. ℨ j	
de galanga		
Sommités d'absinthe........	} āā.. ℨ iv	
de menthe crépue..		
de sauge..........		
de camomille......		
Cannelle fine............	} āā.. ℨ iij	
Cubèbes................		
Gingembre..............		
Girofle		
Muscades..............		
Bois d'aloès............	} āā.. ℨ j	
Zestes de citron............		
Sucre en poudre............	℥ iv	
Acide sulfurique à 66 degrés.........	℥ iv	
Alcool à 22 degrés................	℔ j ß.	

On mêle l'alcool avec l'acide, et on le verse dans un
matras contenant les autres substances ci-dessus indiquées
et réduites en poudre ; après quinze ou vingt jours de macération on filtre. Astringent, tonique, contre les pertes
utérines et les hémorrhagies nasales : la dose est de 2 à
40 gouttes, dans une potion ou tisane convenable.

EMPLATRES.

Ce sont des médicamens officinaux externes, qui ont
pour base les corps gras, et dont la consistance est telle
que lorsqu'on les applique sur la peau, ils se ramollissent
et y adhèrent sans se fondre. M. Henry les a divisés en
emplâtres par combinaison et *emplâtres par mélange*. Le
but auquel est destiné cet ouvrage ne comportant pas de

classifications, sans avoir égard à aucune, nous continuerons à suivre l'ordre alphabétique, en ne nous occupant que de ceux qui sont encore plus ou moins employés ; car il en est une foule dont la saine raison et l'expérience ont fait justice. M. Henri, qui s'est livré à un travail spécial sur les emplâtres, en a conclu que :

1°. Parmi les corps gras, l'huile d'olive ou la graisse sont les seuls propres à se combiner avec les oxides métalliques.

2°. De tous les oxides métalliques, ceux de plomb sont les seuls propres à se combiner avec les corps gras.

3°. La litharge (protoxide de plomb fondu) est le seul oxide de plomb qui forme un bon emplâtre.

4°. La litharge anglaise est celle qu'on doit préférer.

D'après les belles expériences de M. Chevreul, les emplâtres sont, à proprement parler, des savons insolubles, ou bien une combinaison de plusieurs sels de plomb insolubles. En effet, la litharge, comme les oxides alcalins, en réagissant sur l'oléine et la stéarine de l'huile et des graisses, donne lieu à la formation d'un principe doux nommé *glycérine*, des acides margarique, oléique et stéarique, lesquels, en se combinant avec l'oxide de plomb, forment un savon insoluble, composé de margarate, d'oléate et de stéarate de plomb.

Il est des règles générales à suivre pour la confection des emplâtres ; nous allons rapporter celles que MM. Chevallier et Idt ont indiquées dans leur *Manuel du Pharmacien*.

1°. La litharge doit être pure et très divisée.

2°. On doit, pour les *emplâtres par combinaisons non brûlés*, entretenir dans la bassine une quantité d'eau suffisante pour former une espèce de bain-marie.

3°. Favoriser la réaction et la combinaison de l'oxide avec les corps gras par une agitation continuelle avec la spatule.

4°. Relativement aux *emplâtres brûlés*, on ne doit opérer qu'une légère carbonisation et ménager le feu après la combinaison de l'oxide.

5°. Quant aux *emplâtres par mélange*, il faut dissoudre les gommes-résines dans le vinaigre ou l'eau-de-vie, et les évaporer en consistance mielleuse.

6°. On doit mêler les résines aux autres poudres afin d'éviter qu'elles se grumèlent ; il faut éteindre le mercure dans la térébenthine, dissoudre les extraits dans l'eau, etc.

7°. N'ajouter qu'à la fin de l'opération les huiles volatiles, le camphre et les poudres aromatiques, etc.

8°. Séparer de la masse emplastique le dépôt fourni par les plantes fraîches, s'il en entre dans sa composition.

9°. Enfin, pour que l'emplâtre soit plus homogène et plus uni, on doit le bien malaxer et le rouler en magdaléons.

Dès le moment que la réaction entre les huiles, la graisse et l'oxide de plomb s'opère, on doit agiter constamment l'emplâtre ; alors on voit la couleur de la litharge s'affaiblir, et après diverses nuances passer au gris sale. On connaît que cette opération est terminée quand cette couleur est presque blanche ; que la consistance de l'emplâtre est telle qu'en en laissant tomber un peu dans de l'eau froide, il peut être malaxé entre les doigts sans y adhérer. Il est bon, comme nous l'avons déjà dit, d'entretenir de l'eau chaude dans la bassine ; sans cela l'emplâtre brûlerait.

Les emplâtres éprouvent par le temps, à leur surface, une altération qui les rend jaunes, tandis que l'intérieur reste blanc ; ils deviennent aussi plus durs et cassans. On leur rend leur consistance et leurs propriétés physiques en les fondant à une douce chaleur, avec S. Q. d'huile d'olive. En parlant de la fabrication de certains emplâtres, nous aurons l'occasion de mentionner ce que chacune peut offrir de particulier..

Emplâtre d'André Lacroix.

℞ Gomme élémi.... ℥ j
Poix-résine...... ℥ iv
Huile de laurier.. ℥ ß
Térébenthine .... ℥ ß.

On fait liquéfier toutes ces substances ensemble, et on les passe à travers un linge. C'est un onguent fort bon pour les blessures.

Emplâtre antihystérique ou fétide.

℞ Galbanum très beau......... ℥ xij
Assa-fœtida choisi... ⎫
Cire jaune.........   ⎬ ãã.. ℥ vj.
Poix blanche....... ⎭

On expose à une douce chaleur le galbanum, l'assa-
fœtida, et la poix blanche; quand la liquéfaction est complète, on passe avec expression, à travers un linge ; on y
fait fondre la cire, on remue avec la spatule jusqu'à ce
que l'on puisse malaxer l'emplâtre ; on introduit alors
dans un pot. On l'applique sur la région épigastrique,
dans les coliques venteuses, l'hystérie, etc.

Emplâtre calmant ou odontalgique.

℞ Résine jaune pure............ ℥ j ß
    tacamaca....... ⎫
       élémi.......... ⎬ ãã.. ℥ ß
Opium en poudre..... ⎭
Mastic,   *id*.......... ⎫
Oliban,   *id*.......... ⎬ ãã.. ℈ ij.
Camphre *id*.......... ⎭

On fait liquéfier la résine, on y ajoute le mastic et
l'oliban, et quand l'emplâtre commence à se refroidir,
on y incorpore le camphre. Contre les douleurs de dents.
On le place soit contre les dents cariées, soit à l'angle de
la mâchoire ou sur les tempes.

Emplâtre ou onguent de Canet.

℞ Emplâtre simple............ ⎫
Diachylon gommé.......... ⎪
Cire jaune................... ⎬ ãã.. P. E.
Colcothar (oxide rouge de fer). ⎪
Huile d'olive .... ⎭

On broie sur un porphyre avec S. Q. d'huile d'olive
l'oxide rouge de fer; l'on fait fondre ensuite les emplâtres,
la cire et le restant de l'huile ; l'on y incorpore l'oxide, et
l'on remue avec la spatule jusqu'à ce que l'emplâtre commence à prendre de la consistance en se refroidissant.

Emplâtre contre la rupture, ou profracturis du prieur de Cabryan.

℞ Poix noire.................... ℔ j
Cire jaune .... ⎫
Térébenthine.......... ⎬ āā.. ℨ iv
Cachou en poudre.... ⎫
Labdanum, *id.*.... ⎪
Mastic, *id.*.... ⎬ āā.. ℨ ij.
Noix de cyprès, *id.*.... ⎪
Symphitum .... ⎭

Après avoir fait fondre à une douce chaleur, ensemble la poix, la cire, le labdanum et la térébenthine, l'on ajoute les autres substances, et l'on agite soigneusement jusqu'à ce que l'emplâtre commence à se refroidir.

On regarde cet emplâtre comme étant propre à arrêter et même guérir les hernies de l'enfance, pour lesquelles on ne saurait, sans danger, recourir aux bandages.

EMPLÂTRE SIMPLE.

Stéaraté simple.

℞ Litharge en poudre très fine.. ⎫
Huile d'olive.............. ⎬ āā.. ℔ v
Graisse récente et pure..... ⎭
Eau........................ .. ℔ x.

On met toutes les substances dans une bassine de cuivre non étamée, qu'on place sur un fourneau, et l'on chauffe de manière à entretenir l'eau dans une sorte de bouillonnement, en ayant soin d'agiter constamment ce mélange avec une large spatule en bois de noyer; et, lorsqu'on a reconnu, aux signes que nous avons indiqués, que l'emplâtre est cuit, on le retire du feu, et, quand il commence à se refroidir, on le malaxe bien, tant pour le rendre homogène que pour en exprimer l'eau; ou en forme ensuite des magdaléons ou cylindres que l'on recouvre de papier.

Il est bon de faire observer qu'on doit faire cette opération dans une bassine très grande, parce que le contenu, acquérant un grand volume par l'ébullition, pourrait sortir de la bassine et s'enflammer. On doit aussi éviter de donner un coup de feu trop fort et surtout d'exposer la bassine à la flamme ; car, dans ce cas, il est à craindre que la flamme, dépassant le bord de la bassine, ne mette feu à l'emplâtre. Il y a quelques années qu'à Carcassonne la femme d'un pharmacien périt victime d'un tel accident. La quantité d'eau que nous avons prescrite suffit presque toujours pour la confection de l'emplâtre ; cependant il vaut mieux qu'il y en ait un peu plus que moins, afin de ne pas s'exposer à le brûler ; si l'on est obligé d'y ajouter de l'eau, il faut qu'elle soit voisine du point de l'ébullition, afin de ne pas s'exposer à se brûler en y versant de l'eau froide. Ces remarques sont applicables à tous les emplâtres par combinaison, ou mieux par saponification des huiles, graisses et oxides de plomb. Nous ajouterons que, de même que l'huile d'olive forme les meilleurs savons avec les alcalis, de même elle forme seule les meilleurs emplâtres. Nous devons à MM. Henry et Guibourt une idée très ingénieuse, celle d'avoir considérablement abrégé la préparation d'un grand nombre d'emplâtres, en employant à leur confection l'emplâtre simple auquel on ajoute les autres ingrédiens.

EMPLATRE DE CÉRUSE.

Stéaraté de céruse.

℞ Céruse véritable (carbonate de plomb) pure
     et en poudre très fine........ ℔ j
Cire blanche.................. ℥ iij
Huile d'Olive........ ⎱
Eau pure............ ⎰ āā.. ℔ ij.

On prépare cet emplâtre comme le précédent ; il est plus tôt fait, et le bouillonnement dû à l'acide carbonique du carbonate de plomb est plus grand. Sa couleur est plus blanche que celle de l'emplâtre simple.

Emplâtre de céruse brûlé.

℞ Céruse vraie, en poudre très fine... ℔ j
Cire jaune........................ ℥ iv
Huile d'olive. .... ℔ ij.

Cette préparation diffère de la précédente en ce que
au lieu de recourir à l'eau, on fait chauffer l'huile seu.
dans la bassine jusqu'à ce qu'elle fume et que l'on s'aperçoive qu'elle a acquis une couleur brune; on y ajoute alors
peu à peu la céruse, en agitant constamment avec la spatule; et quand la combinaison est faite, on y fait fondre
la cire. On opère alors comme pour les deux précédentes.

EMPLÂTRE DE CIGUE.

Rétinolé de ciguë composé.

℞ Poix blanche pure.... ⎫
　　　　résine, *id.*.... ⎬ āā.. ℔
Cire jaune belle...... ⎭
Gomme ammoniaque......... ℨ xij
Poudre de ciguë nouvelle...... ℔ j
Huile de ciguë............. ℨ iv.

On fait liquéfier à une douce chaleur les deux poix et
et la gomme ammoniaque; on y ajoute ensuite la cire et
l'huile; enfin l'on y incorpore la poudre de ciguë, en remuant avec la spatule jusqu'à ce que l'emplâtre commence
à se refroidir. On le malaxe alors et l'on en forme des
magdaléons.

Cet emplâtre est résolutif et fondant; on l'emploie
pour résoudre les tumeurs, les bubons, les loupes, etc.

Emplâtre d'extrait de ciguë, de M. Planche.

℞ Extrait alcoolique de ciguë... ℨ j ß
Résine élémi pure.......... ℨ iij
Cire blanche .... ℥ j ß.

On fait liquéfier la cire avec la résine élémi, et l'on y
ajoute ensuite l'extrait, plus énergique que le précédent,
mais bien moins encore employé.

Emplâtre de cire ou de poix.

℞ Cire jaune... ℔ j
Poix blanche. ℔ iij.

Liquéfiez ensemble et passez à travers un linge.

Emplâtre de cire de la pharmacopée de Londres.

℞ Cire jaune.........
Suif de mouton,.... } āā.. ℔ iv
Résine jaune,............. ℔ j, ℥ v, ʒ ij.

Préparez de la même manière.

Emplâtre de cire verte.

℞ Cire jaune................................ ℔ j
Poix blanche belle.......................... ℔ ß
Térébenthine.............................. } ℥ iv.
Sous-acétate de cuivre en poudre (vert-de-gris).

On fait liquéfier la cire, la poix et la térébenthine ensemble, et l'on tamise le vert-de-gris sur l'emplâtre, en agitant avec la spatule et après avoir tiré la bassine du feu.

On emploie cet emplâtre contre les cors, durillons et poreaux, ainsi que pour ronger les bords de certaines plaies.

Emplâtre diachylon simple.

℞ Litharge en poudre fine,............. ℔ iij
Huile d'olive................... } āā.. ℔ vj.
Décoction de racines de glaïeul..

Opérez comme nous avons déjà fait connaître.

Emplâtre diachylon gommé.

℞ Emplâtre simple............... ℔ vj
Poix blanche.............. ℥ xij
Cire jaune.......... } āā.. ℥ vj
Térébenthine......
Bdellium. ....,.
Galbanum......... } āā.. ℥ ij.
Gomme ammoniaque.
Sagapenum........

On dissout au bain-marie les gommes-résines dans l'alcool à 22 degrés, on passe à travers un linge, et l'on évapore jusqu'à consistance de miel épais. On fait fondre d'autre part la térébenthine et la poix, on passe à travers

un linge, on y ajoute ensuite la cire et l'emplâtre; enfin
on y délaie l'extrait alcoolique des gommes-résines.

Cet emplâtre est très employé, comme résolutif et suppuratif, contre les bubons, tumeurs, etc.

Emplâtre diapalme simplifié.

℞ Emplâtre simple........... ℔ xij
    Cire blanche.......... ℥ xij
    Sulfate de zinc........ ℥ v, ℨ ij ß.

Quand la cire et l'emplâtre sont fondus ensemble à une
douce chaleur, on y verse le sulfate de zinc en solution
dans un peu d'eau, on agite jusqu'à ce que cette eau se
soit évaporée; on malaxe et on roule l'emplâtre en magdaléons.

Emplâtre divin simplifié.

℞ Emplâtre simple.................... ℔ iij ℥ vj
    Cire jaune......................... ℥ viij
    Térébenthine...................... ℥ iv
    Galbanum.. ....
    Gomme ammoniaque.......   ᵃ̃ᵃ.. ℥ iij
    Bdellium...............
    Opoponax................
    Mastic.....................
    Myrrhe....................
    Oliban.......................   ᵃ̃ᵃ.. ℥ j ß
    Aristoloche...............
    Sous-acétate de cuivre (vert-de-gris)..
    Pierre d'aimant porphyrisée............. ℥ vj.

On réduit en poudre fine et ensemble la racine d'aristoloche, le vert-de-gris, les gommes-résines, et on mêle avec
la pierre d'aimant; cela fait, on place dans une bassine
et sur un feu doux les gommes-résines molles avec la térébenthine et un peu d'eau, on ajoute ce mélange à celui
de l'emplâtre simple et de la cire déjà liquéfiée dans une
autre bassine; enfin l'on y incorpore la poudre composée dont nous avons parlé. On malaxe et forme des magdaléons. Par ce procédé, cet emplâtre est vert, parce que
le sous-acétate de cuivre n'est pas décomposé, tandis

qu'en le faisant par l'ancien procédé et mettant ce sel cuivreux au commencement de l'opération, l'oxide de cuivre se trouvant réduit, l'emplâtre est rougeâtre et devient noir à sa surface quelque temps après.

L'emplâtre divin est résolutif, cicatrisant et détersif.

Cet emplâtre a beaucoup d'analogie avec ceux *des apôtres* et de la *main de Dieu*.

Emplâtre de l'abbé Doyen.

℞ Onguent de la mère. . . ℔ j
Cire jaune. . . . . ℥ xij
Poix grasse. . . . . ℥ iv.

Faites fondre ensemble, et formez des magdaléons.

Emplâtre épispastique ou vésicatoire, Rétinolé de cantharides.

℞ Racine jaune pure. . . . .
Cire jaune. . . . .
Axonge. . . . .
Cantharides en poudre fine.
$\left.\right\}$ āā. . ℥ iv.

On fait fondre toutes ces substances à une douce chaleur, on y tamise ensuite la poudre de cantharides, en agitant l'emplâtre jusqu'à ce qu'il soit presque froid.

En été on met une once de cire de plus et une once d'axonge de moins, afin que l'emplâtre ne soit pas trop mou. Vésicant.

Emplâtre fétide, Rétinolé d'assa-fœtida composé.

℞ Galbanum pur. . . . . ℔ j
Cire jaune. . . . .
Assa-fœtida pur. . . . .
Poix blanche. . . . . .
$\left.\right\}$ āā. . . . ℥ viij.

Faites liquéfier ces substances à un feu doux, en ajoutant la cire la dernière ; agitez jusqu'à ce qu'il prenne de la consistance, et coulez dans un pot. Il est employé contre les coliques venteuses, l'hypochondrie, l'hystéricie, en application sur la région épigastrique.

Emplâtre de gomme ammoniaque, ou Rétinolé de gomme ammoniaque.

℞ Gomme ammoniaque pure.. ℔ j
Cire jaune..........
Poix-résine pure.. } ā ā .. ℔ ß.
Térébenthine.....

Liquéfiez ensemble à une douce chaleur, malaxez. Cet emplâtre est fondant et résolutif.

Emplâtre mercuriel réformé, dit de Vigo, avec le mercure (stéarate de mercure).

Nous ne parlerons point de l'emplâtre de Vigo simple, parce que, depuis long-temps, il n'est plus usité.

1°. ℞ Bdellium...........
Gomme ammoniaque. } ā ā .. ʒ v
Myrrhe...........
Safran...................... ʒ iij.

Pulvérisez ensemble.

2°. ℞ Mercure............ ℥ xij
Styrax liquide pur... ℥ vj
Térébenthine belle.. ℥ ij
Huile de lavande.... ʒ ij.

On éteint le mercure, en le triturant dans un mortier avec ces trois substances.

3°. ℞ Emplâtre simple.......... ℔ ij ß
Cire jaune...... } ā ā .. ℥ ij.
Poix-résine pure.

Liquéfiez ensemble à une douce chaleur, ajoutez ensuite les poudres de gomme-résine et de safran, et quand l'emplâtre a pris un peu de consistance par le refroidissement, incorporez-y le mercure éteint. Cet emplâtre est résolutif et fondant.

Emplâtre de mélilot, Rétinolé de mélilot.

℞ Fleurs de mélilot fraîches. . ℔ iij
  Cire jaune............... ℔ viij
  Poix blanche pure....... ℔ vj
  Suif de bœuf........... ℔ iv.

On pile les fleurs et on les entretient sur le feu, à une douce chaleur, avec le suif fondu, jusqu'à ce que l'humidité soit évaporée ; on passe alors avec expression et on y fait liquéfier la cire et la poix.

Emplâtre de porreaux.

℞ Cire jaune............. ℔ j
  Huile d'olive........... ℔ j
  Minium................. ℔ j
  Savon.................. ℔ ß
  Porreaux, S. Q.

On prend des porreaux qu'on coupe en morceaux, on les pile et on exprime bien ; on prend trois livres et demie de ce suc, qu'on met dans une bassine avec l'huile, le savon et le minium, on l'expose sur le fourneau à une chaleur douce, et il faut avoir soin de remuer sans cesse ce mélange avec une spatule en bois, autrement le minium se précipiterait. Quand cette liqueur commence à prendre une couleur brune, on y mêle la cire, et après quelques momens on ôte la bassine de dessus le feu (si on reconnaît qu'il soit assez cuit). On laisse refroidir, et ensuite on roule en bâtons de la grosseur et longueur du doigt, et on les enveloppe de papier.

Fondant et suppuratif.

Emplâtre de Rustaing.

Pour prévenir les effets mortels du lait, soit pour les nourrices qui veulent sevrer les enfans, soit pour les femmes en couche qui ne veulent pas nourrir.

℞ Litharge d'or.............. ℔ ij
  Huile d'olive.............. ℔ ij ß
  Cire jaune................ ℔ j

Térébenthine de Chio... \
Huile de laurier........ / ãã.. ℥ iv

Gomme opopanax................... ℥ ij ß
Aloès succotrin.................... ℥ j

Bdellium............ \
Gomme ammoniaque... \
Sarcocolle...........   \
Oliban..............   } ãã.. ℥ ij
Mastic..............   /
Myrrhe en larmes...... /
Racine d'aristoloche............. ℥ ij
Camphre rafiné................. ℥ iij

Fac. sec. art.

Manière de s'en servir.

On étend l'emplâtre sur deux écussons de peau très douce, coupés en rond. Ils doivent avoir un peu plus de circonférence que le sein ; on fait une petite ouverture un peu plus haut que le milieu de l'écusson, pour donner passage au mamelon. Quelques heures après l'accouchement, on l'applique sur chaque côté du sein en le recouvrant de linges chauds que l'on renouvelle de temps en temps. Cet emplâtre reste appliqué neuf jours ; on l'enlève après ce temps. On nettoie le sein avec de l'huile chaude ou du beurre fondu. La couleur de la peau demeure altérée, mais peu à peu elle reprend sa douceur et son coloris.

Si, au contraire, c'est une nourrice qui veuille sevrer, il faut qu'elle se vide, autant qu'il est possible, les mamelles, et qu'elle laisse l'emplâtre appliqué quinze jours, suivant toujours le même procédé que ci-dessus.

Cet emplâtre ne diffère presque en rien de celui de Paracelse.

Emplâtre résolutif des quatre fondans du Codex.

℞ Emplâtre de ciguë........... \
    de diachylon gommé.. \
    de savon...........   } ãã.. P. E.
    de Vigo, mercuriel.... /

Liquéfiez et malaxez. Fondant et maturatif.

Emplâtre de savon camphré.

℞ Emplâtre simple.................... ℔ ij
Cire blanche............ ⎫
Savon blanc râpé...... ⎬ āā.. ℥ ij
Camphre....................... ℥ ij.

On fait liquéfier la cire avec l'emplâtre simple, on y
ajoute ensuite le savon, et quand ce mélange commence
à se refroidir on y incorpore le camphre qu'on a réduit
en poudre très fine, en le triturant avec quelques gouttes
d'alcool ou d'éther. Résolutif et fortifiant.

Emplâtre stomachique.

℞ Cire jaune.......................... ℥ iij
Térébenthine fine.... ⎫
Tacamaca en larmes.. ⎬ āā......... ℥ ij
Baume de Tolu......
Labdanum purifié.... ⎬ āā......... ℥ iv
Mastic................
Benjoin..............
Girofle.............. ⎬ āā........ ℥ ij
Muscade..............
Opium choisi.................... ℥ j
Huile de menthe.....
d'absinthe..... ⎬ āā... gouttes vj.
de genièvre ....

On fait fondre à une très douce chaleur la cire, la térébenthine, la résine tacamaca, le baume de Tolu et le
labdanum; après cela on y incorpore soigneusement les
noix muscades, le mastic, les girofles et l'opium dont on
a fait une poudre composée. Enfin quand l'emplâtre est
presque froid on y introduit les trois huiles volatiles.

Emplâtre vermifuge de la pharmacopée de Wirtemberg.

℞ Poudre composée avec :
Aloès................
Coloquinte..........
Racines d'asarum......
Sommités d'absinthe.... ⎬ āā.. ℥ iij;
de tanaisie....
de sabine.....

> Myrrhe...................... ℥ iij
> Fiel de bœuf.................. ℥ iij.

On incorpore la poudre dans le fiel de bœuf, et l'on fait, d'autre part, liquéfier :

> ℞ Cire jaune........................... ℥ iij
> Huile d'absinthe, par décoction.. ⎱ āā.. ℥ vj.
> Térébenthine fine............... ⎰

Mettez le premier mélange dans ces substances fondues, et, quand l'emplâtre commence à se refroidir, ajoutez :

> Pétrole blanc................. ⎱ āā.. ℥ j.
> Huile volatile de sabine........ ⎰

Contre les affections vermineuses, en application sur la région abdominale.

Emplâtre vésicatoire anglais, dit emplâtre perpétuel de Janin.

> ℞ Cantharides en poudre........ ℥ j
> Euphorbe........ id.......... ℥ ß
> Mastic en poudre... ⎱ āā... ℥ iij.
> Térébenthine....... ⎰

Faites liquéfier la térébenthine, et incorporez les poudres. Rubéfiant, excitant et vésicant. Il est employé contre les douleurs goutteuses, rhumatismales, etc.

Emplâtre vésicatoire de Wauters.

> ℞ Oliban en poudre........ ℥ v
> Poivre noir, id... ⎱ āā.. ℥ iij
> Sel marin, id... ⎰
> Savon blanc râpé........ ℥ vi ℥ ij
> Alcool................. ℥ vij.

Faites digérer le tout dans l'alcool jusqu'à ce que le savon soit fondu ; faites cuire ensuite pendant quelques minutes, en agitant avec une spatule. Rubéfiant.

ÉMULSIONS.

Médicamens liquides et laiteux extraits des semences huileuses, telles que les amandes, les noix, les noisettes, les pignons doux, les semences d'un grand nombre de plantes de la famille des cucurbitacées, etc. La couleur laiteuse des *émulsions,* également connues sous le nom *de lait d'a-mandes,* parce que c'est le plus souvent avec les amandes qu'on les prépare, leur couleur, dis-je, et leur aspect laiteux, sont dus à l'huile douce de ces semences, qui est tenue en suspension dans la liqueur, au moyen de l'al-bumine et du parenchyme très divisé qui existent dans les mêmes semences.

Les émulsions doivent être préparées au moment qu'on les désire, parce qu'elles ne se conservent pas long-temps. Il est encore un autre médicament qu'on nomme *émul-sions fausses,* parce qu'on forme ce liquide laiteux de toutes pièces, avec une huile, une gomme-résine, une résine, un baume qu'on suspend dans l'eau au moyen des gomme arabique ou adragant, des jaunes d'œufs, etc.

Pour bien confectionner une émulsion il faut choisir les amandes de l'année, et bien saines, les plonger dans l'eau bouillante, et, après les avoir dépouillées de leur enveloppe, les immerger dans l'eau froide pour les raf-fermir; on doit ensuite les essuyer avec une toile bien propre et les piler dans un mortier de marbre, seules, ou mieux avec le sucre qui doit les édulcorer, jusqu'à ce qu'elles soient réduites en une pâte fine, qu'on délaie peu à peu dans suffisante quantité d'eau; on passe alors à travers un blanchet avec expression, et l'on aromatise avec un peu d'eau de fleur d'orange. Voici maintenant les proportions des ingrédiens:

Émulsion, ou lait d'amandes hydraté, d'amandes douces.

℞ Amandes douces dépouillées de leur en-
veloppe.................................. ℥ j
Sucre blanc............................. ℥ j
Eau.................................... ℔ j
    de fleur d'orange.............. de ℥ ij à ℥ ß.

Préparez de la manière ci-dessus indiquée. Il est des *pharmacopées* qui prescrivent 7 gros d'amandes douces et 1 gros d'amandes amères. C'est cette formule que nous adoptons de préférence. Cette émulsion est rafraîchissante et calmante. On l'administre dans les phlegmasies aiguës. Quand on veut la camphrer on y ajoute 12 grains de camphre qu'on triture avec une partie du sucre; enfin il y a des médecins qui prescrivent d'y ajouter Ɵj de nitrate de potasse : cette émulsion porte alors le nom d'*émulsion camphrée et nitrée*. On peut également préparer des émulsions avec les semences fraîches des courges, melons, pistaches, pignons doux, chenevis, etc. Celle de cette dernière est calmante et même un peu narcotique, et celle avec les pistaches a une teinte verte.

Émulsion purgative d'Alibert.

℞ Lait d'amandes............................... ℥ iv
Sucre....................................... ʒ vj
Résine de jalap en poudre fine.......... gr. viij
Scammonée en poudre................. gr. vj
Esprit de citron, Q. S.

On suspend les résines dans l'émulsion, au moyen d'un jaune d'œuf.

Autre, purgative et vermifuge.

℞ Huile de ricin récente................ de ℥ j ℥ j ß
Sirop de chicorée composé.
Eau de menthe poivrée.... ãa .. ℥ ß
Jaune d'œuf, Q. S.

On triture l'huile avec le jaune d'œuf et le sucre, on y ajoute ensuite le sirop, et puis les autres ingrédiens. Cette dose est pour les enfans de 6 à 15 ans. Pour les adultes, il faut une once ½ d'huile de ricin.

Émulsion de Quarin contre la névralgie lombaire et sciatique.

℞ Sirop de guimauve...... ℥ ij
Huile d'amandes douces .. ℥ j ß.

L'on triture avec un jaune d'œuf, et l'on ajoute :

Sous-carbonate de potasse en solution dans
10 onces d'eau....... ℥ ß

On la donne, chaque demi-heure, par verrées.

Émulsion de Willis, contre le rhumatisme.

℞ Eau de noix muscade..... ⎫ āā ℥ ß
Sirop d'écorce d'orange... ⎬
Gomme arabique......... ⎫ āā ℨ ij
Racine fraîche d'arum..... ⎬
Blanc de baleine............... Ɔ ij
Eau .... ℥ v

On fait dissoudre la gomme dans une partie de l'eau, et l'on triture avec le blanc de baleine pour en faire une pâte molle ; l'on ajoute alors la racine d'arum en pulpe, on triture, et l'on y incorpore ensuite le sirop et les eaux.

ESPÈCES.

Sous ce nom, l'on comprend des mélanges végétaux jouissant de propriétés analogues et faits avec des racines, des feuilles, des fleurs, etc. Rigoureusement parlant, il est de ces espèces qui devraient être comprises parmi les fleurs, d'autres parmi les racines, suivant que l'une ou l'autre de ces parties prédomine ; cependant, afin de pouvoir les examiner en même temps, nous avons cru qu'il était plus commode de les transporter toutes ici. Il est bon de faire observer que MM. les herboristes ne doivent point employer pour ces mélanges, comme ils font ordinairement, leurs restes de magasin, on, si l'on veut, les feuilles et fleurs des années précédentes ; ils doivent avoir, au contraire, l'attention de les choisir dans un bon état de conservation, et les placer dans un endroit bien sec et à l'abri du contact de l'air. Nous allons suivre, pour leur énumération, l'ordre alphabétique.

Espèces amères.

Ce mélange se compose de parties égales de :

Sommités de petite centaurée,
de chardon bénit,

Sommités de scordium,
Zestes de citron,
Racine de grande gentiane concassée.

On prescrit ces espèces à la dose de 1 once à 1 once $\frac{1}{2}$ en infusion dans 1 litre d'eau, dans les fièvres intermittentes, et comme toniques, digestives, etc.

Espèces anthelmintiques.

Parties égales de :

Feuilles et fleurs sèches de grande absinthe,
id.   de tanaisie,
id.   de camomille romaine.

Il est inutile de dire que les feuilles, fleurs, racines, etc., qui composent les diverses espèces, doivent être incisées menu.

Espèces antiscorbutiques.

Une once de :

Feuilles récentes de beccabunga,
        de cochléaria,
        de cresson de fontaine,
        de ménianthe ;
Racine de bardane,
        de patience,
        de raifort sauvage ;
Un citron,

pour 2 litres de tisane, qu'on prépare par infusion.

Espèces apéritives ou diurétiques.

Pour 2 litres de boisson, $\frac{1}{4}$ once de :

Racines d'asperge,
Chiendent,
Pissenlit,
Oseille,
1 gros de nitrate de potasse,
2 gros de réglisse ratissée.

Espèces aromatiques.

Sommités fleuries de :

Hysope,   Lavande,
Mélisse,   Serpolet,
Menthe,   Hypéricum, etc.
Origan,

On peut y ajouter les sommités des plantes douées des mêmes propriétés. Ces espèces sont toniques, stomachiques et cordiales ; on les prépare en infusion.

Espèces carminatives.

On mélange parties égales de semences

d'angélique,   de fenouil,
d'aneth,   fleurs de camomille,
d'anis,   de mélilot.

On en prépare des infusions dans les proportions de $\frac{1}{2}$ once à 1 once de ces espèces sur 1 litre d'eau.

Espèces émollientes.

Feuilles et racines de guimauve,
de mauves,
de bouillon blanc,
Farine de graine de lin, etc.

On peut y ajouter un grand nombre d'autres feuilles ou racines mucilagineuses.

Espèces pectorales ou béchiques.

Fleurs sèches de mauves,
de guimauve,
de tussilage,
de pied-de-chat,
d'hypéricum,
de violette,
de coquelicot,
de bouillon blanc,
Feuilles de capillaire et d'hysope,
de scolopendre.

I.   20

Espèces vulnéraires.

Ces espèces sont également connues sous les noms de *vulnéraire de Suisse*, *faltranc*, *thé de Suisse*, etc. Elles ont été jadis, et sont encore exploitées par un grand nombre de charlatans à moustaches et à habit galonné, qui, au son d'une bruyante musique, les colportent jusques dans les plus petits villages, nomment soigneusement toutes les plantes qui les composent, et qu'ils ont, disent-ils, soigneusement récoltées eux-mêmes en leur saison, dans les montagnes de la Suisse, tandis que c'est toujours le fond des caissons des pharmaciens qu'ils achètent sans aucun choix. Nous faisons cette même observation à l'égard de MM. les herboristes; au lieu de s'attacher à ne faire entrer dans les espèces vulnéraires que des plantes nouvelles et dans un bel état de conservation, ils n'y font entrer le plus souvent que les débris de celles des précédentes années. A proprement parler la composition du faltranc varie, d'après ce que nous venons d'exposer, puisque les charlatans y font entrer toute sorte de plantes. Cependant, voici la formule qui se trouve consignée dans Baumé :

Véronique . . . . 4 onces,

Sanicle. . . . .⎫

Bugle. . . . .⎬ āā . . 2

Hypéricum. . . . .⎫

Pervenche. . . . .

Lierre terrestre. . . . .

Chardon bénit. . . . .

Scordium. . . . .⎬ āā . . 2

Aigremoine. . . . .

Bétoine. . . . .

Mille-feuille. . . . .

Scolopendre . . . .⎭

Fleurs de tussilage. . . . . . .⎫

      de pied-de-chat. .⎬ āā . . . 4

En général, on y ajoute des feuilles d'angélique et d'oranger et des fleurs de violette. On incise bien toutes ces plantes, et l'on en met une pincée en infusion dans un verre d'eau bouillante. Le thé de Suisse est regardé comme cordial, détersif, vulnéraire, stomachiqué, sudorifique, etc. Il est un mélange de feuilles, fleurs, semences, racines, etc., qui est encore bien plus compliqué; nous allons le faire connaître.

Pot-pourri.

Feuilles de :

Grande absinthe........
Basilic...............
Calament de montagne..
Coq des jardins........
Laurier franc.........
Marjolaine............
Mélilot...............
Menthe des jardins.....
Menthastre...........
Romarin.............. } āā.. 8 onces;
Rue..................
Sauge................
Serpolet.............
Tanaisie.............
Thym................
Hysope...............
Origan...............
Abrotanum...........
Dictame de Crète.......

Semences de :

Anis..................
Coriandre.............
Cumin................ } āā.. 8 onces;
Fenouil...............
Baies de genièvre.......

Ecorces de :

Orange ....
Citron...............
Cannelle blanche....... } āā.. 1 livre;
Cascarille............
Sassafras ....

Bois de :

    Rhodes . . . . 8 onces ;

Racines de :

    Angélique. . . . .
    Calamus aromaticus. . . . .
    Ennla campana. . . . .
    Galanga minor. . . . .
    Impératoire. . . . .
    Gingembre . . . . $\overline{aa}$.. 8 onces ;
    Souchet long. . . . .
    Iris de Florence . . . .
    Meum. . . . .
    Nard celtique. . . . .
    Nard indique. . . . .

Fleurs de :

    Camomille romaine. 8
    Lavande. . . . . $\overline{aa}$.. 2 livres,
    Roses de Provins. . . . . . .
    Sthœcus arabique. . . . . 8 onces.

Toutes ces substances doivent être prises à l'état de siccité ; les feuilles et les fleurs incisées ; les semences, racines et écorces concassées. On ajoute à ce mélange les substances suivantes :

Hydrochlorate d'ammoniaque (sel ammoniac).. 2 onces
Chlorure de sodium (sel marin). . . . . 3 livres
Potasse (alcali fixe). . . . . 4 onces.

Il est des personnes qui ajoutent à ce mélange des fleurs d'oranger, de la cannelle, des girofles, de la vanille, etc.

On met ces diverses substances dans un grand vase de grès ou de faïence, et on les asperge auparavant avec 8 onces d'eau ; on le bouche bien. Au bout de quelques mois, le mélange a pris une couleur feuille-morte ; il se conserve ainsi jusqu'à dix années. On en tire de temps en temps, et on en met dans un petit pot percé de trous, afin que l'odeur puisse se répandre dans les appartemens.

Espèces toniques.

Feuilles de mélisse......
    de scolopendre.. } āā.. 6 gros,
Fleurs de bétoine.......
    de tilleul........ } āā.. 2
Sommités de gallium-luteum..... 1 once,
Racines de bardane.....
    de guimauve.....
    de patience.....
    de polypode.... } āā.. 3 gros.
    de réglisse.....
    de valériane....

On les regarde comme céphaliques, cordiales, vulnéraires et stomachiques; on les administre comme le thé vulnéraire.

ESPRITS.

Les pharmacopées nouvelles désignent sous le nom d'alcoolats, et rangent dans la même classe les dissolutions des substances médicamenteuses dans l'alcool, qui étaient jadis connues sous le nom de *teintures, élixirs, esprits,* etc. Le nom de teintures a été réservé, par MM. Chevallier et Idt, aux alcoolats qui sont beaucoup plus chargés de matières colorantes. En général, lés *esprits* ne sont que des solutions de quelques huiles volatiles dans l'alcool; tandis que les élixirs, teintures, etc., contiennent souvent un plus grand nombre d'ingrédiens. Il est cependant quelques médicamens connus sous le nom d'esprits, qui s'écartent de cette composition. Comme cette pharmacopée tient un peu du formulaire, nous croyons devoir présenter en particulier cette partie des alcoolats, sans aucune distinction de composition et en suivant l'ordre alphabétique.

Esprit ammoniacal de la pharmacopée de Londres,
alcool ammoniacal.

℞ Alcool à 23 degrés........................ ℔ j ß
Sous-carbonate de potasse................. ℥ vj
Hydrochlorate d'ammoniaque (sel ammoniac). ℥ iv.

Distillez à un feu doux pour obtenir environ 12 onces de liqueur.

Esprit aromatique de Londres.

℞ Hydrochlorate d'ammoniaque.. $\mathfrak{Z}$ v
Sous-carbonate de potasse..... $\mathfrak{Z}$ vj
Ecorce de limons............. $\mathfrak{Z}$ iv
Cannelle...........
Girofles........... } āā . $\mathfrak{Z}$ ij
Alcool à 36 degrés............ ℔ ij
Eau pure................... ℔ iv.

Retirez 3 livres de produit par la distillation.

Esprit d'ammoniaque fétide de Londres.

℞ Esprit ammoniacal.. ℔ j
Assa-fœtida........ $\mathfrak{Z}$ ij.

Après quelques heures d'infusion, distillez à un feu très doux pour obtenir 12 onces de liqueur.

Esprit d'anis ammoniacal de la pharmacopée de Berlin.

℞ Ammoniaque....... $\mathfrak{Z}$ iij
Alcool à 36 degrés... $\mathfrak{Z}$ xij
Huile volatile d'anis.. $\mathfrak{Z}$ ß.

Mêlez.

Esprit d'anis composé de la pharmacopée de Dublin.

℞ Semences d'angélique..
d'anis....... } āā.. $\mathfrak{Z}$ vj
Alcool à 22 degrés............ ℔ viij.

Pilez les semences, et, après quelques heures d'infusion, distillez pour obtenir 6 livres d'esprit d'anis.

Esprit de cannelle.

℞ Cannelle fine en poudre.. $\mathfrak{Z}$ viij
Alcool à 32 degrés...... ℔ iv.

Après quelques jours de macération, l'on distille au bain-marie pour en retirer presque tout l'alcool.

On obtient de la même manière les esprits de :

Calamus aromaticus,   de bois de sassafras,
de girofles,   de souchet long, etc.
de noix muscades.

Esprit de citron.

℞ Zestes de citrons frais.. ℔ j ß
    Alcool à 32 degrés.... ℔ ix
    Eau................ ℔ j.

Après quelques jours de macération, distillez au bain-marie pour obtenir 9 livres d'esprit. On prépare de la même manière les *esprits de bergamote*, de *cédrat*, d'*écorce d'orange*, de *fleur d'oranger*, etc.

Esprit de citron composé ; c'est l'eau de Cologne. Voyez ce mot.

Esprit ardent de cochléaria.

℞ Feuilles fraîches de cochléaria...... ℔ vj
    Raiforts coupés par tranches minces. ℔ ij
    Alcool à 32 degrés................ ℔ vj.

Pilez le cochléaria et le raifort ; faites macérer dans l'alcool pendant deux jours, et distillez au bain-marie pour obtenir 6 livres de produit.

C'est un très bon antiscorbutique et odontalgique en même temps ; la dose est de 20 gouttes à 1 gros dans une boisson convenable. On l'étend du triple de son poids d'eau pour donner du ton aux gencives, les raffermir, nettoyer les dents, etc.

Esprit de cresson de fontaine de Saunders.

℞ Cresson de fontaine..
    Suc de cresson...... } āā.. ℔ vj
    Eau................
    Alcool à 36 degrés.......... ℔ ij.

Distillez pour obtenir 4 livres de produit, auquel on ajoute :

    Cresson frais contusé......... ℔ iij.

On distille au bain-marie pour retirer près de 4 livres d'esprit. Antiscorbutique et odontalgique.

Esprit de cresson de Para.

℞ Cresson de Para (spilanthus oleiaceus)
fleuri et mondé de sa tige........ ℥ iv
Alcool à 33 degrés................. ℔ j.

Distillez au bain-marie pour retirer près d'une livre
d'esprit. MM. Henri et Guibourt prescrivent parties égales
de cresson de Para et d'alcool. La formule que nous rapportons est celle que nous avons apportée nous-même d'Espagne, et qui nous a été donnée par le docteur Bahi, le
premier qui a fait connaître les propriétés antiscorbutiques et odontalgiques de cette plante, qui est maintenant
exploitée arbitrairement par brevet d'invention, et fas-
tuensement prônée dans les journaux, qui vendent quoti-
diennement les éloges les plus pompeux à 20 et 30 sous
la ligne. Nous bornerons cette remarque au Paraguay-
Roux, qui n'est autre chose que l'*esprit de cresson de Para
et de pyrèthre*, auquel on a joint la racine insignifiante
d'*inula bifrons*.

L'esprit de cresson de Para est un excellent antiscorbutique et un très bon odontalgique, non point comme
l'entendent MM. Chaix et Roux ; mais comme la saine
pratique et l'expérience l'ont démontré ; il calme les douleurs des dents cariées, et augmente celle qui est due à un
état névralgique facial. On le prend à l'intérieur à la
dose de Ͽ j à ℨ j dans une boisson appropriée, comme
antiscorbutique, et à la dose d'une cuillerée à bouche
dans un demi-verre d'eau pour raffermir les gencives, etc.

Esprit d'éther de la pharmacopée de Londres.

℞ Éther sulfurique....... ℔ j
Alcool à 36 degrés..... ℔ ij.

C'est la liqueur d'Hoffmann plus alcoolique.

Esprit d'éther aromatique de la même.

℞ Éther sulfurique...... ℥ viij
Cannelle en poudre... ℨ iij
Cardamome, *id.* ..... ℨ j ß
Gingembre, *id.* ⎫
Poivre-long, *id.* ⎭ ā̄ā .. ℨ j.

Après quinze jours de macération , filtrez.

Antispasmodique, tonique ; de 10 à 25 gouttes sur du sucre.

Esprit de genièvre composé de la pharmacopée d'Édimbourg.

℞ Alcool à 23 degrés .... ℔ iij ß
  Baies de genièvre écrasées................. ℥ vj
  Semences de fenouil en poudre.. ⎫
      de carvi, *id*........ . ⎭ āā.. ℥ ij.

Après quelques jours de macération , distillez pour retirer 3 livres d'esprit.

Esprit de lavande.

℞ Fleurs de lavande fraîches, et récoltées
      par un temps chaud et sec........ ℔ vj
  Alcool à 33 degrés.................. ℔ xj ß
  Eau. .... ℥ xij .

Après deux ou trois jours de macération, distillez au bain-marie pour retirer environ 12 livres d'esprit : il est des parfumeurs qui le redistillent au bain-marie en y ajoutant une livre d'eau de roses double ; il est alors beaucoup plus agréable. On prépare de la même manière, et avec les sommités fleuries les esprits

de mélisse,   de sauge,
de menthe crépue et poivrée,   de serpolet,
de romarin,   de thym, etc.

Esprit de lavande composé de la pharmacopée de Londres.

℞ Esprit de lavande......... ℔ j ß
      de romarin........ ℔ ß
  Cannelle en poudre.. ⎫ āā.. ℥ ß
  Noix muscades, *id*.. ⎭
  Râpure de santal rouge.... ℥ j.

Après quinze jours de macération, filtrez.

Esprit de Mindérérus, ou acétate d'ammoniaque.

℞ Acide acétique pur........ 1300
  Carbonate d'ammoniaque.. 85

On sature cet acide par cet alcali. Il doit être neutre et marquer 5° à l'aréomètre. Dans les fièvres adynamiques. La dose est depuis 2 gros jusqu'à 2 onces dans des potions ou tisanes appropriées ; c'est aussi un très bon diaphorétique.

Esprit de nitre dulcifié, ou alcool nitrique.

℞ Acide nitrique à 35 degrés... 1
Alcool à 36 degrés .... 3.

Versez séparément et peu à peu dans un flacon ; agitez et débouchez de temps en temps, pendant trois jours, pour donner issue au gaz qui se produit.

Esprit odontalgique de Boerhaave.

℞ Alcool à 33 degrés......... ℥ j
Camphre................ ʒ iv
Opium en poudre... grains   xx
Huile de girofle..... gouttes   lxxx.

Esprit de pyrèthre.

℞ Racine de pyrèthre en poudre.... ℔ j
Alcool à 22 degrés........... ℔ iv.

Après quelques jours de macération, distillez au bain-marie. Contre les douleurs de dents, pour fortifier et raffermir les gencives.

Esprit de pyrèthre composé.

℞ Poudres de cannelle fine............... ℥ j Ɉ j
     de coriandre... } āā .... ℥ j
     de vanille..... }
     de girofles....... }
     de cochenille..... }
     de macis......... } āā grains xviij
     de safran....... }
     de sel ammoniac... }
Esprit de pyrèthre ci-dessus..... litre 1.

Après quinze jours de macération, ajoutez :

Eau de fleur d'orange triple........ ℥ ß

Huile d'anis......⎫
    de citron...⎬ ãã... gouttes xviij
    de lavande..⎫
    de thym...⎬ ãã... gouttes ix

Ambre gris en poudre...... grains iij.

Mêlez les deux liqueurs, et, après deux jours de macération, filtrez. On doit commencer par faire infuser l'ambre gris dans l'esprit de pyrèthre. Bon odontalgique, d'une odeur suave.

Esprit de roses.

℞ Pétales de roses.....⎫
  Alcool à 36 degrés...⎬ ãã... P. E.

Pilez les roses dans un mortier de marbre, et, après un jour de macération, distillez au bain-marie pour retirer la quantité d'alcool employée.

Esprit de sel dulcifié ou hydrochlorique.

℞ Acide hydrochlorique à 22 degrés .. 1
  Alcool à 36 degrés............... 3

Introduisez peu à peu dans un flacon bouché à l'émeri.

Esprit volatil de corne de cerf.

C'est le liquide aqueux que l'on obtient par la distillation à feu nu de la corne de cerf.

Esprit d'ammoniaque, ou alcali volatil, ammoniaque.

On le prépare en distillant parties égales de chaux et d'hydrochlorate d'ammoniaque, et recevant le gaz ammoniac dans des flacons tubulés, aux deux tiers pleins d'eau, et entourés de glace ou d'eau froide. Ainsi obtenu, il peut se congeler à 40 degrés.

Usages. L'ammoniaque est très employée en médecine : à l'extérieur, combinée à l'huile à l'état savonneux, comme un puissant rubéfiant ; pure, elle est un puissant

caustique qu'on emploie contre la morsure des chiens
enragés, le venin de la vipère, etc.; on en a obtenu
des succès contre l'amaurose; c'est à ce gaz que la poudre
de Loëson doit ses vertus. A l'intérieur, elle agit comme
un puissant excitant; elle est très diaphorétique, soutient les forces, et accélère même la circulation. L'alcali
volatil est également conseillé pour faciliter les éruptions,
contre la morsure des animaux venimeux et les diverses
fièvres adynamiques. On en prend de 15 à 30 gouttes
dans 5 ou 6 onces d'un liquide édulcoré. On a vanté ses
bons effets contre l'ivresse; on a vu plus d'une fois 15
gouttes de cet alcali, dans un verre d'eau, la faire cesser
complétement, et d'autres fois ce moyen ne pas réussir.
Le docteur Lavagna a préconisé son efficacité dans l'aménorrhée, en faisant des injections dans le vagin avec 1
once de lait et de 10 à 12 gouttes d'ammoniaque.

L'ammoniaque vient d'être annoncée aussi par le docteur Murray comme un contre-poison de l'acide prussique. Il en a tenté l'expérience sur des lapins et sur
lui-même; il en prit une quantité suffisante pour produire un étourdissement et une douleur de tête assez intense. Il combattit ces effets en respirant de l'ammoniaque
étendue d'eau, et en appliquant sur le front un linge
trempé dans cette liqueur : en quelques instans, tous les
symptômes disparurent. D'après cela, il regarde cet alcali
comme un antidote si assuré, qu'il n'hésiterait pas d'avaler une dose suffisante d'acide prussique pour lui donner la mort, s'il trouvait une personne sur laquelle il
pût compter pour lui administrer, au moment favorable,
la dose nécessaire de ce précieux antidote. (1)

Esprit de vin.

Synonyme d'alcool.

Esprit volatil huileux et aromatique de Sylvius.

♃ Zestes de citrons frais..   } ãã.... ℥ j ß
       d'oranges...... }

____

(1) *Edimb. philos.*, n° 12.

Vanille.. }
Macis.. } ãã............... ℨ ß
Cannelle....................... ℨ ij
Girofles........................ ℨ j
Eau distillée de cannelle.. }
Alcool à 36 degrés........ } ãã... ℔ ß.

Introduisez le tout dans une cornue tubulée, et au bout de deux jours de digestion, introduisez par la tubulure :

Sous-carbonate de potasse en poudre.. }
Hydrochlorate d'ammoniaque *id*...... } ãã ℔ ß.

On distille au bain-marie dans une cornue dont le col se rend dans un ballon entouré de glace ou d'eau froide, et muni d'une tubulure dans laquelle est un bouchon de liége percé. On retire 10 onces d'esprit.

Ce médicament est considéré comme sudorifique, et employé contre la paralysie, etc. ; à la dose de 6 à 30 gouttes.

DES ESSENCES.

Jadis les *huiles volatiles* étaient connues sous les noms d'*essences*, *d'huiles essentielles des végétaux*. Depuis, cette dénomination d'essences s'est étendue à quelques composés ayant l'alcool pour menstrue, et se rapprochant des alcoolats ou teintures. Nous bornerons ici notre examen à ces derniers ; les autres trouveront naturellement leur place à l'article sur les huiles volatiles.

Essence d'ambre.

℞ Ambre gris en poudre.. }
Sucre, *id*............ } ãã.. ℨ ij
Musc, *id*...................... ℨ ß
Civette, *id*............... grains v
Alcool à 36 degrés............ ℥ viij.

On fait macérer toutes ces substances dans l'alcool pendant 15 jours, en agitant de temps en temps le vase ; au bout de ce temps on filtre. C'est une eau de toilette d'une odeur très suave, mais qui ne convient pas à tout le monde.

Essence antihystérique de Lemort.

℞ Castéorum en poudre............ ℥ j
   Assa-fœtida *id*................. ℥ ß
   Huile de succin................. ʒ ij
   Huile volatile de rue.... ⎤
           de sabine.. ⎦ ãã.. ℥ j ʒ j
   Alcool à 34 degrés............ ℥ xx.

Après quelques jours de macération, on distille au bain-marie, on ajoute au produit :

   Camphre........................ ʒ ij
   Esprit ammoniacal de corne de cerf.. ℥ iv.

On redistille au bain-marie, sur le résidu, presque à siccité. Cette essence est considérée comme très propre à combattre les maladies hystériques ; on l'emploie en frictions sur l'épigastre, par gouttes, dans une boisson appropriée, ou en la respirant par le nez.

Essence carminative de Wédel.

℞ Racine de zédoaire en poudre.......... ℥ iv
   d'acore aromatique *id*... ⎤
   de carline *id*.......... ⎬ ãã.. ℥ ij
   de galanga *id*.......... ⎦
   Camomille romaine *id*....... ⎤
   Semences d'anis *id*......... ⎬ ãã.. ℥ j
       de carvi *id*......... ⎟
   Zestes d'orange *id*......... ⎦
   Girofles *id*................ ⎤ ãã.. ʒ vj
   Baies de laurier *id*........ ⎦
   Macis *id* .... ℥ ß
   Alcool nitrique.............. ℥ ij ß
   Esprit de citron............. ℔ iv ß.

Après 15 jours de macération, passez avec expression, et filtrez. Cet élixir est considéré comme carminatif, emménagogue, cordial et stomachique ; la dose est de demi-gros jusqu'à 1 gros et demi, dans une infusion de thé, de sauge, de tilleul, etc.

Essence céphalique de Bonferme.

℞ Alcool à 33 degrés............ ℔ ß
Girofles en poudre....
Noix Muscades *id*..... } ãã.. ℥ ß
Cannelle *id*..........
Fleurs de grenadier... } ãã.. ℥ iij.

Après 10 jours de macération, passez avec expression et filtrez. Contre les maux de tête qui sont la suite de quelques contusions ; on en verse quelques gouttes dans le creux de la main, et on en respire la vapeur par le nez.

Essence d'Italie.

℞ Cannelle en poudre.......... ℥ vj
Cardamome m. *id*.....
Galanga *id*.......... } ãã.. ℥ iv
Girofles *id*..........
Gingembre .... } ãã.. ℥ j
Poivre long *id*................ ℥ vj
Muscades *id* .... ℥ ß
Musc..................
Ambre gris.......... } ãã.. ʒ viij
Alcool à 36 degrés........... ℔ iv.

Passez, exprimez et filtrez après 15 jours de digestion. Cosmétique agréable, fortifiant et tonique, à la dose de quelques gouttes sur du sucre, ou dans du thé ou du vin.

Essence royale.

℞ Ambre gris................ ℥ j
Musc..................... ℥ ß
Civette.................. ʒ xv
Huile de cannelle........... ʒ ix
de bois de Rhodes....... ʒ vj
de fleur d'orange..
de roses........ } ãã.. ʒ vj

Après avoir trituré l'ambre, la civette et le musc avec le carbonate de potasse, on introduit le mélange dans un flacon contenant l'alcool et les huiles volatiles; après 15 jours de macération on filtre. Mêmes vertus que le précédent.

Essence scillitique de Keup.

℞ Vinaigre scillitique, fait avec le vinaigre
distillé. .... ℥ xij

Sous-carbonate de potasse........... ℥ ß

Faites évaporer jusqu'à consistance mielleuse, et ajoutez:

Alcool à 36 degrés................... ℥ vj.

Après quelques jours de digestion, décantez. Contre l'asthme et les hydropisies; la dose est de 40 à 60 gouttes, dans une boisson convenable.

Essence de savon.

L'essence de savon est, à proprement parler, du savon dissous dans l'alcool et aromatisé de diverses manières. Son usage est répandu dans toute l'Europe, tant pour la toilette des hommes que pour la médecine et pour détacher le linge. Nous croyons donc faire plaisir à nos lecteurs en reproduisant ici les recettes qui sont suivies chez les diverses nations. Cet objet a paru assez intéressant à M. Robinet pour en faire le sujet d'un Mémoire qu'il a publié dans le *Journal de Chimie médicale*, octobre 1826. Nous allons exposer ici ces recettes.

Essence de savon d'Italie.

Savon blanc de soude................ 10 parties,
Alcool à 34 degrés.................. }
Eau distillée....................... } 34 idem.

Faites digérer à une douce chaleur, et filtrez. Si, au lieu d'eau distillée, on emploie des eaux de rose ou de fleurs d'orange double, on a de l'essence de savon à la rose ou à la fleur d'orange.

Essence de savon de Prusse, Hanovre et Saxe.

Savon d'Espagne râpé................ 1 partie,
Alcool rectifié..................... 3
Eau de rose......................... 1

Faites comme le précédent.

Essence de savon de Bavière.

Savon blanc du commerce............. 1 partie,
Alcool à 18 degrés (eau-de-vie faible).. 4
Faites comme le précédent.

Essence de savon de Vienne.

Savon de Venise................... 3 onces,
Sous-carbonate de potasse (sel de tartre). 1 gros,
Alcool à 0,910 degré de densité....... 18 onces,
Eau distillée de lavande.............. 6
Faites digérer, et filtrez.

Essence de savon de Russie.

Savon d'Espagne râpé.............. 4 onces,
Cendres gravelées purifiées.......... 2

On fait bouillir ces deux substances avec 1 livre d'eau en agitant souvent; et quand elles sont réduites en consistance on les verse dans une cucurbite, et on y ajoute 1 livre d'esprit de lavande. On fait digérer sur un feu doux pendant quatre jours, et l'on filtre.

Ces deux dernières essences, à cause de l'alcali qu'elles contiennent, sont très propres à enlever de dessus les étoffes de couleur solide les taches d'huile et de graisse.

M. Robinet a fait sur cette préparation des observations que nous allons faire connaître : 1°. l'alcool ne doit être ni trop déphlegmé ni trop faible; 2°. le choix du savon n'est pas indifférent; car, s'il est trop récent, il contient de l'huile non saponifiée qui trouble la dissolution, et qu'il est bien difficile d'en séparer. Ce chimiste croit donc que le savon du commerce, bien sec, doit être préféré à tout autre. Si la dissolution dans l'alcool est colorée, il suffit de l'agiter avec un peu de noir d'ivoire et de la filtrer, pour l'obtenir décolorée. Voici donc la formule qu'il propose :

℞ Savon blanc sec, râpé....... ℔ j
Alcool à 33 degrés.......... ℔ iij
Eau distillée.............. ℔ j
Huile essentielle de bergamote, S. Q.
Faites dissoudre au bain-marie, et filtrez.

DES ÉTHERS.

La connaissance du premier éther connu, de l'éther sulfurique, date du milieu du 16e siècle. On trouve sa préparation décrite dans la *Pharmacopée* de Valerius Cordus, publiée en 1540. Depuis la naissance de la chimie pneumatique, on a soigneusement étudié l'action des acides sur l'alcool, et l'on est parvenu à la connaissance de plusieurs autres éthers et de quelques liqueurs qui en ont les caractères physiques sans en avoir toutes les propriétés chimiques. Le nom d'éther est devenu commun à tous ces corps, mais leurs propriétés ne sont point identiques : M. Thenard les a divisés en trois classes :

Nous allons faire connaître les principaux.

Éther acétique.

Découvert par M. le comte de Lauragais. Saveur particulière, incolore; odeur d'éther sulfurique et d'acide acétique; sans action sur les couleurs bleues végétales; entrant en ébullition à 72° c. Brûlant avec une flamme jaunâtre; soluble dans six fois son poids d'eau, et très soluble dans l'alcool. On le prépare en distillant à une douce chaleur 100 parties d'alcool absolu, 63 d'acide acétique et 17 de sulfurique : le premier produit est de l'éther acétique presque pur; on le débarrasse de l'excédant d'acide acétique qu'il contient en l'agitant avec $\frac{1}{10}$ de potasse, et recueillant la couche supérieure du liquide, qui est l'éther pur. J'ai également obtenu de l'éther acétique en distillant de bon vinaigre d'un an, sans aucune addition.

Vertus. Employé en frictions contre les douleurs rhumatismales, etc.

Éther nitrique.

Découvert par Kunckel en 1681. Couleur ambrée, odeur forte et éthérée, saveur brûlante; sans action sur le tournesol, plus pesant que l'alcool et moins que l'eau, entrant en ébullition par la seule chaleur de la main; si on le fait passer dans un tube de porcelaine incandescent, il produit de l'eau, de l'ammoniaque, des acides hydrocyanique et carbonique, de l'huile, du charbon, etc.

Si on agite une partie de cet éther avec 3o d'eau, il s'o-
père une action remarquable : une portion se volatilise,
l'autre se décompose, et la troisième se dissout dans l'eau,
qui contracte une odeur de pomme et devient acide.

Préparation. En distillant dans une grande cornue au
bain de sable des poids égaux d'acide nitrique et d'alcool
à 36°, et recevant le produit dans une série de flacons à
moitié pleins d'une solution d'hydrochlorate de soude et
entourés de glace et de sel marin, on recueille l'éther
qui surnage dans les divers flacons, et on le purifie en le
redistillant et recevant ce nouveau produit dans un récipient entouré de neige ou de glace ; on le tient ensuite
en contact avec un peu de chaux vive en poudre, pour
l'obtenir encore plus pur.

Éther sulfurique.

Cet éther est liquide, incolore, transparent, d'une
odeur vive et particulière, d'une saveur chaude, piquante
et un peu amère, très inflammable, très réfringérent, et
d'un poids spécifique à 24° 77, suivant M. Gay-Lussac,
égal à 0,71152. Il est si volatil, qu'il bout et s'évapore
à 36° 66. La densité de sa vapeur est, d'après ce chimiste,
de 2,586. Cette vapeur mêlée au gaz oxigène détonne
par l'étincelle électrique, ou par l'approche d'un corps
enflammé. Suivant MM. Fourcroy et Vauquelin, il se
congèle et cristallise à 43°. L'eau dissout $\frac{1}{10}$ de son poids
d'éther ; avec l'alcool il s'unit en toutes proportions.
L'éther dissout le camphre, la résine, les huiles volatiles,
le sublimé corrosif, etc.

Préparation. On distille dans une cornue de verre, et
au bain de sable, un mélange de parties égales en poids
d'acide sulfurique concentré et d'alcool rectifié. On doit
commencer par introduire l'alcool et ajouter peu à peu
l'acide sulfurique, en agitant chaque fois circulairement la
cornue, afin de faciliter leur union ; il se dégage alors
une si grande quantité de calorique, qu'il causerait
quelque accident si l'on ajoutait trop d'acide à la fois ;
aussi plusieurs pharmaciens, outre cette précaution, ont
encore celle d'exposer auparavant l'alcool et l'acide à une
basse température. Tout étant bien disposé, l'éther passe
bientôt à travers une allonge et se rend dans un ballon,

où il est condensé et d'où il s'écoule, par une ouverture
pratiquée à sa partie inférieure, dans un flacon qui le sup-
porte. Lorsqu'on a recueilli environ un volume d'éther
égal au quart de l'alcool employé, on ajoute, de temps
en temps, et par petites portions, une quantité d'alcool
égale à celle des deux tiers de celui qu'on a déjà uni à
l'acide sulfurique, et on continue la distillation jusqu'à
ce qu'on aperçoive des nuages blancs se former dans la
cornue. Ces nuages annoncent qu'au lieu d'éther, il se
produit de l'acide sulfureux. Si l'on pousse plus loin cette
opération, l'on obtient alors du gaz acide sulfureux,
une substance connue sous le nom d'*huile douce du vin*,
plus, un gaz dit *oléifiant* ou *hydrogène percarboné*,
de l'acide carbonique, de l'eau, un résidu charbon-
neux, etc.

L'opération étant arrêtée au moment où l'acide sulfureux commence à se former, l'éther obtenu contient
un peu d'alcool, de gaz acide, d'huile douce et d'eau. On
le purifie en l'agitant dans un flacon avec $\frac{1}{15}$ de potasse
caustique; on le verse ensuite dans un autre flacon à
moitié plein d'eau; on les agite de nouveau, après quoi
on le décante, et on le distille sur du chlorure de calcium
bien sec.

La théorie de la formation de l'éther, qui d'abord avait
été généralement reçue, a été combattue par les nouvelles expériences de MM. Dabit, Gay-Lusac, Sertur-
ner, etc. ; malgré leurs savantes recherches, il ne paraît
pas que ce problème soit encore résolu; nous croyons
donc inutile d'exposer ici ces deux théories.

Composition. Suivant M. Gay-Lussac, il est formé de 2
volumes de gaz hydrogène percarboné, et de 1 volume
de vapeur d'eau.

Usages. Il est employé en pharmacie pour préparer
quelques teintures. On l'administre comme antispasmodique, antinerveux, etc. Uni à son poids d'alcool, il constitue la *liqueur d'Hoffmann*.

ÉTHERS COMPOSÉS, OU TEINTURES ÉTHÉRÉES, ÉTHÉROLÉES.

Éther alcoolique, ou liqueur d'Hoffmann.

℞ Éther sulfurique rectifié.... ⎱ ā̃ā.. P. E.
Alcool à 36 degrés........ ⎰

Mêlez.

Éther acétique camphré.

℞ Ether acétique.... ℥ ij
Camphre........ ℨ .j.

En frictions contre les douleurs rhumatismales.

Ether acétique cantharidé du docteur Double.

℞ Ether acétique rectifié... ℥ ij
Cantharides pulvérisées.. ℨ j.

Au bout de 2 à 3 jours de macération, filtrez.
Rubéfiant. Contre les douleurs rhumatismales, les
paralysies, les engorgemens chroniques de tissu cellulaire, etc.

Ether acétique ferré de Klaproth.

℞ Acétate de fer liquide.... ℥ ix
Ether acétique. ⎱ ā̃ā.. ℥ ij.
Alcool....... ⎰

Antispasmodique et tonique; la dose est de 15 à 40
gouttes.

Ether, ou teinture éthérée d'aconit.

℞ Feuilles d'aconit en poudre.... 1
Ether sulfurique rectifié........ 8

Décantez au bout de huit jours, et filtrez promptement.
C'est ainsi, et aux mêmes doses, qu'on prépare les
teintures éthérées de :

Belladone,   Digitale,
Castoréum,   Valériane, etc.
Ciguë,

Ether balsamique de Tolu.

♃ Baume de Tolu, choisi, en poudre... ℥ iij
Ether sulfurique.................... ℥ ij.

Au bout de quelques jours, filtrez. On en respire la vapeur au moyen d'un flacon ayant une forme particulière, qu'on nomme *inspiratoire*, dans l'aphonie, les affections pulmonaires, dans celles du larynx, etc.

Ether nitrique térébenthiné de Leschenault de Latour.

♃ Huile de térébenthine..... ℥ viij
Alcool.................... ℥ iij.

Mêlez, et ajoutez :

Acide nitrique concentré. ℔ ij.

Distillez à une douce chaleur pour retirer moitié de ce mélange. La dose est de 20 à 40 gouttes, dans du miel ou jaune d'œuf sucré, contre l'ictère, les engorgemens du foie, les calculs biliaires; en friction, contre les affections rhumatismales.

Ether phosphoré de Pelletier.

♃ Phosphore, divisé en morceaux.. grains xxviij
Ether, très pur, rectifié sur du chlorure
de calcium........................... ℥ iv.

On agite de temps en temps le flacon. La dose est de 12 à 40 gouttes, dans une tisane d'orge, de guimauve, d'eau gommée, etc. Ce médicament est très stimulant, et son emploi n'est pas sans danger.

Ether sulfurique ioduré de Magendie.

♃ Iode............ grains vj
Ether sulfurique....... ℥ j.

Dose, de 6 à 10 gouttes. Contre les maladies scrophuleuses, le goître, etc.

Ether zinké, ou zinkates des Allemands.

℞ Hydrochlorate de zinc.... ℥ ß
  Alcool absolu........... ℥ j
  Ether sulfurique......... ℥ ij.

Il est employé comme antispasmodique, à la dose de
2 à 5 gouttes, deux fois par jour, sur du sucre ou quelque
boisson convenable, comme une infusisn de tilleul, etc.

Ethiops martial (protoxide de fer).

On réduit de la limaille de fer en poudre très fine,
après l'avoir lavée avec l'eau filtrée jusqu'à ce que cette
eau sorte claire; on l'introduit dans une terrine, et on y
verse un peu d'eau distillée; on agite souvent avec une
spatule de fer, en ayant soin d'y verser, de loin en loin,
un peu d'eau, de manière à ce qu'elle forme toujours une
sorte de pâte. En suivant cette méthode, on lave au
bout de cinq à six jours, et l'eau entraîne l'oxide formé
qu'on met sur du papier gris en pressant fortement, et
qu'on fait ensuite sécher promptement à une étuve chauffée à 60 degrés centigrades.

Ethiops minéral (sulfure de mercure noir).

℞ Mercure.................... ℥ iv
  Soufre sublimé et lavé....... ℥ viij.

On doit triturer ces deux substances ensemble, jusqu'à
ce que, le mercure étant éteint, la poudre ait acquis une
couleur tirant sur le noir.

Ethiops de Malouin.

℞ Sulfure d'antimoine........ 2
  Mercure.................. 1.

Triturez jusqu'à extinction complète. La dose est de 2
à 5 grains, mêlée avec de la magnésie ou du sucre.

Ethiops antimonial d'Huxham.

℞ Sulfure d'antimoine..... ℥ iv
  Mercure pur........... ℥ iij
  Fleur de soufre......... ℥ ij.

On triture dans un mortier jusqu'à extinction complète du mercure. C'est un très bon vermifuge qu'on donne aux enfans à la dose de 8 à 10 grains. On l'administre aux adultes à la dose de 24 à 50 grains, dans les engorgemens ly hatiques, l'atrophie, les maladies psoriques, etc

Ethiops saccharin.

℞ Mercure............ $\mathfrak{Z}$ ij

Sucre en poudre...... $\mathfrak{Z}$ xij.

Triturez jusqu'à extinction. Très bon vermifuge, à la dose de 10 à 24 grains, pour les enfans.

Ethiops végétal de Russel.

℞ Chêne mar (*fucus vesiculosus*); brûlez-le dans un vase découvert. C'est cette poudre qu'on donne à la dose d'un gros contre les engorgemens des glandes, le goître, etc charbon contient probablement de l'hydriodate soude.

DES EXTRAITS.

Tel est le nom qu'on donne à certains médicamens retirés des substances animales ou végétales, par l'évaporation plus ou moins grande du liquide qui les tenait en dissolution ; d'où il résulte que, relativement à leur consistance, les extraits sont *mous* ou *solides*. Ces derniers, dans un état de siccité parfaite, étaient connus jadis sous le nom de *sels essentiels de Lagaraye*. Quant à leur nature et à leurs propriétés, ils varient à l'infini : les uns sont *gommeux*, d'autres *résineux* ; certains, *sucrés*, *alcaloïdes*, *acides*, *salins*, etc. Laissant de côté toutes les classifications données par Rouelle, Baumé, Braconnot, Recluz, etc.; toutes basées sur leurs principes constituans, nous suivrons la division établie par MM. Henri et Guibourt, comme étant plus naturelle,

En conséquence nous examinerons :

1°. Les extraits préparés avec les sucs tirés des végétaux frais ;

2°. Les extraits des végétaux préparés par l'intermède de l'eau ;

3°. Les extraits végétaux préparés par l'alcool;

4°. Les extraits animaux.

Voici maintenant une partie des règles générales à suivre pour bien préparer les extraits.

1°. Les substances végétales doivent   choisies d'une très bonne qualité, récoltées dans un sol convenable, et dans la saison la plus opportune. On obtient alors en plus grande quantité un extrait qui est même doué de plus de propriétés.

2°. Si l'on doit opérer sur des végétaux frais, on doit les bien contuser sans eau, ou avec le moins d'eau possible, et en retirer, au moyen de la presse, tout le suc possible.

3°. Si c'est sur des substances sèches qu'on doit opérer, il faut les réduire en poudre grossière, les faire macérer dans l'eau, et les épuiser ensuite par la digestion ou l'infusion, sans recourir, dans aucun cas, à la décoction. Dans ce dernier cas, l'eau bouillante dissout l'amidon et du ligneux, ce qui augmente le volume et le poids de l'extrait en diminuant ses propriétés. Par l'infusion, aucun de ces deux principes n'est attaqué.

4°. On ne doit clarifier les infusions ou décoctions qu'au moyen du filtre et non par le blanc d'œuf; les sucs des plantes le sont par le *coagulum* et le filtre, et les sucs des fruits acides, tels que les citrons, etc., par la fermentation.

5°. Il est bon de n'employer que de l'eau distillée, dans la confection des extraits, afin de n'y pas introduire les substances salines que l'eau contient.

6°. Afin que les extraits ne soient ni brûlés ni altérés, on doit avoir soin de les préparer au bain-marie ou bien à la vapeur. Les pharmaciens instruits ont généralement adopté l'un ou l'autre de ces deux moyens.

7°. On reconnaît que l'extrait est cuit, lorsque en frappant sur sa surface avec la paume de la main, il n'y adhère point. Il est encore une autre méthode, mais qui nous paraît moins sûre, c'est d'en mettre sur du papier gris; s'il ne pénètre point par l'humidité, sa cuite est au point convenable.

Les extraits qui contiennent des sels déliquescents ne tardent pas à se ramollir et à se décuire, pour ainsi dire,

en attirant l'humidité atmosphérique : dans ce cas, ils
moisissent à leur surface. Pour y remédier, il faut les dessécher au bain-marie. Il en est d'autres, au contraire,
qui durcissent ; on doit faire fondre ceux-ci au bain-marie
et y ajouter un peu d'eau distillée. Les uns et les autres
doivent être conservés dans des pots soigneusement
fermés.

1°. EXTRAITS AVEC LES SUCS DES VÉGÉTAUX.

Extrait de Carotte.

Choisissez les carottes, mondez-les bien de leurs feuilles,
de leurs petites racines et de toute impureté ; râpez-les
bien et exprimez, à la presse, le suc. Laissez déposer
pendant quelques heures, filtrez et évaporez au bain-
marie ou à la vapeur, en ayant soin de remuer constamment.

Extrait de chicorée.

Après avoir extrait le suc de chicorée sauvage, on l'expose dans une bassine de cuivre bien étamée, ou mieux,
dans une bassine d'étain, à l'action du calorique, qui
opère la coagulation de l'albumine, laquelle entraîne la
chlorophyle ou matière verte des végétaux. On passe alors
le suc à travers une étamine, et on le fait évaporer au
bain-marie ou à la vapeur, en ayant la précaution de
remuer sans cesse avec une large spatule en bois. On
prépare de la même manière les extraits provenant de
presque tous les sucs des plantes, et particulièrement
ceux de

Aconit-napel,	Laitue des jardins (tige de),
Belladone,	Thridace,
Bourrache,	Laitue vireuse,
Ciguë,	Ménianthe,
Cochléaria,	Ortie grièche,
Cresson,	Pissenlit,
Fumeterre,	Rhus toxicodendrum,
Jusquiame blanche et	Rhue,
noire.	Stramonium, etc.

Extrait ou rob de baies de belladone.

On choisit ces baies bien mûres, on les écrase entre les mains, parce que le pilon écraserait également les semences, qui sont huileuses ; on les exprime ensuite à la presse ; le suc est alors chauffé au bain-marie et passé à l'étamine pour le clarifier ; on le concentre ensuite au bain-marie ou à la vapeur comme les précédens ; c'est ainsi qu'on prépare les sucs ou robs de :

Noirprun, de sureau et même de momordica elaterium ou concombre sauvage, avec cette différence que les fruits de cette cucurbitacée doivent être pilés.

EXTRAITS PAR L'INTERMÈDE DE L'EAU.

Extrait d'enula campana (aunée).

L'on prend cette racine nouvellement séchée, on la pulvérise grossièrement ; l'on en prend une partie qu'on met dans une bassine bien étamée, ou dans un vase d'étain, avec cinq ou six parties d'eau à 20° c. Après un ou deux jours de macération, on passe, et l'on soumet le résidu à la presse ; on l'épuise par de nouvelles macérations ; on réunit les liqueurs, on les évapore à moitié, on passe à travers une étamine, et l'on réduit le liquide au bain-marie à consistance convenable, comme pour les autres extraits. C'est par le même procédé qu'on fait les extraits aqueux des racines de

Grande gentiane,	réglisse,
consoude,	rhubarbe,
patience,	valeriane, etc.
polygala,	

On prépare ainsi les suivans, avec cette seule différence, que la température de l'eau qui sert à l'infusion doit être portée à 80 deg. cent.

Douce-amère (tiges de),
Cascarille (écorce de),
quinquina,
Salsepareille (racine de),

Feuilles sèches d'absinthe,
de chamædris,
de chardon-bénit,
de pensée sauvage,
de rhue,
de saponnaire,
de séné,
de scordium,
de petite centaurée (sommités),
Fleurs de camomille,
de narcisse des prés,
de soucis,
Cônes de houblon.

Il n'est pas besoin de dire qu'on doit choisir ces diverses substances de première qualité et le plus récentes possible.

Nous ajoutons que l'extrait par macération et par infusion est plus beau, plus homogène, plus soluble dans l'eau que celui par décoction ; de plus, on en obtient presque toujours un peu plus et de meilleure qualité ; il est cependant quelques extraits qui exigent d'être préparés par décoction, et certains qui demandent une préparation particulière : nous allons les indiquer.

Extrait aqueux de gaïac.

℞ Râpure de gaïac... 1
Eau distillée. 4

Après demi-heure d'ébullition, exprimez, soumettez à une seconde décoction, passez à travers une étamine, réduisez au quart par une douce évaporation, laissez déposer une demie-heure, et évaporez comme à l'ordinaire jusqu'à consistance pilulaire.

Extrait de casse.

Écrasez dans un mortier de marbre, faites infuser dans un vase d'étain, pendant deux heures, avec S. Q. d'eau ; passez à l'étamine, et évaporez S. A.

Extrait de baies de genièvre.

On prend des baies de genièvre récentes, que l'on concasse dans un mortier de marbre, et on les fait infuser pendant un ou deux jours avec S. Q. d'eau, à 30 ou 40° c.; on passe à l'étamine, et l'on soumet le résidu à une nouvelle infusion; les liqueurs réunies sont évaporées aux deux tiers; on retire du feu, et, après leur refroidissement, on passe de nouveau à l'étamine, et l'on évapore en consistance d'extrait mou. Ce produit a une saveur sucrée. Il est cordial et stomachique. Il est très usité dans le midi de la France. Les paysans le préparent en très grande quantité pour le donner aux moutons, aux bœufs, etc.

On trouve dans le commerce quelques extraits auxquels on ajoute des substances étrangères, telles que la terre, etc. Voici comme on les purifie.

Extrait de cachou.

℞ Cachou en poudre grossière.. 2
   Eau bouillante............. 12

Agitez de temps en temps, filtrez ou décantez au bout de 24 heures, et faites évaporer au bain-marie, en consistance d'extrait.

C'est avec cette préparation, à laquelle on ajoute de 3 à 6 parties de sucre, un arôme et du mucilage, qu'on obtient les trochiques, pilules ou pastilles de cachou.

L'extrait de divers aloès se purifie de la même manière.

Extrait d'opium, connu également sous le nom de *laudanum.*

Nous croyons inutile d'énumérer ici les procédés de Josse, Baumé, Angelot, de la Pharmacopée batave, du Codex de Paris de 1758, de MM. Deyeux, Limouzin-Lamothe, etc. La connaissance des principes médicamenteux de l'opium rend ces procédés inusités. Nous nous bornerons donc à présenter celui qu'on trouve décrit dans la Pharmacopée de MM. Henry et Guibourt. Le voici :

Prenez de l'opium bien pur, et aussi sec que possible, divisez en poudre grossière, et faites-la macérer pendant deux jours avec six fois son poids d'eau distillée, en ayant soin de remuer de temps en temps; on passe avec expression, et l'on épuise le marc par de nouvelles macérations à l'eau froide; on réunit les liqueurs, on les filtre, et l'on évapore au bain-marie ou à la vapeur, comme il a été déjà dit. On prend alors cet extrait, on le dissout à froid dans 8 parties d'eau distillées; on fait évaporer jusqu'à consistance pilulaire; on le dissout encore dans l'eau, et l'on en fait une nouvelle évaporation. Cet extrait est alors très pur, et jouit de toutes les qualités requises. On le donne comme calmant, à la dose de 1 grain, qu'on augmente graduellement.

L'extrait d'opium contient deux principes particuliers connus sous les noms de morphine et de narcotine : le premier paraît être uni, à l'état salin, à l'acide méconique. Les propriétés médicamenteuses de l'opium résident dans la morphine et la narcotine. Le peu de solubilité de la morphine rend ses effets délétères moins prompts que ceux de ses sels solubles, tels que le sulfate, l'hydrochlorate et l'acétate de morphine. M. Orfila, qui s'est beaucoup occupé de son action sur l'économie animale, a reconnu que les empoisonnemens par cet alcaloïde et ses sels solubles sont analogues à ceux de l'opium, et doivent être traités de la même manière; que l'extrait aqueux d'opium privé de morphine n'était plus vénéneux; que la morphine n'agissait qu'après avoir été absorbée, et qu'ainsi elle était plus prompte à opérer ses effets délétères quand on l'injectait dans les veines, qu'en l'introduisant dans l'estomac ou en l'appliquant sur le tissu cellulaire; enfin, que ses propriétés vénéneuses étaient moins diminuées par les huiles que par les acides.

La morphine est le principe médicamenteux de l'opium, ou, si l'on veut, celui en qui réside sa propriété sédative, tandis que, d'après Magendie, la narcotine produit des mouvemens convulsifs, etc. Nous allons faire connaître la morphine et sa préparation, ainsi que l'extrait d'opium sans narcotine, proposé par M. Robiquet.

Morphine.

Cet alcaloïde a été découvert dans l'opium par M. Ser-
turner. A l'état de pureté, elle est cristallisée en prismes
rectangulaires blancs et transparens ; ils sont quelquefois
seulement translucides ; elle est sans odeur ni saveur,
insoluble dans l'eau froide, soluble dans 82 parties d'eau
bouillante, cristallisant par le refroidissement, et soluble dans l'alcool : ces diverses solutions brunissent le
curcuma. Exposée à l'action du calorique, elle se fond à
une température peu élevée et se décompose ensuite.

Préparation. Nous connaissons un grand nombre de
procédés ; nous croyons devoir nous borner à rapporter
celui de M. le professeur Robiquet : il consiste à faire
bouillir, pendant demi-heure, une décoction claire d'o-
pium avec de la magnésie ; après avoir filtré et lavé plusieurs fois le précipité à l'eau froide, pour le décolorer,
on le fait bouillir dans de l'alcool très rectifié, lequel
s'empare de l'alcali et laisse la magnésie à nu. Par l'évaporation on obtient la morphine.

Cet alcali existe dans l'opium à l'état de sous-méco-
niate. Il forme diverses combinaisons salines avec les
acides, qui sont inodores, généralement cristallisables,
et d'une saveur très amère.

Extrait d'opium sans narcotine, par M. Robiquet.

Ce procédé consiste à prendre l'extrait d'opium,
préparé comme nous l'avons fait connaître, et à le traiter, quand il est en consistance sirupeuse, par l'éther sulfurique très rectifié : on agite ce mélange dans un flacon
fermé ; on décante et l'on distille l'éther, qui laisse la
narcotine pour résidu ; l'éther qui a passé à la distillation
est de nouveau agité avec l'extrait d'opium ; on décante,
on redistille et l'on renouvelle cette opération jusqu'à ce
que l'éther ne donne plus de narcotine par l'évaporation. Cet extrait est à coup sûr préférable à tous les autres ; mais il est plus dispendieux et plus long à préparer, ce qui ne doit nullement être un motif pour ne pas
adopter ce mode d'opérer.

Extrait de suc de réglisse.

On choisit le suc de réglisse de Calabre, de première qualité, bien sec, à cassure luisante, et ne sentant pas le brûlé; on le concasse, et on l'épuise par deux ou trois macérations à l'eau froide pendant un ou deux jours chacune; on réunit les liqueurs, on les passe à l'étamine; on évapore au bain-marie; on coule ensuite l'extrait sur une table de marbre huilée; on l'étend en grandes plaques, quand il est sec, que l'on coupe en lanières, et ensuite en petites tablettes rhomboïdales. C'est ce qu'on appelle suc de réglisse préparé. On peut l'aromatiser avec les huiles essentielles, la cannelle en poudre, l'iris de Florence, etc.

Extraits à l'alcool.

Il est inutile de faire observer que certaines substances contenant des principes médicamenteux très solubles dans l'alcool, on recourt à ce menstrue pour les en extraire, et en séparer d'autres, qu'il n'attaque que faiblement ou point du tout. C'est d'après ce principe qu'on emploie de l'alcool plus ou moins concentré : ainsi, pour les extraits purement résineux, on emploie de l'alcool de 35 à 36 degrés, tandis qu'il en est d'autres qui, comme le quinquina, la rhubarbe, etc., sont dépouillés de leurs principes médicamenteux par l'alcool à 22 degrés, etc.

Les extraits préparés à l'alcool à 35 ou 36 degrés sont ceux de

Ellébore noir,	Fève de St.-Ignace,
Jalap,	Cônes de houblon:
Noix vomique,	

On en prépare aussi un d'aqueux avec les cônes de houblon.

Les extraits à l'eau-de-vie, ou alcool à 22 degrés, sont ceux de

Racine de columbo,	de belladone,
d'ipécacuanha,	de ciguë,
de pareira-brava,	de jusquiame,
de polygala de Virginie,	de séné,
casssia amara,	de stramonium,

de ratanhia,   de vulvaire,
de rhubarbe,   Fleurs de camomille,
de valériane,   de narcisse des prés,
de bulbes de scille,   de petite centaurée,
de quinquina,   de safran,
de cascarille,   de souci,
de feuilles sèches d'absinthe, de coloquinte,
d'aconit-napel,   de têtes de pavôt.

On prépare également un grand nombre de ces extraits à l'eau, comme nous l'avons déjà dit.

Voici la manière de préparer les extraits alcooliques : On pulvérise grossièrement ces substances, et on les introduit, avec 5 ou 6 fois leur poids d'alcool, dans un vase d'étain muni de son couvercle, et placé dans un bain-marie ; on porte à l'ébullition ; après 24 heures d'infusion, on passe avec expression, et on épuise le marc par de nouvelles infusions alcooliques ; on réunit les liqueurs, on filtre et l'on distille pour retirer les $\frac{5}{6}$ de l'alcool ; le résidu est évaporé dans une capsule de platine d'argent ou de porcelaine.

C'est par le même moyen qu'on purifie les gommes-résines et les résines, telles que l'assa-fœtida, la gomme ammoniaque, le galbanum, le labdanum, l'opopanax, le sagapenum, la scammonée, etc.

EXTRAITS DES SUBSTANCES ANIMALES.

Extrait de cantharides.

On le prépare comme les suivans, mais avec l'alcool à 22 degrés. Peu usité.

Extrait de fiel de bœuf.

On passe à travers une étamine la liqueur contenue dans la vésicule du fiel des bœufs, et l'on évapore en consistance d'extrait.

Gélatine.

C'est le bouillon extrait par la décoction des substances animales et évaporé à siccité. Nous aurons occasion d'y revenir à l'article *gelée*.

FARINES.

A l'article poudres, nous avons parlé de celle de lin, de moutarde, de riz. Résolutives, émollientes, etc. Nous y renvoyons nos lecteurs.

Fécule ou amidon.

L'amidon ou fécule existe dans les céréales, les marrons, les pommes de terre, quelques légumineuses, certaines racines, etc. Tous les amidons, quoique à peu près de même nature, sont unis à des substances hétérogènes qui en font varier les propriétés. Celui de grain et celui de pomme de terre sont blancs, opaques, grenus, craquans sous le doigt, plus pesans que l'eau, inodores, insipides, inaltérables à l'air, insolubles dans l'alcool et l'éther, l'eau-forte et les huiles; très solubles dans l'eau bouillante.

Si on triture la fécule avec la potasse ou la soude, elle devient alors soluble dans l'eau froide. Quelques gouttes de teinture d'iode, dans une liqueur contenant de l'amidon en suspension ou en dissolution, lui communiquent une belle couleur bleue. L'acide nitrique convertit l'amidon en acides acétique, malique et oxalique; l'acide sulfurique peut former avec cette substance un composé susceptible de cristalliser. Si l'acide est étendu de $\frac{99}{1000}$ d'eau, et qu'on en fasse bouillir, pendant trente-six heures, quatre parties sur une d'amidon, ce dernier, d'après les expériences de M. Kirchoff, est converti en sucre. M. Saussure a également reconnu que l'empois, ou bouillie d'amidon, soit avec le contact de l'air, soit dans le vide, se change, au bout de quelque temps, en une substance sucrée qui fait la moitié de l'amidon employé.

Préparation. Il suffit pour obtenir l'amidon ou fécule de déchirer, par la râpe ou le moulin, les cellules végétales et d'étendre la masse d'eau. L'amidon, étant insoluble, se dépose au fond des vases. S'il est uni, dans les substances végétales, au gluten, il faut l'en dépouiller par la fermentation. Il est composé de carbone 43,55, oxigène 45,68, hydrogène 6,77. C'est ainsi qu'on prépare les amidons de blé, de pomme de terre, d'arum, de bryone, d'iris, etc.

Amidon de lichen.

Regardé long-temps comme un mucilage, et classé par Berzélius parmi les gommes. Cette substance est en masse brune, très dure, fragile et d'une cassure vitreuse. Avec l'acide sulfurique affaibli, elle se convertit également en sucre.

Fleurs métalliques, synonyme d'oxides métalliques.

DES GARGARISMES.

Gargarisme astringent.

℞ Acétate d'ammoniaque (esprit de Mindérérus).. ℥ ij
Sirop de mûres............................... ℥ j
Eau commune................................. ℥ vj.

Gargarisme de Broussonnet.

℞ Feuilles de ronce......
         de camphrée. } āā.. ℥ j
Miel rosat...........
Camphre.......................... gouttes x
Eau .... ℥ iv.

On fait une décoction de feuilles de ronce et de camphrée, on y ajoute le miel rosat et le camphre dissous dans l'alcool.

Autre.

℞ Décoction d'écorce de grenade... } āā.. ℥ iv
         de feuilles de ronce...
Miel rosat.............................. ℥ ij
Alcool sulfurique....................... ℥ ij.

Autre.

℞ Infusion de roses de Provins... ℥ viij
Miel rosat....................... ℥ j ß
Acide sulfurique...... gouttes, xxv.

Gargarisme adoucissant et calmant.

℞ Têtes de pavot écrasées.... nº 2
Racine de guimauve....... ℥ j ß.

Faites bouillir dans 12 onces d'eau, et coulez.

Gargarisme contre les aphtes.

℞ Décoction d'orge................... ℔ j ß
Sirop de gomme................... ℥ ij
Borax............................. ʒ ij.

Autre.

℞ Infusion de quinquina... ℔ j
Miel rosat............. ℥ j ß
Borax................. ʒ iij.

Gargarisme antiseptique.

℞ Infusion de 2 gros de quinquina dans 8 onces d'eau;
passez et ajoutez.

Miel rosat..................................... ℥ j
Eau de Rabel (alcool sulfurique). ⎫
Alcool camphré................ ⎭ āā.. gouttes, xviij.

Gargarisme antisyphilitique.

℞ Décoction d'orge........... ℔ j
Sirop de Cuisinier......... ℥ ij
Liqueur de Van-Swieten... ℥ j.

Contre les ulcérations vénériennes de la gorge.

Gargarisme antiscorbutique de grammaire.

℞ Teinture de quinquina...... ℥ ß
de myrrhe........ ℥ ij
Laudanum liquide.......... Ɖ j
Miel rosat............. ℥ ij
Alun................... ʒ j.

Dissolvez-le dans

  Vin blanc...................... ℔ j.

Gargarisme hydroclorique.

℞ Infusion de quinquina............ ℥ vj
 Miel............................ ℥ j
 Acide hydrochlorique.. gouttes, xviij.

Contre l'angine gangréneuse, les inflammations de la gorge.

Gargarisme odontalgique de Plenck.

℞ Vinaigre distillé...............   ⎱
 Eau distillée de lavande.........   ⎰ āā.. ℥ iv
 Racine de pyrèthre................... ℥ ß
 Hydrochlorate d'ammoniaque en poudre.. ℨ ij
 Extrait d'opium................. grains, iv.

Faites macérer pendant huit jours, et filtrez. Contre les douleurs des dents.

Gargarisme de Quarin, contre la paralysie de la langue.

℞ Eau de sauge.................... ℥ viij
 Esprit de cochléaria.............. ℥ vj
 Hydrochlorate d'ammoniaque en poudre ℨ ij
 Pyrèthre,   *id*............... ℨ j

Apès 12 heures de digestion, coulez et ajoutez :

  Miel........................ ℥ ß.

Contre l'insensibilité de la membrane muqueuse de la bouche, la paralysie de la langue, etc.

GELÉES.

Alimens et médicamens extraits de substances animales ou végétales. Les premiers sont le produit de la gélatine; les seconds sont dus à un principe particulier qui se rapproche de la gélatine, et que quelques chimistes ont nommé acide pectique. Les gelées végétales et animales prennent, par le refroidissement, une consistance tremblante; elles sont plus ou moins fermes et transparentes.

Gelée animale ou gélatine.

Cette substance existe dans la peau, la chair musculaire, les cartilages, les aponévroses, les membranes et les os. Je l'ai également rencontrée dans quelques urines.

La gélatine est incolore ou jaunâtre, transparente, inodore et insipide, ayant, lorsqu'elle est desséchée, l'apparence de la corne; peu soluble dans l'eau froide et très soluble dans l'eau bouillante; l'alcool l'en élimine, et le précipité devient soluble dans l'eau. Ce menstrue, l'éther et les huiles n'exercent aucune action sur elle; plusieurs acides la dissolvent sans la décomposer. Une solution de sublimé corrosif concentrée est convertie en protochlorure. Le tanin a tellement d'affinité pour cette substance, que, dans une solution ne contenant que $\frac{1}{5000}$ de gélatine, il forme un précipité blanc grisâtre, collant et élastique.

La gélatine est la principale substance alimentaire des viandes; avec l'osmazome, elle constitue le bouillon. Desséchée, elle produit les diverses colles : celle de poisson, ou icthyocolle, est la membrane interne de la vessie natatoire de certains poissons.

Gélatine extraite des os, de Darcet.

On fait digérer les os dans de l'eau contenant 0,04 d'acide hydroclorique, en ayant soin d'ajouter de temps en temps un peu d'acide; lorsque tout le phosphate calcaire est dissous, on plonge la gélatine dans l'eau bouillante et on la lave à un courant d'eau froide, jusqu'à ce qu'elle n'entraîne plus rien; alors on la fait sécher sur des claies.

Gelée de corne de cerf.

℞ Râpure de corne de cerf.......... ℥ viij
Sucre .... ℥ iv
Blanc d'œuf.......... } ãã.. n° 1
Jus de citron..........
Eau S. Q.

Après avoir lavé la corne de cerf à l'eau chaude, on la fait bouillir avec quatre livres d'eau, jusqu'à réduction de moitié ; on passe avec expression , on ajoute le sucre et le blanc d'œuf étendu d'un peu d'eau ; on fait bouillir de nouveau et on y verse le suc de citron pour rendre la clarification plus complète ; après avoir passé, on réduit par l'évaporation à 8 onces ; on aromatise, et l'on verse sur une assiette, qu'on place dans un lieu frais.

Autre sans corne de cerf.

♃ Colle de poisson coupée à petits morceaux... ℥ ß.

Faites-la bouillir dans environ deux verres et demi d'eau, jusqu'à diminution de la moitié ; passez le tout, et ajoutez-y la quantité de sucre ou sirop nécessaire avec un peu d'eau de cannelle ou d'eau de fleur d'orange et mettez-le dans un plat que vous poserez dans une bassine pleine d'eau froide pour la faire geler.

Blanc manger, ou gelée de corne de cerf émulsionnée.

D'une part, on prépare la gelée de corne de cerf, comme nous l'avons déjà dit ; de l'autre, on pile une once d'amandes mondées, avec demi-once de sucre pour en former une pâte très fine, qu'on délaie dans la gelée bouillante, et l'on passe à travers un linge. On aromatise, et l'on verse dans une assiette qu'on place dans un lieu frais.

2°. GELÉES VÉGÉTALES.

Gelée de Chou rouge.

♃ Choux rouge...... ℥ x
Sucre .... ℔ j ß
Colle de poisson... ℥ ij.

Après avoir fait bouillir les choux dans S. Q. d'eau, on y fait fondre la colle, on passe, on y ajoute le sucre, on clarifie au blanc d'œuf, et l'on fait rapprocher en consistance de gelée. Très pectorale.

Gelée de coings.

♃ Coings presque mûrs... ℔ xij
Sucre blanc........... ℔ viij
Eau pure............. ℔ xx.

On monde les coings du duvet au moyen d'un gros linge; on les divise ensuite en quatre avec un couteau d'argent, et on en sépare les semences et les cellules où elles se trouvent placées; on coupe alors par tranches qu'on met dans l'eau froide, pour les empêcher de jaunir; on les fait ensuite cuire, avec la quantité d'eau indiquée, dans une bassine d'argent; on passe alors sans expression; on y fait dissoudre le sucre, on clarifie au blanc d'œuf, et l'on fait évaporer au bain-marie, jusqu'à ce qu'on s'aperçoive que la liqueur, par le refroidissement, se prend en gelée. Stomachique et astringente.

Gelée de groseilles.

℞ Suc de groseilles crevées sur le feu..) āā.. P. E.
　Sucre blanc concassé............)

Mettez dans une bassine d'argent, écumez et faites évaporer comme ci-dessus.

Gelée de lichen.

℞ Lichen d'Islande......... ℥ iv
　Colle de poisson......... ℥ ij
　Sucre................. ℥ viij.

D'une part, on divise la colle de poisson en petits morceaux et on la met en macération dans 3 onces d'eau; d'un autre côté, on lave bien le lichen à froid et ensuite à l'eau bouillante pour en séparer le principe amer; on en fait alors une décoction qu'on passe avec expression. En cet état, on fait fondre la colle de poisson dans l'eau de macération, à l'aide de la chaleur; on l'étend dans la décoction du lichen, on y ajoute le sucre, on passe à travers une étamine, et l'on fait cuire jusqu'à ce qu'on ait environ une livre de liqueur, qu'on aromatise et verse sur des assiettes.

Gelée de mousse de Corse.

℞ Mousse de Corse......... ℥ j
　Colle de poisson......... ℈ ß
　Sucre...........) āā.... ℥ ij.
　Vin blanc....)

1°. Faites bouillir la mousse de Corse dans une livre d'eau jusqu'à ce qu'elle soit réduite à moitié, et passez avec expression; 2°. faites-y dissoudre la colle de poisson et ajoutez-y le sucre et vin blanc; évaporez jusqu'à consistance convenable. Bon vermifuge.

Gelée laxative.

℞ Veau.. ℔ ij
Faites bouillir pendant 2 heures dans eau.. litres, ij
Ajoutez :
Manne en larmes.................................. ℥ iij.
Passez et réduisez en consistance convenable. On la donne par cuillerées à bouche.

GOUTTES.

Sorte de teintures très chargées de principes médicamenteux, qui sont administrées par gouttes.

Gouttes amères.

℞ Teinture alcoolique d'absinthe distillée... ℔ ij
Fèves de St.-Ignace, râpées................. ℔ j
Sous-carbonate de potasse liquide.......... ℥ ß
Suie en poudre............................. ʒ j.
Faites infuser pendant 15 jours, exprimez et filtrez. La dose est de 1 à 8 gouttes, dans une boisson convenable, contre les coliques venteuses, etc.

Gouttes anodines anglaises.

℞ Racine d'asarum en poudre... ⎱ āā.. ℥ j
Ecorce de sassafras.......... ⎰
Bois d'aloès.............................. ℥ ß
Extrait sec d'opium en poudre........ ʒ ij
Carbonate d'ammoniaque pur, retiré de
    la corne de cerf..................... ℥ j
Alcool à 32 degrés..................... ℔ j.
Après 20 jours de digestion, filtrez.

Gouttes céphaliques anglaises.

℞ Esprit volatil de soie crue.... ℥ iv
Huile volatile de cannelle... ʒ j.
Distillez au bain de sable, presque à siccité.

Gouttes calmantes de Magendie.

℞ Acétate de morphine............ gr. xvj
Acide acétique......... gouttes, iv
Alcool........................ ℥ j
Eau distillée................. ℥ j.

La dose est de 6 à 12 gouttes, dans les potions calmantes.

Gouttes de l'abbé Rousseau.

℞ Miel blanc.......... ℥ xij
Eau chaude........... ℔ iij.

On les met dans un matras, dans un lieu chaud, et lorsque la fermentation commence à s'établir, on y ajoute :

Eau........................... ℥ xij
Opium, 1ʳᵉ qualité, dissous dans l'eau.... ℥ iv.

Après un mois de fermentation, on filtre, et l'on fait réduire, par l'évaporation, à 10 onces; on filtre de nouveau et l'on ajoute :

Alcool à 32 degrés................. ℥ iv ß.

Ces gouttes sont considérées comme un bon somnifère; 7 de ces gouttes contiennent 1 grain d'opium.

Nous ne rapportons point les gouttes d'or de La Motte, parce qu'elles ne sont plus usitées.

DES GOMMES.

On connaît un grand nombre d'espèces de gommes; elles existent dans le tissu cellulaire de diverses parties des plantes, dans l'écorce de quelques arbres et de quelques fruits. Les principales sont celles qui découlent des acacias du Levant, du Sénégal et de l'Arabie, et que l'on nomme *gomme arabique*, et *gomme adragant*.

Gomme arabique.

Cette substance est de même nature que celle qui suinte des écorces des cerisiers, des pruniers, des abricotiers, des amandiers, etc., et que l'on nomme, dans le midi de la France, *merde de cocu*. La gomme arabique est solide, souvent en globules, inodore, d'une saveur fade, transparente, incolore quand elle est pure; jaune doré ou plus ou moins rougeâtre lorsqu'elle est unie à des corps étrangers; elle est soluble dans l'eau chaude et dans l'eau froide, insoluble dans l'alcool, l'éther et les huiles; inaltérable à l'air, incristallisable, et blanchissant par le contact prolongé de la lumière. Légèrement torréfiée, elle devient, suivant M. Vauquelin, plus soluble dans l'eau. L'acool la précipite des solutions aqueuses qui n'en contiennent même qu'un millième.

La gomme arabique, telle qu'on la trouve dans le commerce, se distingue en *premier* et *second* blanc, suivant son degré de blancheur; on l'appelle *gommé en sorte* quand elle est mêlée de morceaux incolores et colorés. M. Guibourt a donné un très bon article sur cette gomme, dans son *Histoire abrégée des drogues simples*; nous allons en donner une idée. La gomme arabique est, dans cet article, nommée du nom du lieu où on la récolte.

Gomme de Bassora.

En morceaux irréguliers, le plus souvent d'un petit volume, et par fois de la grosseur du pouce; elle est blanche ou jaune, inodore, moins transparente que la gomme Sénégal, et cependant bien moins opaque que la gomme adragant; elle est insipide et se divise sous la dent avec une espèce de cri, et se gonfle six fois moins que la gomme adragant.

Gomme de France.

C'est celle qui suinte des abricotiers, cerisiers, etc.; elle est incolore, jaunâtre ou rougeâtre; elle est imparfaitement soluble dans l'eau, et forme, avec ce liquide, un mucilage épais qui se rapproche de celui de la gomme adragant.

Gomme du Sénégal.

Voici les variétés qu'on en porte en France.

A. *Gomme transparente toute soluble*. C'est celle qui

constitue presque en entier la gomme du Sénégal et d'A-
rabie. Cette variété affecte diverses couleurs et diverses
variétés. Ainsi, elle est blanche, ambrée, jaune et rougeâtre; elle est en larmes ou morceaux ronds, ovales,
vermiculés, ou bien en gros morceaux dont le poids va
jusqu'à une livre. Il y a cependant cette différence entre
la grosseur des morceaux, c'est que les gros sont moins
secs, moins cassans, jaunes ou rouges, et chargés d'impuretés. Cette gomme est ridée à l'extérieur; sa solution
rougit le tournesol.

B. *Gomme blanche fendillée.* Plusieurs la nomment
gomme turique. C'est un choix de la précédente; c'est par
la dessiccation qu'elle se fendille.

C. *Gomme pelliculée.* Blanche et plus souvent brunâtre,
moins transparente; on observe une espèce de pellicule
qui en recouvre quelques parties; moins soluble, et rougit
le tournesol.

D. *Gomme verte.* Sa couleur varie du jaunâtre au vert
d'émeraude. Ordinairement elle est luisante et mamelon-
née. Mêmes propriétés que la précédente.

Gomme adragant.

On a long-temps regardé l'*astragalus tragacantha*, Lin.
comme l'arbre qui produisait cette gomme. M. Guibourt
assure qu'il n'en produit point, et qu'on la doit à deux
arbrisseaux qui sont l'*astragalus gummifer* de Labillar-
dière, et l'*astragalus verus* d'Olivier. Ils sont indigènes de
l'Asie mineure et d'autres parties de l'Orient. La gomme
adragant est en rubans blancs, translucides, élastiques,
durs, difficiles à piler; inodore, fade, inaltérable à l'air,
insoluble dans l'alcool, l'éther et les huiles; très soluble
dans l'eau, mais moins que les autres gommes; formant
avec ce liquide un mucilage si épais qu'il suffit d'une
partie de gomme et de sept d'eau pour produire une
bouillie blanche qui précipite en noir grisâtre le nitrate
de mercure.

La gomme adragant ne se dissout pas en entier dans
l'eau, quelle que soit la quantité qu'on emploie de ce liquide; le résidu fait environ la moitié du poids de la
gomme, comme l'amidon; il bleuit par la teinture d'iode.

M. Guibourt la compare à la feuille qui constitue le sagou
et le salep.

Gomme de kino. (*Gomme de Cambie , résine de kino.*)

Il est maintenant bien démontré que cette substance
n'est ni une gomme ni une résine, mais un suc épaissi
particulier. C'est aussi sous ce point de vue que nous
allons l'examiner. On en connaît deux espèces, 1°. le
vrai kino ; 2° le *faux kino.*

1°. *Vrai kino.* On le prépare en contusant les branches
du *nauclea gumbir* de Hunter, ou du *uncaria gambeer* de
Roseburgh. Il est en masses assez grosses et irrégulières,
d'un brun foncé, recouvert d'une poussière rougeâtre,
cassure noirâtre, brillante, opaque, inodore; donnant,
par la pulvérisation une poudre chocolat ou bistre, et
une odeur un peu bitumineuse; saveur astringente, un
peu amère; peu soluble à froid dans l'eau et l'alcool, entièrement soluble dans l'eau bouillante, et plus des deux
tiers dans l'alcool chaud; ne se ramollisant pas par l'action du calorique.

Gomme-résine.

C'est ainsi qu'on appelle les sucs laiteux qui découlent
de quelques arbres au moyen de l'incision qu'on y pratique, et qui se durcissent par le contact de l'air. Ces
substances reconnaissent pour constituans les résines, les
huiles volatiles et une matière gommeuse ou mucilagineuse. Elles sont plus pesantes que l'eau, solubles en
partie dans ce liquide et dans l'alcool; nous allons examiner successivement les principales.

Bdellium.

Il provient de l'Afrique et de la Perse; on le retire
d'un arbre encore inconnu. Le bdellium est d'un gris jaunâtre ou d'un gris verdâtre ou rougeâtre ; sa cassure est
terne; il est demi-transparent; une saveur âcre et amère,
et une légère odeur de myrrhe. D'apès Pelletier, il est
composé de

Résine......................	59	
Gomme soluble............	9	2
Bassorine.................	30	6
Huile volatile et perte.....	1	2
	100	0

Euphorbe.

Suc épaissi de l'*euphorbia officinarum et antiquorum*. Il est en larmes irrégulières, roussâtre en dehors et blanches en dedans; saveur âcre, caustique et irritant fortement la membrane pituitaire. C'est un purgatif hydragogue à la dose de 2 à 4 grains, en pilules; en lavement, de 6 à 10 grains dans un jaune d'œuf. D'après M. Pelletier, ses constituans sont :

Résine.....................	60	80
Hydrochlorate de chaux....	12	20
de potasse...	1	80
Cire......................	14	40
Huile volatile.............	8	
Bassorine.................	2	
	99	20

Gomme ammoniaque.

Elle est produite par l'*heracleum gummiferum*. Dans le commerce, on en trouve deux espèces :

1°. En masses jaunâtres contenant des larmes blanches, d'une odeur particulière et moins pure que la suivante;

2°. En larmes d'un jaune pâle, offrant dans l'intérieur des morceaux amygdaloïdes plus blancs et plus purs; son odeur est faible et désagréable, sa saveur un peu amère et nauséabonde.

On l'emploie dans les catarrhes chroniques, les toux humides, les suppressions mensuelles, reconnaissant pour cause une faiblesse générale, etc. D'après M. Braconnot, elle est composée de

Gomme...............	18	4
Résine...............	70	
Matière glutineuse..	4	4
Eau.................	6	

Gomme-gutte.

Suc épaissi du *cambogia-gutta*, Lin., polyand. monog., fam. des guttifères. Elle est jaune; cassure rougeâtre, brillante et translucide; inodore; saveur âcre et très amère; colorant l'eau en jaune; poudre également jaune.

La gomme-gutte est un purgatif drastique qu'on emploie contre le tænia, etc.; elle fournit une belle couleur jaune à la peinture. Elle est composée, d'après John, de :

Résine jaune..	89	
Gomme......	10	5
Impuretés....	9	5
	100	

La cendre contient du carbonate d'hydrochlorate et du phosphate de potasse et de chaux. M. Braconnot a publié aussi des essais chimiques sur cette gomme-résine.

Galbanum.

On l'extrait du *bubon-galbanum*, pentand. dig., fam. des ombellifères. On le trouve dans le commerce en larmes ou en masse.

1°. *En larmes molles.* Jaune translucide, cassure grenue, ayant un aspect huileux; se ramollissant par la plus faible chaleur, même celle des doigts; saveur âcre et amère; odeur particulière et forte.

2°. *En masse.* Les larmes de celle-ci sont réunies en masse; elle contient plus d'huile que la précédente; sa couleur est plus foncée et tire sur le brun.

D'après M. Pelletier, le galbanum est composé de

Résine...........................	66	86
Gomme...........................	19	28
Bois et impuretés.................	7	52
Malate, acide de chaux (du trait), huile volatile et perte.........................	6	34
	100	

La résine chauffée à 120 ou 130 deg. c. donne une huile d'une couleur bleue indigo qui est très soluble dans l'alcool, et lui communique sa couleur.

Myrrhe.

Les uns disent qu'elle provient d'un *mimosa* et les autres d'un *amyris*. Quoi qu'il en soit, la myrrhe est en larmes plus ou moins grosses, demi-transparentes, rougeâtres et quelquefois jaunâtres, fragiles, à cassure brillante, offrant à l'intérieur des stries blanchâtres et en demi-cercle. elle est recouverte d'une espèce d'efflorescence ; son odeur est forte et agréable, sa saveur âcre et amère. D'après M. Pelletier, elle est composée de

Gomme soluble.......................... 66
Résine contenant un peu d'huile volatile.. 34
                                        ——
                                        100

Oliban ou Encens.

L'arbre qui le produit est inconnu ; il paraît être originaire de l'Arabie : c'est de là du moins qu'on nous apporte l'encens. Dans le commerce, on en connaît deux espèces :

1°. *Encens d'Afrique.* Cette espèce se compose de larmes jaunâtres disséminées dans une plus grande quantité de larmes et de marrons d'une couleur rougeâtre ou jaune brun, non transparent ; cassure cireuse et terne, saveur aromatique un peu âcre ; son odeur tire de celle de la résine du pin et du tacamaca L'odeur et la saveur des marrons est plus forte ; ils sont de couleur rougeâtre, et la chaleur des doigts suffit pour les ramollir. On y trouve toujours des impuretés mêlées, et surtout des petits cristaux de spath calcaire.

2°. *Encens de l'Inde.* Il se compose presque en totalité de larmes jaunes, ovales ou rondes, demi-transparentes, plus grosses que celles de la précédente espèce ; saveur et odeur aromatique fort agréables. Comme le précédent, il est recouvert d'un enduit comme farineux : c'est le plus estimé.

L'encens est improprement désigné par les noms de *mâle* et de *femelle.* On donne le nom de *mâle* à celui qui offre les larmes les plus belles et les plus pures, et celui de *femelle* à celui qui ne réunit pas ces conditions. D'après Braconnot, l'encens est composé de

Résine soluble dans l'alcool..   56

Gomme soluble dans l'eau...   3o   8

Rendu......................   5   2

Huile volatile et perte......   8

                           100   0

Opopanax.

Il provient du *pastinaca opopanax*, LIN., pentand. dig., fam. des ombellifères. Il est en larmes de forme irrégulière, opaque, d'un jaune taché de rouge au-dedans et rougeâtre au-dehors ; son odeur est forte et aromatique, et sa saveur âcre et amère. Il est léger, friable, et composé, d'après M. Pelletier, de

Résine............ ....,   42

Gomme..................   33   4

Amidon...................   4   2

Extractif et acide malique..   4   4

Ligneux..................   9   8

Cire.....................   0   3

Huile volatile et perte.......   5   9

                           100   0

Sagapenum, ou gomme séraphique.

On ne connaît pas le végétal qui le produit. Rarement le trouve-t-on en larmes dans le commerce ; il est presque toujours en masse, mou, demi-transparent, se ramollissant par la chaleur de la main ; d'une odeur alliacée, d'une saveur âcre et amère. D'après Brandes, il est composé de

Résine soluble dans l'alcool et l'éther..   47, 91

Résine insoluble dans l'éther..........   2, 38

Huile volatile.....................   3, 73

Gomme soluble, avec du malate, sulfate

     et phosphate de chaux...........   32, 72

Bassorine. 4, 48

Malate et sulfate de chaux...........   0, 85

Phosphate de chaux...............   0, 27

Impuretés......................   4, 3

Eau............................   4, 6

1.   24

Scammonée.

On en connaît deux dans le commerce, celle d'*Alep* et celle de *Smyrne*.

1°. *Scammonée d'Alep.* Suc épaissi du *convolvulus scammonia*, LINNÉ, pentand. monog-fam. des convolvulacées. Elle est d'une couleur cendrée, fragile, cassure transparente, odeur nauséabonde, saveur âcre et amère. D'après Bouillon-Lagrange et Vogel, elle est composée de

Résine.......... 60
Gomme.......... 3
Extractif. 2
Débris végétaux.. 35

2°. *Scammonée de Smyrne.* Elle provient du *periploca scammonium*. Elle est plus noire, plus pesante, plus impure, moins recherchée et moins employée. D'après les mêmes chimistes elle contient :

Gomme........... 29
Résine.......... 29
Extractif. 5
Débris végétaux... 38

La scammonée est un des plus violens drastiques végétaux. La dose est de 8 à 35 grains en bol ; celle de la résine de 2 à 8 grains.

Scammonée de Montpellier.

Dans le midi de la France, on extrait du *cynanchum monspeliacum*, LINNÉ, pentand. dig. fam. des apocynées, une scammonée dite de Montpellier ; elle est noire, très dure, compacte et en galette. On y ajoute des poudres drastiques et de la résine ordinaire.

Grains de cachou.

Les grains diffèrent des trochisques en ce que ces derniers ont la forme d'un grain d'avoine, tandis que les autres sont sphéroïques. Voici les plus ordinaires :

℞ Extrait de cachou en poudre.... ℨ iv
Sureau....................... ℔ j
Gomme adragant............... ℨ j
Eau......................... ℨ x.)

On réduit la gomme en mucilage, au moyen de l'eau indiquée, et on bat dans un mortier, avec ce mucilage, et peu à peu, le mélange de sucre et de cachou.

On peut l'aromatiser, soit en employant de l'eau distillée des substances aromatiques pour faire le mucilage, soit les huiles essentielles, les poudres, etc.

Cachou à la vanille.

℞ Cachou pulvérisé.............. ℥ ij ß
Sucre..... *id*.............. ℥ xij
Vanille... *id*.............. ℈ xij.
Mucilage de gomme adragant, S. Q.

Triturez la vanille avec le sucre, mêlez au cachou, et faites S. A.

Grains de santé du docteur Franck.

Ils ne diffèrent presque point des pilules angéliques.

Grains de santé de B. et C.

℞ Aloès succotrin pulvérisé... ⎫
Jalap............. *id*.... ⎬ āā.. ℥ iv
Rhubarbe pulvérisée............. ℥ j
Sirop d'absinthe, Q. S.

On en fait une masse qu'on divise en pilules de 3 grains. Mêmes propriétés que celles du docteur Franck.

Grains de vie de Mésué.

℞ Aloès succotrin................. ʒ vj
Mastic................ ⎫
Roses rouges............. ⎬ āā.. ʒ ij.
Sirop d'absinthe, Q. S.

Faites des pilules de 4 grains. La dose est de 2 ou 3 au moment du dîner.

DES HUILES.

Nous les diviserons en naturelles douces, en volatiles et en composées.

Huiles douces naturelles.

De temps immémorial, on a désigné par le nom d'huile des produits immédiats des végétaux, qui sont plus ou moins liquides, onctueux, inflammables, pénétrant le papier, lui communiquant une demi-transparence et y produisant une tache graisseuse. L'énumération de toutes les espèces d'huiles fixes exigerait plus d'un volume; nous réduirons donc cet examen à celles qui sont fabriquées comme alimens, ou bien qui ont trouvé une application spéciale à la médecine.

Presque tous les chimistes anciens et modernes se sont occupés des propriétés des huiles et de leur nature; cependant leur composition immédiate avait échappé aux savantes recherches des Lavoisier, des Berthollet, des Vauquelin, des Fourcroy, des Proust, des Schééle, des Priestley, etc,; cette connaissance était réservée aux importans travaux de MM. Chevreul et Braconnot : nous aurons occasion d'y revenir.

Les huiles fixes ou douces n'existent jamais que dans les semences des végétaux; on ne les a point encore trouvées dans leurs tiges, leurs écorces, leurs feuilles, leurs fleurs, etc. : quelquefois elles sont contenues dans la chair de certain fruits; mais c'est bien rare, puisque dans nos climats on ne les trouve ainsi que dans l'olive.

On doit regarder comme une règle générale, que l'huile douce n'existe que dans le cotylédon des semences, et qu'on ne connaît point de graine monocotylédone qui en produise.

Les graines oléagineuses contiennent, en même temps, de la fécule et une espèce de mucilage qui, les rendant miscibles à l'eau, donnent, avec ce liquide, une liqueur blanche connue sous le nom d'*émulsion* ou *lait d'amande*, quand c'est avec ce fruit qu'on l'a préparée : c'est en raison de cette propriété que ces semences sont appelées émulsives. Nous allons présenter ici un tableau des princi-

pales huiles fixes, ainsi que des végétaux qui les produisent.

Huiles fixes.	Végétaux qui les produisent.
Huile d'olives.......	olivier, *olea europæa.*
—de pistache de terre.	*arachis hypogea.*
—de chenevis.........	chanvre, *cannabis sativa.*
—d'amandes........	amandier, *amygdalis communis.*
—de concombre....	citrouille, *cucurbita pepo et mala pepo.*
—de chou..........	*brassica oleracea.*
—de colza..........	*brassica oleracea arvensis, brassica campestris.*
—de navette........	navets, *brassica napus et campestris.*
—de moutarde......	*sinapis alba et nigra.*
—de faîne.........	hêtre commun, *fagus sylvatica.*
—de cacao........	*theobroma cacao.*
—de noisette......	*coryllus avelluna.*
—de pavot.........	*papaver somniferum.*
—de raifort.......	*raphanus raphanisticum.*
—de ben..........	*guilandina mohringa.*
—de pépins de raisin.	*vitis vinifera.*
—de laurier.......	*laurus nobilis.*
—de lin...........	*linum usitatissimum et perenne.*
—de ricin........	*ricinus communis.*
—de caméline......	*myagrum sativum.*
—de julienne......	*hesperis matronalis.*
—de galéope.......	*galeopsis tetrahit.*

Propriétés physiques des huiles.

Les huiles douces, grasses ou fines, car ces noms sont
synonymes, sont, à la température atmosphérique, presque toutes liquides; quelques unes cependant, comme
celles de palmier, le beurre de balam, celui de cacao, etc.,
sont plus ou moins consistantes; elles sont aussi plus ou
moins gluantes, d'une saveur faible, mais parfois désagréable. Quelques unes sont incolores; en général elles sont
cependant d'une couleur ambrée, et quelques unes d'un
jaune verdâtre : cette couleur me paraît due à un principe
particulier qu'elles tiennent en dissolution. Le poids spé-

cifique des huiles est plus faible que celui de l'eau ; aussi surnagent-elles ce liquide ; mais ce poids n'est pas le même pour toutes, ainsi que nous allons le faire connaître.

Poids spécifique des huiles douces.

Le poids spécifique de toutes les huiles douces n'a pas encore été démontré ; les seules dont on l'ait déterminé sont les suivantes :

```
Huile d'olives......  913
   — de navette. ..  913
   — de lin.......  932
   — d'amandes. ..  932
   — de noix, de..  923 à 947
   — de faîne. ....  923
   — de pavot.....  930
   — de noisette...  941
   — de ben. .....  917
   — de moutarde..  920
   — de palmier. ..  968
   — de cacao.....  892
```

On pourrait, jusqu'à un certain point, reconnaître quelques huiles par leur poids spécifique.

Propriétés chimiques.

Les huiles exposées à l'action de l'air ou laissées en contact avec le gaz oxigène, en éprouvent une altération plus ou moins prompte. En effet, avec le temps et graduellement, leur liquidité diminue, elles s'épaississent, et certaines même se durcissent : ces dernières portent le nom d'*huiles siccatives;* de ce nombre sont les huiles de lin, de noix, d'œillet, de pépins de raisin, etc. M. de Saussure s'est livré à des recherches très intéressantes sur ce qui se passe lors de cette action (1). Cet habile physicien a reconnu qu'une couche d'huile de noix de 3 lignes d'épaisseur sur 3 pouces de diamètre, placée sur du mercure à l'ombre, dans du gaz oxigène pur, n'en a absorbé

---

(1) *Annales de Chimie et de Physique,* tome XIII.

qu'un volume égal au plus à trois fois celui de l'huile, pendant huit mois, entre décembre 1817 et le 1er août 1818; mais, dans les dix jours suivans, elle en a absorbé 60 fois son volume. A la fin d'octobre, époque à laquelle la diminution du volume du gaz était presque insensible, cette huile avait absorbé 145 fois son volume de gaz oxigène, et donné 21 fois son volume de gaz acide carbonique sans aucune production d'eau. Cette huile, ainsi traitée, formait une espèce de gelée transparente qui ne tachait plus le papier; par ce moyen, l'huile de pépins de raisin a acquis la consistance et la viscosité de la térébenthine. Les huiles qui ne s'épaississent pas suffisamment par le contact de l'air sont appelées *non siccatives*. Les huiles exposées dans une cornue, à une température assez élevée pour en opérer la distillation, se décomposent en partie; il se dégage du gaz hydrogène carboné, et il passe dans le récipient une huile d'un jaune brunâtre, d'une odeur très forte et très piquante; le résidu est une petite quantité de substance charbonneuse : c'est pour cette raison que, lorsque les cuisiniers font chauffer fortement leurs huiles dans des vases métalliques, les ragoûts acquièrent une saveur âcre et irritante.

Les huiles exposées à l'action du froid se figent à des températures plus ou moins basses, suivant que les deux principes qui les constituent, l'oléine et la stéarine, sont en des proportions différentes; ainsi, plus elles sont riches en stéarine, plus elles se figent promptement, parce que la stéarine, comme nous le faisons connaître ailleurs, est, à promprement parler, le suif ou la partie solide des huiles, et l'oléine la partie fluide.

Les huiles douces sont insolubles dans l'eau; mais le plus grand nombre est plus ou moins soluble dans l'alcool et l'éther. M. de Saussure a fait une remarque curieuse; c'est que leur solubilité dans ce menstrue augmentait avec la quantité d'oxigène qu'elles contenaient comme élément de composition, ainsi qu'avec celui qu'elles avaient absorbé (1) à l'aide de la chaleur. Les huiles dissolvent

____

(1) *Loco citato.*

le phosphore et le soufre; par le refroidissement, une grande partie du premier se précipite en cristaux.

Le chlore et l'iode agissent même à froid sur les huiles, leur enlèvent de l'hydrogène, et se convertissent en acides hydrochlorique et hydriodique.

Le potassium et le sodium n'agissent sur elles qu'après être passés à l'état d'oxide; ils forment alors des savons.

Presque tous les acides puissans sont susceptibles de s'unir à certaines huiles et de produire des composés onctueux et pâteux, et surtout si leur action est aidée de celle du calorique; ces composés se dissolvent dans l'eau et moussent comme le savon ordinaire, mais ils ne sont point permanens et ne peuvent représenter un grand avantage dans leur emploi.

L'action des oxides sur les huiles a été long-temps un problème dont Schéèle entreprit la solution, et que MM. Chevreul et Braconnot sont parvenus à résoudre. En effet, M. Chevreul a démontré que lorsqu'on fait bouillir des huiles, soit avec les oxides alcalins, ou ceux qui ont beaucoup d'affinité par les acides, il en résulte la décomposition constante des huiles, sans que l'air exerce la moindre influence sur cette décomposition, et sans aucune production d'acide acétique ni carbonique. Mais comme les élémens réunis équivalent à ceux de l'huile employés, et qu'il y a de plus un peu d'oxigène et d'hydrogène, dans les rapports propres à produire de l'eau, MM. Chevreul et Thenard pensent qu'une petite quantité de ce liquide concourt à cette opération, dont les produits sont :

Principes immédiats des huiles.

Avant les belles recherches de M. Chevreul, et presque en même temps de M. Braconnot, on avait regardé les huiles comme étant un simple produit immédiat des végétaux; mais ces deux chimistes, en ayant fait l'objet d'une étude spéciale, ont démontré qu'elles étaient composées de deux autres corps gras, dont l'un est solide à la température ordinaire, et l'autre est liquide. Le premier, comme nous l'avons déjà dit, porte le nom de *stéarine*, et l'autre d'*élaïne* ou *oléine*; ces deux principes sont également les constituans des graisses, lesquelles sont, à proprement parler, des huiles plus ou moins solides, suivant la quantité de stéarine qu'elles contiennent.

Le procédé propre à séparer l'oléine de la stéarine des huiles est très simple ; il consiste à les faire figer, à les presser entre des papiers gris à une température convenable, et à changer le papier jusqu'à ce qu'il ne soit plus taché : par ce moyen le papier absorbe l'oléine ; et la stéarine reste sous forme de suif.

HUILES DOUCES VÉGÉTALES.

Huile d'amandes douces.

C'est du fruit de l'amandier, *amygdalus communis*, L., qu'on extrait cette huile.

Extraction de l'huile.

L'extraction de l'huile d'amandes douces est des plus simples : on doit d'abord choisir les amandes saines, non vermoulues, récentes autant que possible, et rejeter celles qui sont rances. Après les avoir séparées soigneusement des impuretés qu'elles peuvent contenir, on les introduit dans un sac qu'on remplit à moitié, et on les agite fortement et pendant quelque temps, afin de détacher cette poussière jaune qui recouvre la pellicule : on les crible ensuite pour l'en séparer ; en cet état, on les pile dans un mortier jusqu'à ce qu'elles soient réduites en pâte, ou bien on les met en poudre au moyen d'un moulin à bras. On prend cette pâte ou cette poudre, on la place sur un carré de toile forte, que l'on replie sur lui-même, et on la soumet à l'action graduée d'une forte presse, entre deux plaques légèrement chauffées ; car l'expérience a démontré que lorsqu'elles le sont un peu trop elles disposaient l'huile à rancir. L'huile ainsi obtenue doit être filtrée de suite, et soigneusement conservée à l'abri de l'air ; par le filtre on la dépouille d'une partie de son mucilage. Je suis parvenu à l'en séparer en plus grande quantité et à la conserver plus long-temps sans se rancir, en l'agitant pendant quelque temps, avec trois fois son poids d'eau, tenant en dissolution un vingt-cinquième d'hydrochlorate de soude. L'huile d'amandes douces, bien préparée et extraite des amandes qui ne sont point amères, est d'un jaune doré, ayant une légère odeur et saveur des amandes; elle rancit facilement et se fige à 6° + o c.

Les parfumeurs enlèvent la pellicule des amandes, au moyen de l'eau bouillante, avant d'en extraire l'huile : par ce procédé elle est plus blanche.

Les amandes amères, traitées par la méthode que nous venons de décrire, produisent une huile en tout semblable à celles des amandes douces; car, quoiqu'elles donnent à la distillation de l'acide hydrocyanique et une huile âcre et très amère, il est bien reconnu que ces deux principes sont unis au parenchyme du fruit, et non à l'huile douce. En effet, cette huile ne donne aucun indice de ces deux substances, tandis que le marc délayé dans l'eau exhale une odeur forte d'acide hydrocyanique. M. Planche a fait une observation qui vient à l'appui de cette assertion, c'est que si l'on plonge les amandes amères dans l'eau bouillante, pour en enlever la peau, et qu'avant de les passer au moulin et de les soumettre à la presse, on les fasse sécher à l'étuve, l'huile obtenue a une odeur hydrocyanique bien caractérisée.

Dans plusieurs villes du midi de la France, et principalement à Montpellier, on retire des amandes de l'abricotier une huile analogue à celle des amandes douces, que l'on vend comme telle dans les pharmacies. On peut en extraire de semblable des amandes du pêcher, du prunier, etc.

Huile de noix.

Quoiqu'on connaisse un grand nombre de noix, on consacre plus particulièrement ce nom au fruit du noyer, *nuglans regia*, que l'on cultive dans les parties méridionales de l'Europe; on en trouve aussi dans l'Amérique septentrionale, mais qui sont bien différens des nôtres, et qui se distinguent entre eux par des caractères très remarquables; le noyer d'Europe offre aussi plusieurs variétés.

Quand on se propose d'extraire l'huile des noix, il ne faut point les gauler avant leur maturité, comme font quelques propriétaires, cela rend le produit de mauvaise qualité; il faut les recueillir quand elles tombent d'elles-mêmes en quittant leur brou, et ne les porter au pressoir que lorsqu'elles sont bien sèches. Il est inutile de dire qu'on doit enlever avec soin les coques et les membranes qui forment les cloisons internes qui en séparent les quartiers; les noix, ainsi préparées et bien broyées, donnent une huile qui, lorsqu'elle est préparée avec soin, au lieu d'être nauséabonde, est douce, limpide, et bonne à manger; si l'on recourt à la chaleur, et qu'on en néglige les préparations, le contraire a lieu. D'un kilogramme de noix, cassées et dégagées de leurs cloisons et pellicules, on retire demi-kilogramme d'huile; on doit la préparer en novembre, décembre et janvier, et l'on peut appliquer à cette extraction les divers pressoirs que nous avons indiqués. M. Desmortier, d'Angoulême, a inventé aussi un moulin-pressoir qui abrège la durée de l'opération, et donne des résultats plus avantageux.

L'huile de noix a une teinte qui se rapproche du blanc verdâtre; elle est inodore, à moins qu'elle ne soit préparée à chaud : dans ce cas elle est un peu nauséabonde; elle a une saveur qui lui est propre; elle est siccative et propre à l'éclairage ainsi qu'à la peinture. L'huile des vieilles noix a un goût et une saveur désagréable.

Huile de noix cuite.

Faites bouillir dans un pot 80 à 100 parties d'huile de noix; enflammez-la, et laissez-la brûler pendant demi-heure en couvrant le pot en partie, afin de régler la flamme, et en remuant souvent la liqueur; on couvre ensuite le pot, et l'on éteint ainsi la flamme. Cette huile refroidie a acquis la consistance de la térébenthine molle, et a perdu un huitième de son poids; comme celle de lin, ainsi préparée, elle porte alors le nom de vernis, et forme, étant broyée avec environ sept parties en poids de noir de fumée, l'encre des imprimeurs. Lorsqu'au lieu de noir de fumée, on ajoute au vernis la moitié de son poids de vermillon, on obtient l'encre d'imprimerie rouge : un peu de carmin perfectionne cette couleur.

Les imprimeurs ont une foule de secrets pour le perfectionnement de leur encre; ils ajoutent à l'huile bouil-

lante des croûtes de pain, des ognons, et même parfois
de la térébenthine, afin de la rendre moins onctueuse
et lui donner plus de corps, afin qu'elle adhère mieux au
papier mouillé, et se distribue d'une manière uniforme
sur les caractères. Pour rendre la couleur plus belle, quelques uns y ajoutent un peu d'indigo. Malgré tous ces secrets, nous sommes forcés de convenir qu'une bonne encre d'imprimerie est encore à trouver : le principal défaut
de toutes est de jaunir en vieillissant.

Huile de noisettes.

Les noisettes sont un fruit qui provient d'un arbrisseau de 15 à 20 pieds de hauteur, qui croît dans les bois,
que l'on désigne par le nom d'avelinier, coudrier et
noisetier, *corylus avellana*, LINNÉ. Les noisettes contiennent une amande ronde, de laquelle on extrait une
huile par l'expression, qui se rapproche beaucoup de
celle des amandes douces, quand les noisettes sont récentes. Cette huile étant siccative est employée pour la
peinture; on extrait l'huile des noisettes par les mêmes
procédés que celle d'amandes douces ou de noix.

Huile de ricin, (ricinus communis,) LINNÉ.

Le ricin, connu aussi sous le nom de *palma christi*,
est une plante originaire d'Amérique, qu'on trouve maintenant, comme plante d'agrément, dans tous les jardins
de l'Europe. Dans quelques contrées de l'Espagne, telles
que l'Andalousie, Barcelone, elle s'élève à une grande
hauteur, et y vit plusieurs années, tandis qu'elle est annuelle en France.

Préparation de l'huile de ricin par le procédé de M. Planche.

Cet habile pharmacien prépare en grand cette huile de
la manière suivante : après avoir criblé les semences de
ricin, et les avoir mondées à la main, il les met dans un
vase, dans lequel il verse ensuite de l'eau chaude pour
les laver; il fait couler ensuite cette eau, qui est fortement colorée, et renouvelle ces lotions jusqu'à ce que le
liquide sorte incolore. Après que ces semences ont été

agitées sur un tamis, il les fait réduire en pâte très fine
dans un mortier de marbre, et en forme une émulsion en y ajoutant suffisante quantité d'eau froide; après
quelques minutes de repos, il décante cette émulsion et
lave le résidu avec de nouvelle eau froide, et ajoute cette
émulsion à la première; il les passe ensuite à travers un
tamis de crin très fin, les verse dans une bassine d'argent
et les porte à l'ébullition; au bout d'un quart d'heure il se
rassemble à la surface une substance huileuse épaisse, qu'il
enlève soigneusement. M. Planche fait ensuite bouillir
cette huile dans une bassine d'argent jusqu'à ce que le
mucilage, coercé par la chaleur, oblige l'huile à l'abandonner; lorsqu'elle est ainsi privée de toute humidité, il la
verse sur un linge fin, à travers lequel elle passe claire,
blanche et très douce.

Procédé de M. Faguer.

L'on sait que les procédés d'extraction de l'huile de ricin
peuvent avoir lieu par simple expression, par l'ébullition
dans l'eau ou par celle de l'ébullition de l'émulsion. M. Faguer a proposé une autre méthode basée sur la propriété
dont jouit l'alcool de dissoudre l'huile de ricin et d'en
séparer le mucilage. En conséquence, il réduit en pâte
les semences de ricin, mondées de leurs enveloppes, et
ajoute à cette pâte quatre onces d'alcool par livre; il
soumet ensuite le mélange à la presse entre des coutils,
retire, par la distillation, la moitié de l'alcool employé,
et lave ensuite à plusieurs eaux l'huile résidu de cette distillation, afin de séparer le reste de l'alcool. L'huile étant
séparée de l'eau, il en dégage l'humidité en la plaçant sur
un feu doux, et il la filtre ensuite dans une étuve chauffée à 30°.

Cette huile, ainsi obtenue, est très belle et très douce;
si on ne sépare pas les enveloppes de la semence, elle est
un peu colorée, quoique ayant cependant la même saveur. M. Faguer a retiré d'une livre de semence mondée
10 onces d'huile, et de celle non mondée 7; M. Henry
en a même obtenu des quantités plus grandes par le même
moyen, qui, d'après cela, paraît donner beaucoup plus
d'huile que les anciens procédés.

Huile de lin.

Lorsqu'on veut préparer l'huile de la graine de lin, il suffit de la piler ou de la réduire en farine, au moulin, et de la soumettre au pressoir; mais on n'en obtient par ce moyen qu'une petite quantité, qui, à la vérité, est la plus pure. Quand on veut la préparer en grand, on la torréfie afin de détruire la grande quantité de mucilage qu'elle contient; on la broie ensuite; on la chauffe avec un peu d'eau, et on la soumet à la presse; alors elle est rougeâtre, et a une odeur et une saveur empyreumatique. Cependant la couleur la plus ordinaire de cette huile, quand cette torréfaction n'est pas poussée trop loin, est jaune verdâtre; elle a une odeur et une saveur particulière; elle est très siccative, aussi a-t-elle de nombreuses applications dans la peinture et dans les arts. On doit appliquer à sa préparation en grand les moyens divers que nous indiquerons pour la préparation des huiles des graines en général.

Manière de faire l'huile de lin en Sicile.

On porte la graine de lin au moulin à l'huile, où on la fait moudre jusqu'à ce qu'elle soit réduite en une espèce de pâte; on continue à la pétrir pendant cinq quarts d'heure, en ayant soin d'y jeter de l'eau dessus de temps en temps. Quand cette pâte est bien écrasée, on la vanne, afin d'en séparer toutes les parties étrangères; on passe de nouveau à la meule le résidu du van, que l'on nomme les *soagli*. On place ensuite cette poudre dans de petits cabas faits avec le jonc, et on les porte au pressoir; on en retire ainsi une huile très claire; on lave ces cabas, après en avoir tiré les tourteaux, que l'on vend pour engraisser les bestiaux; chaque pressée donne 100 livres d'huile : on la place dans des jarres pour la laisser déposer avant de l'expédier à l'étranger. La graine de lin principalement employée à cette extraction est le *linum sativum vernale, vegetiùs ac robustiùs nigro-virens, ex masculino semine preditum.*

Huile de lin, dite de la marmite.

On prend :

Huile de lin............ 15 livres,
Minium ou du cinabre.. 1   8 onces,
Céruse................. 2   4
Terre d'ombre.........   4

On place la marmite sur le fourneau ; on y verse ces substances, qu'on fait bouillir ensemble pendant trente-six ou quarante minutes, en ayant soin de les remuer de temps en temps avec une spatule de bois, et en faisant attention que l'huile ne soit ni trop peu cuite ni trop visqueuse par la cuisson. Quand elle est au point convenable on la retire du feu, et l'on jette dans la marmite environ une demi-livre de pain, croûte et mie ; on la couvre, et on laisse refroidir pendant un jour.

Cette huile ainsi préparée est souvent employée dans les arts : nous croyons qu'elle diffère peu de la suivante.

Huile de lin lithargirée.

L'huile lithargirée étant beaucoup plus siccative que l'huile de lin ordinaire, est par conséquent beaucoup plus employée dans la peinture, et surtout dans les vernis gras. Voici la manière de faire cette opération. On prend sept à huit parties de litharge en poudre fine, que l'on fait bouillir avec une d'huile de lin : on agite de temps en temps avec une spatule, et l'on enlève soigneusement l'écume qui se forme ; on la retire du feu dès le moment qu'elle a acquis une couleur rougeâtre ; il suffit du repos pour en opérer la clarification. Tout porte à croire que cette huile retient de la litharge, avec laquelle elle forme une espèce de savon métallique.

Huile de lin cuite, ou vernis.

On prend une quantité donnée d'huile de lin, que l'on fait bouillir dans un vase de terre ; aussitôt qu'elle est en ébullition on l'enflamme, et on la laisse brûler pendant environ une demi-heure : au bout de ce temps on l'éteint, et on la fait bouillir à petit feu jusqu'à ce qu'elle ait acquis la consistance convenable; elle porte alors le nom de *vernis*. En broyant cette huile avec un sixième de son poids de noir de fumée, on obtient l'encre des imprimeurs.

Huile de cade.

Dans le midi de la France, on extrait l'huile de cade d'un genévrier qui ne diffère du genévrier commun que par ses feuilles, qui sont plus courtes que sa baie; c'est le *juniperus oxicedrus* de Linné, qu'on appelle aussi cade. Il exsude de cet arbre une résine qui porte son nom; le bois en est rougeâtre et odorant, il brûle avec une flamme vive et brillante. Dans les montagnes, les paysans s'en servent pour l'éclairage dans les soirées d'hiver; il en est de même dans quelques parties de l'Espagne. A Barcelone on en allume dans des espèce de réchauds suspendus en l'air et placés dans les endroits les plus fréquentés, la veille du jour qu'on doit tirer la rifa (loterie). On extrait, par la distillation de ce bois, une huile noirâtre, plus ou moins épaisse, qui est d'une odeur insupportable et que l'on donne comme vermifuge aux enfans. On l'emploie aussi en frictions pour le traitement de la gale des bêtes à laine, des chiens et autres quadrupèdes. On a remarqué que cette huile tache la laine d'une telle manière qu'on éprouve les plus grandes difficultés à enlever ces taches, qui parfois sont indélébiles.

Huile de croton tiglium.

Un des pharmaciens les plus distingués de Paris, M. *Caventou*, a fait connaître l'identité des semences du croton tiglium, graine de Tilly ou des Moluques, avec celles que nous connaissons sous le nom de *pignon d'Inde*. Son premier emploi en Europe, comme médicament, date de 1630; son usage fut abandonné : ce n'est que depuis que le docteur Conwel, médecin à Madras, a ressuscité ses propriétés, que presque tous les journaux scientifiques l'ont présentée comme un des purgatifs les plus énergiques.

On obtient cette huile en réduisant ces semences entières en pâte, et non les amandes seules, et en les soumettant à l'action de la presse. Nous devons à M. *John*

Pope un travail fort intéressant sur la préparation de cette huile, etc., dont M. Ollivier a publié un extrait dans le *Journal de Chimie médicale.*

Cette huile est âcre et irritante ; aussi produit-elle, quand on en fait usage, tantôt un sentiment de chaleur brûlante dans l'arrière-gorge, tantôt des vomissemens ou des nausées : ces effets sont dus en grande partie à la préparation de cette huile, par l'expression des semences entières, et non des amandes seules. M. *Pope* s'est en effet convaincu que c'est dans l'enveloppe de l'amande, et surtout dans l'épiderme qui l'entoure, qu'existe le principe âcre, de façon que l'huile obtenue des amandes seules ou exemptes de leur péricarpe est un excellent purgatif, et n'a nulle âcreté. Il est un autre fait digne de remarque, c'est que l'alcool s'empare de la partie purgative de l'huile ordinaire sans attaquer le principe âcre et irritant qui lui est uni ; d'après cette connaissance, M. Pope préfère à l'huile même la teinture suivante :

Amandes de croton sans enveloppes..   2 onces,
Alcool à 85 degrés................... 12

Après six jours de digestion, filtrez ; la dose est d'environ vingt gouttes pour un adulte ; celle de l'huile ordinaire est de demi-goutte à une et deux gouttes. M. Beneventi a observé qu'elle agissait plus fortement, à proportion, lorsqu'on l'administrait à très petite dose, comme celle de demi-goutte.

Le professeur Mathœis s'est livré à plusieurs expériences sur les propriétés de l'huile de croton tiglium ; il a reconnu qu'à la dose de demi-goutte ou d'une goutte, dans une cuillerée de sirop de guimauve, elle produit quinze et jusqu'à vingt selles ; et, ce qui est le plus important, sans le moindre danger ni douleur. Cette huile peut donc être regardée comme un des plus puissans drastiques que nous possédions.

L'huile de croton tiglium est aussi un bon purgatif pour les chevaux ; il doit être préféré aux préparations d'aloès, à cause de la douleur et de l'irritation qu'elles causent souvent.

HUILES ANIMALES SOLIDES.

Beurre.

On prépare le beurre en abandonnant le lait à lui-même dans des terrines; peu de temps après il se rassemble à la surface beaucoup de crème, qui se trouve composée de beurre en quantité, de matière caséeuse et de sérum. On enlève cette crème et on la bat dans une baratte au moyen d'un long bâton, à l'extrémité duquel on a placé un disque de bois. Par cette opération la crème se trouve changée en beurre et en lait de beurre. Celui-ci est une liqueur blanche, formée par le sérum, qui tient en suspension du caséum et du beurre. Lorsqu'on s'aperçoit que cette séparation est parfaite, on sépare le beurre, on le lave à grande eau, en le malaxant jusqu'à ce qu'elle reste incolore; malgré cela le beurre retient constamment un peu de ces deux substances, qu'on ne peut en séparer que par la fusion.

Le beurre est blanc ou jaune, d'une consistance plus ou moins forte, d'une saveur agréable, insoluble dans l'eau, se rancissant par le contact de l'air; 100 parties d'alcool bouillant en dissolvent 3,46. Ce menstrue en sépare successivement un principe colorant, un principe aromatique, de l'acide butyrique, de la stéarine et deux huiles, la butyrine et l'oléine. Nous avons fait connaître l'oléine; nous allons parler de la butyrine.

Butyrine. Découverte, par M. Chevreul, dans le beurre. Elle est presque toujours colorée en jaune, d'une odeur de beurre chaud, fluide à 19 degrés, congelable à 0, sans action sur le tournesol, insoluble dans l'eau, soluble en toutes proportions dans l'alcool bouillant et à 0,822. Elle se saponifie aisément et se convertit en glycérine et en acides butyrique, caprique, margarique et oléique, qui s'unissent à l'alcali.

DES GRAISSES.

La graisse existe dans le tissu de tous les animaux, principalement sous la peau, près des reins, dans l'épiploon, etc. Elle est blanche ou jaunâtre, tantôt odorante et souvent inodore, d'une consistance qui varie suivant les animaux, leur âge et les parties d'où on l'a extraite; elle est d'une saveur douce et fade, plus légère que l'eau, sans action sur le tournesol, plus ou moins fusible, s'altérant à l'air, et acquérant une odeur et une saveur rance; insoluble dans l'eau, soluble en partie dans l'alcool, qui s'empare de l'oléine. La graisse forme avec les alcalis et les oxides, tels que la baryte, la chaux et la strontiane, et ceux de zinc et de plomb, des espèces de savons.

Les graisses, quoique étant des produits immédiats du règne animal, ne contiennent pas un atome d'azote, tandis qu'un grand nombre d'huiles douces en donnent à l'analyse; à cela près, leur composition, c'est-à-dire leurs principes immédiats, sont les mêmes. Les graisses sont donc composées d'oléine et de stéarine, et c'est des proportions de cette dernière que dépendent leur molesse et leur fusibilité. Nous allons maintenant jeter un coup d'œil sur les principales graisses.

Graisse de porc, axonge ou sain-doux.

Cette graisse est blanche, inodore, molle, fusible à 27° cent., et insoluble dans l'eau; 100 parties d'alcool bouillant en dissolvent 2,80, qui sont de l'oléine; traitée par les solutions alcalines caustiques, elle se convertit en glycérine et en margarate, oléate et stéarate de ces bases, qui, par leur union, constituent les savons. L'axonge, telle qu'on l'extrait de l'animal, porte le nom de *panne*; elle est enveloppée de membranes et de portions de tissu cellulaire. On la débarrasse de ces membranes, on la coupe à petits morceaux et on lui enlève un peu de sang qu'elle contient en la malaxant dans de l'eau jusqu'à ce que ce liquide reste clair. En cet état, on la fond à un feu doux, avec un peu d'eau; on la laisse refroidir, et on l'enlève couche par couche pour la séparer de l'eau qui reste au fond de la bassine. Pour achever de l'en dépouiller, on la fond de nouveau, au bain-marie, afin de vaporiser le peu d'eau qu'elle peut contenir, et lorsqu'après l'avoir agitée on en jette un peu dans le feu, et qu'on s'aperçoit qu'elle ne pétille point, on la retire du bain-marie et on la coule dans les pots dès qu'elle commence à se figer. C'est de cette manière que l'on purifie toutes les graisses.

Le sain-doux est composé, d'après M. Chevreul, d'oléine et de stéarine; quant à ses principes élémentaires, ils sont, d'après le même chimiste, dans les proportions suivantes :

Hydrogène...	11,146
Oxigène.....	9,756
Carbone.....	79,098
	100,000.

D'après M. de Saussure :

Carbone.....	78,843
Hydrogène...	12,182
Oxigène.....	8,502
Azote.......	0,473
	100,000.

Il y a une très grande différence dans les résultats de ces deux analyses, surtout dans les proportions du carbone; en faisant cette observation nous ajouterons que tous les chimistes s'accordent avec M. Chevreul à ne plus admettre l'azote parmi les principes constituans des graisses.

L'axonge est employée comme aliment ; dans les arts, elle sert pour la corroierie, la hongroierie, l'éclairage, etc.; dans la pharmacie, elle est la base de certains onguens et pommades, et principalement de celles qu'on regarde comme cosmétiques. On en fabrique aussi des savons durs de la plus grande beauté.

Graisse de mouton ou suif.

Cette graisse diffère de la précédente en ce qu'elle est plus ferme : elle est inodore ou très peu odorante, insipide, cassante quand elle est bien pure, insoluble dans l'eau, et si peu dans l'alcool, que 100 parties n'en dissolvent que 2,26, dont la plus grande partie est de l'oléine. C'est la graisse la plus riche en stéarine.

On extrait le suif des reins et autour des viscères mobiles, etc., du bœuf, du cerf, du bouc , du mouton, etc.; il est bon de faire observer que ces divers suifs présentent quelques légères différences dans leur consistance, leur couleur et leur combustibilité; celui du mouton est le plus blanc et le plus beau; on le prépare et on le purifie comme la graisse de porc.

Ce serait ici le cas de rendre compte des recherches que M. Braconnot a entreprises sur le suif, et que l'on trouve insérées dans le tome 1er du *Journal de Pharmacie*; mais comme l'examen des graisses ne doit être regardé que comme un accessoire de notre travail, nous le passerons sous silence. Nous nous bornerons donc à dire que M. Chevreul regarde le suif de mouton comme composé de stéarine, d'oléine et d'un peu d'hircine ; quant à ses principes élémentaires, il donne les proportions suivantes :

$$\begin{array}{ll}
\text{Carbone.....} & 78,996 \\
\text{Hydrogène...} & 11,700 \\
\text{Oxigène.....} & 9,304 \\
\hline
& 100,000.
\end{array}$$

Graisse ou suif de bœuf.

Ce suif diffère du précédent par une légère couleur jaunâtre; il est ferme, cassant, fusible à 40° centigrades, insoluble dans l'eau et soluble dans 40° d'alcool bouillant: mêmes propriétés et mêmes principes constituans que celui du mouton.

Graisse médullaire du bœuf.

Cette espèce de graisse est d'un blanc bleuâtre, d'une saveur et d'une odeur fade ; elle est fusible à 45° centigrades; elle est composé de :

$$\begin{array}{ll}
\text{Suif.....} & 76 \text{ parties} \\
\text{Huile....} & 24 \\
\hline
& 100 \text{ parties.}
\end{array}$$

Cette huile a une odeur désagréable et est presque incolore.

Graisse humaine.

Elle est plus ou moins fluide, suivant les proportions de stéarine dont elle est formée; elle est jaunâtre, d'un goût faible, plus ou moins odorante, et fait ordinairement la vingtième partie du corps humain; 100 parties d'alcool à froid en dissolvent 2,48. Avec les alcalis elle donne un savon ferme. M. Chevreul s'est convaincu qu'un savon de graisse qu'il avait fabriqué avec celle du sein d'une femme, décomposé par l'eau, donnait une odeur de fromage, tandis qu'un autre préparé avec de la graisse de cuisse n'avait pas cette odeur. La graisse humaine est presque aussi riche en stéarine que le suif de mouton.

La graisse humaine varie suivant les parties du corps où elle se trouve : ainsi, elle est plus ferme aux environs des reins et sous le tissu cutané, tandis qu'entre les fibres musculaires elle coule même presque comme une huile à demi figée ; près des viscères mobiles, tels que le cœur, l'estomac et les intestins, autour des articulations et dans l'intérieur des capsules corticulaires, elle est comme grenue, etc. L'âge apporte aussi beaucoup de variations dans la graisse : dans le fétus, c'est une espèce de gélatine, à laquelle succède un peu de graisse grenue, dont la quantité augmente promptement après la naissance et dans le printemps de la vie; celle de la peau conserve long-temps sa couleur blanche, mais elle jaunit quand on vieillit; chez les femmes, elle est beaucoup plus molle que chez l'homme. C'est à quarante ans que l'espèce humaine a le plus de graisse ; le corps se trouve alors dans une espèce de cachexie graisseuse; après ce temps, elle diminue peu à peu, et dès-lors, la peau, qu'elle tenait distendue, devient ridée. Les vieillards ont peu de graisse, mais elle est dure et d'un jaune foncé, qui parfois se rapproche de la couleur brune. On observe les mêmes faits chez les animaux.

Une surabondance graisseuse peut déterminer plusieurs affections morbifiques; dans quelques circonstances elle a augmenté le poids de l'homme, qui va de 80 kilogrammes jusqu'à 300. Dans le plus grand nombre de maladies elle fond et disparaît en grande quantité; il semble qu'alors la nature l'ait déterminée à servir de nourriture au corps pour suppléer au défaut d'alimens. Ce qui semble venir encore à l'appui de cette assertion, c'est que les loirs et les marmottes, qui sont très gras, sortent de leurs trous très maigres après qu'ils cessent d'hiverner.

En général, la graisse des mammifères diffère peu de celle de l'homme. Voici un aperçu des différences qu'elles offrent entre elles :

1°. La graisse des herbivores et des frugivores est plus ferme que celle des carnivores ;

2°. Celle des oiseaux est douce, fine, très fluide et onctueuse ;

3°. Celle des poissons est fluide ;

4°. Celle des insectes, des mollusques et des vers est par petits pelotons ; elle est plus rarement sous leur peau qu'autour des viscères du bas-ventre.

Nous allons terminer cet aperçu sur les graisses en indiquant la quantité de matières saponifiée et soluble dans lesquelles 100 parties de chacune des quatre graisses que nous avons indiquées peut se convertir, d'après M. Chevreul.

Graisse de porc :

   Partie saponnifiée. 94,7
   Matière soluble... 5,3
         ———
       100,0.

Graisse de mouton :

   Partie saponnifiée.. 95,1
   Matière soluble.... 4,9
         ———
       100,0.

Graisse de bœuf :

   Partie saponnifiée... 95
   Matière soluble..... 5
         ———
       100.

Graisse humaine

   Partie saponnifiée... 95
   Matière soluble..... 5
         ———
       100.

Sous ce rapport, la graisse humaine se rapproche beaucoup de celle du bœuf; quant à la dissolubilité de la stéarine de ces graisses dans l'alcool, 1oo parties de ce menstruc, d'une densité de o,7952 bouillant dissolvent :

> Stéarine de bœuf.... 15,48
> de monton.. 16,07
> de porc..... 18,25
> humaine ... 21,5o.

Il y a une différence de solubilité dans toutes les stéarines, ce qui suppose une différence de composition; celle d'oie est d'autant plus remarquable que la même quantité d'alcool en dissout 36.

M. Raspail a lu un Mémoire sur l'étude physiologique des graisses dans leur analogie avec la fécule des végétaux.

Si l'on déchire sous un filet d'eau un morceau de graisse ferme, il s'en échappe des myriades de granules qui se rassemblent à la surface de l'eau ; si l'on jette sur un filtre et qu'on laisse sécher ces granules, ils se présentent à l'œil comme une poudre amylacée, mais ne réfléchissant pas la lumière d'une manière aussi cristalline que les grains de fécule. En agitant ensuite ce qui est resté sur le filtre, dans l'alcool, on voit tous ces granules tomber au fond du liquide, comme la fécule se dépose au fond de l'eau.

Les granules de graisse observés au microscope affectent souvent des formes tellement cristallines que, par réflexion, on serait tenté de les prendre pour des fragmens de quartz; ces facettes proviennent de leur compression mutuelle. Les granules de graisse de porc s'offrent au contraire comme de gros grains réniformes de fécule avec un pédicule considérable, que M. Raspail appelle le hile, et qu'il a trouvé sur tous les granules végétaux qu'on avait cru isolés : ce hile est le point par lequel le globule tenait à la membrane qui le renferme.

Le tissu adipeux se compose, d'après les recherches de M. Raspail, comme il a décrit le tissu cellulaire végétal, c'est-à-dire de cellules dans le sein desquelles sont nées d'autres cellules, et ainsi de suite jusqu'aux granules de graisse, qui ne sont que des cellules injectées de substances grasses, et dont la structure est absolument analogue à celle d'une graine de fécule. Ils se composent, comme la fécule, d'un tégument externe et d'un tissu cellulaire interne, dont les cellules renferment immédiatement la substance graisseuse. En faisant bouillir ces granules dans un grand excès d'alcool, les tégumens restent insolubles, et en se précipitant lentement par le refroidissement ils représentent la stéarine, mais stéarine absolument infusible quand on l'a obtenue d'un état suffisant de pureté.

Huile de poisson.

On extrait des poissons, et plus particulièrement des cétacés, une sorte de graisse fluide qui porte le nom d'huile, avec le nom du poisson d'où on l'a extraite. Quoique le blanc de baleine ne soit pas, à proprement parler, une huile, cependant, comme elle en contient et qu'elle s'y rattache par quelques uns de ses caractères, nous avons cru devoir en faire mention.

Blanc de baleine.

Cette substance se trouve dans le tissu cellulaire qui est interposé entre les membranes du cerveau de diverses espèces de cachalot, particulièrement du *physeter macrocephalus*, mêlée avec une huile liquide dont on en sépare la majeure partie au moyen d'un sac de laine. Suivant Thompson, on purifie le blanc de baleine en le traitant avec une lessive alcaline, par l'ébullition.

Le blanc de baleine est solide, d'un blanc nacré, doux au toucher, tachant, fusible à 44 degrés cent., insoluble dans l'eau, soluble dans environ 18 parties d'alcool bouillant, et se déposant en partie, par le refroidissement, en lames cristallines; il est sans action sur le tournesol, ne se saponnifiant qu'en partie, et donnant à la distillation de l'eau acide et un produit solide cristallisé qui en fait les 0,9 en poids.

M. Chevreul l'a trouvé composé de cétine et d'une huile fluide à 18°; quant à ses principes élémentaires, M. Bérard les a trouvés être de

Carbone...................... 81
Hydrogène................. 13
Oxigène..................... 6
                        ———
                        100

D'après M. de Saussure, il serait composé de

Carbone................... 75,474
Hydrogène................ 12,795
Oxigène.................. 11,377
Azote.................... 0,354
                        ———
                        100,000

Huile de dauphin.

Cette huile s'extrait, à la chaleur du bain-marie, du dauphin, *delphinus globiceps.* Elle est contenue dans les tissus de ce cétacé; sa couleur est légèrement citrine, et son odeur se rapproche de celle du poisson; son poids spécifique est de 0,9168, sa densité étant 20° ; 110 parties de cette huile se dissolvent dans 100 d'alcool à 0,812 et à une température de 70 deg. c. Cette solution est sans action sur la teinture du tournesol.

L'huile de dauphin, exposée à un froid de 3° —0, se sépare en une substance cristalline, et en une huile qui se fige à 2° + 0. La matière cristalline a beaucoup d'analogie avec la cétine.

Cette huile paraît formée d'oléine, de phocénine et d'un peu d'acide phocénique.

Huile de marsouin.

On retire cette huile de la même manière que la précédente, du *delphinus phocœna.* Elle est jaunâtre, d'une odeur de sardine fraîche, d'un poids spécifique égal à 0,937 à 16°, sans action sur le tournesol, soluble dans l'alcool et saponnifiable par les alcalis.

Cette huile est composée d'oléine, de phocénine, d'un principe colorant orangé, d'un principe odorant et d'acide phocénique.

Huile de poisson du commerce.

Cette huile s'extrait de divers poissons, particulièrement de ceux qui appartiennent à la classe des cétacés, en faisant chauffer les divers tissus dans l'eau, à la chaleur du bain-marie. L'huile qui vient nager à la surface est coulée à travers une toile et versée dans les tonneaux après que l'on en a séparé, par le repos, une substance solide, blanche, qui a beaucoup d'analogie avec la stéarine. Cette huile est fluide, incolore, et tantôt d'un brun rougeâtre, d'une odeur désagréable, et se saponifiant assez bien, surtout quand on l'unit à l'huile d'olive. D'après M. Chevreul, elle est formée d'oléine, de stéarine et de deux principes odorant et colorant, d'où l'on voit qu'elle a la plus grande analogie avec les huiles fixes.

Ses principes élémentaires sont, d'après M. Bérard.

Carbone.....................	79,65
Hydrogène..................	14,35
Oxigène.....................	6
	100

Cette huile est suceptible d'être épurée.

HUILE ANIMALE DE DIPPEL.

Huile de corne de cerf, empyreumatique, d'os, etc.

Pendant long-temps on a fait un grand usage en pharmacie, comme vermifuge, etc., d'une huile dont le prix était fort élevé, et qui était désignée par les dénominations précitées. On la préparait en remplissant de râclures de corne de cerf, aux trois quarts, une cornue de grès lutée, munie d'une allonge renflée, à laquelle était adapté un grand ballon tubulé et muni d'un tube droit, destiné à donner issue à l'air et au gaz. L'appareil ainsi disposé, et le tout étant bien sec, on distillait à feu nu, dans un fourneau de réverbère, muni de son dôme, en commençant par une douce chaleur, que l'on élevait graduellement jusqu'à rendre la cornue incandescente. Les premiers produits obtenus étaient de l'eau, n'ayant presque pas de couleur ni de saveur, à laquelle en succédait une autre qui était jaunâtre et d'une odeur très fétide, propriétés qu'elle devait à un peu d'huile semblable à celle qui passait bientôt à la distillation, d'abord légère, fort peu colorée et très fluide, et ensuite plus consistante et noirâtre. Dès que la cornue était incandescente, et qu'il ne passait plus rien, l'opération était terminée, et on laissait refroidir l'appareil. Voici la série des produits qu'elle avait donnés :

1°. Des gaz oxide de carbone, acide carbonique, hydrogène carboné, un peu d'acide hydrocyanique, etc., qui s'étaient dégagés;

2°. Une eau rougeâtre, connue sous le nom d'esprit volatil de corne de cerf, et qui est composé de sous-carbonate d'ammoniaque et d'un peu d'huile unie à un peu d'ammoniaque, dans un état saponnacé;

3°. Une huile empyreumatique, contenant des sous-carbonates d'ammoniaque, dont l'excès d'alcali forme une espèce de savon;

4°. Dans le col de la cornue et l'allonge, du sous-carbonate d'ammoniaque coloré par un peu d'huile animale; c'est ce que les anciens chimistes appelaient sel volatil de corne de cerf;

5°. Dans la cornue, un véritable charbon animal.

On purifie cette huile en la distillant avec un peu d'eau, ou mieux en l'introduisant dans une cornue de verre, au moyen d'un entonnoir muni d'un tube qui arrive jusqu'au fond de la cornue, afin de n'en pas salir les parois, et en y adaptant une allonge et un ballon. Cela fait, on procède à la distillation au bain de sable, et on ne recueille que le tiers de l'huile introduite dans la cornue, si l'on veut l'avoir incolore et limpide; on l'obtiendrait colorée en en retirant davantage.

Cette huile, ainsi préparée, acquiert bientôt une couleur ambrée et finit par noircir; aussi demande-t-elle d'être conservée dans des bouteilles bien bouchées et à l'abri de la lumière. Quand elle est ainsi noircie, on la rend incolore en la redistillant. Au reste, quelque bien rectifiée qu'elle soit, M. Planche s'est convaincu qu'elle pouvait être regardée comme une espèce de savonnule à base d'ammoniaque, dont une once d'eau dissout dix gouttes en en prenant l'odeur et la saveur.

On obtient maintenant une huile semblable, en grand, dans les fabriques de charbon animal. On remplit de grandes cornues de fer d'ossemens dont on a fait bouillir certaines parties pour en extraire l'huile et la graisse ; on les place dans de vastes fourneaux, et on les fait échauffer fortement pendant long-temps. Les produits liquides et gazeux se rendent, par de grands tubes, dans un vaste réservoir, et lorsque l'opération est terminée, et que le tout est refroidi, on extrait le noir animal des cornues, on enlève l'huile qui surnage l'eau empyreumatique, on décompose le sous-carbonate d'ammoniaque qu'elle contient, par le sulfate de chaux ; on filtre la liqueur et on décompose le sulfate d'ammoniaque qui s'y trouve par l'hydrochlorate de soude. Par l'évaporation et la sublimation on obtient de l'hydrochlorate d'ammoniaque (sel ammoniac), et le résidu est du sulfate de soude. C'est ainsi qu'on fabrique maintenant le sel ammoniac, en grand, dans les fabriques françaises, anglaises, etc.

On purifie l'huile empyreumatique par la distillation, et on l'obtient incolore et plus ou moins pure ; la grande quantité qu'on en retire est cause qu'elle est maintenant à très bas prix.

Huile d'œufs.

De tous les procédés indiqués pour obtenir l'huile d'œufs, celui de M. Henri nous ayant paru le meilleur, ce sera celui que nous allons décrire. On choisit des œufs frais, on en tire les jaunes, qu'on fait dessécher au bain-marie, dans une bassine d'argent, jusqu'à ce qu'on s'aperçoive que l'huile suinte entre les doigts par la pression. En cet état, on les place dans un sac de toile de coutil, et on les soumet à la presse entre deux plaques de fer chauffées à l'eau bouillante. On filtre l'huile obtenue sur un filtre placé dans un bain-marie d'alambic ; elle est alors citrine, très douce, d'une odeur analogue à celle du jaune d'œuf, insoluble dans l'eau, soluble dans l'éther en toute proportion, et presque insoluble dans l'acool ; exposée au contact de l'air, elle se décolore promptement, ce qui fait que les pharmaciens qui veulent la conserver quelque temps la distribuent dans de petits flacons hermétiquement fermés.

La théorie de cette opération est des plus simples ; en effet le jaune d'œuf se compose d'eau, d'albumine et d'huile douce. Quand on la soumet à l'action du calorique, dans la bassine, l'eau se volatilise, l'albumine se coagule, et dès-lors il est aisé d'en séparer l'huile par la pression.

Huile dite *de pied de bœuf.*

Cette huile a reçu improprement le nom d'huile de pied de bœuf, puisqu'on la prépare non seulement avec les pieds de bœuf, mais encore avec les ergots, les tendons, et généralement les os, que l'on ramasse dans les rues, et que l'ont fait bouillir long-temps dans de grandes chaudières et en plein air. Si l'on emploie les os qui portent le nom d'os longs, on coupe, avec une hache, l'extrémité de ces mêmes os, qu'on met également dans la chaudière. Cette opération est d'autant plus nécessaire que le liquide bouillant pénètre plus facilement alors dans le tissu osseux et entraîne plus d'huile et de graisse. Lorsque l'ébullition a été long-temps soutenue, la graisse et l'huile contenues dans les os viennent nager à la surface de l'eau. On les enlève et on les place dans les cuviers, où l'huile prend bientôt le dessus.

Cette huile a une odeur dégoûtante ; elle sert à l'éclairage, et la graisse est plus particulièrement employée pour les voitures, de même que le cambouis. On a long-temps préparé cette huile dans divers faubourgs de Paris, et principalement dans les environs des rues Copeau et Gracieuse ; maintenant on l'obtient dans toutes les fabriques de charbon animal.

M. Denis de Montfort l'a purifiée en la filtrant à travers le charbon et le sable ; il assure l'avoir rendue un si bon comestible, que madame la maréchale de Brissac la trouvait supérieure à toutes les autres huiles, pour les fritures.

Huile de pied de bœuf véritable.

On prépare cette huile en faisant cuire dans l'eau les pieds de bœuf, que l'on a préalablement dépouillés de leur corne. Cette huile, ainsi obtenue, est liquide, jaunâtre et inodore ; elle ne s'épaissit et ne se fige que difficilement, ce qui la rend précieuse pour les horloges et le graissage des mécaniques. On la conserve dans de grandes jarres, où elle se dépure par le repos. On l'emploie comme aliment, et plus particulièrement pour les fritures. Comme toutes les graisses animales, elle doit être formée d'oléine et de stéarine.

HUILE MINÉRALE.

Quoique, rigoureusement parlant, il n'existe point d'huile minérale, et que toutes les huiles connues soient des produits des êtres organiques, cependant l'on donne ce nom à celles qui sont des productions naturelles, c'est-à-dire, qu'on trouve toutes formées au sein ou à la surface de la terre, et qui paraissent dues à la décomposition des substances végétales. Ces huiles doivent être regardées comme étant de nature bitumineuse et ne différant entre elles que par les proportions d'asphalte, comme nous le dirons bientôt. Nous allons décrire les deux qui, par la proportion de leurs principes, constituent les diverses variétés de quelques bitumes.

Huile de naphte, ou bitume naphte.

Le naphte existe plus ou moins pur à la surface ou dans le sein de la terre, dans quelques localités, principalement sur les bords de la mer Caspienne, près de Bakou ; il se dégage du sol qui le recouvre des vapeurs inflammables que les naturels enflamment pour faire cuire leurs alimens. Il suffit de creuser des puits de 10 mètres de profondeur, et à une distance d'environ 300 mètres, pour y recueillir beaucoup de naphte. Dans la Perse et dans la Médie, cette huile s'exsude de certaines argiles blanches, jaunes ou noires ; on en trouve encore en Amérique, en Allemagne, en Italie, dans la Calabre, en Suède, etc. La source qui fut découverte, en 1802, dans le duché de Parme, fut employée à l'éclairage de cette ville.

L'huile de naphte pure est transparente, aussi fluide que l'alcool ; celle qu'on trouve dans la nature a une teinte jaunâtre plus ou moins prononcée ; elle est presque insipide, grasse au toucher, d'une légère odeur bitumineuse agréable, inaltérable à l'air et à la lumière, d'un poids spécifique qui varie depuis 0,876 jusqu'à 0,708, suivant les quantités d'asphalte qu'elle contient. Le naphte bout, quand il est pur, à 85° et demi, son poids spécifique étant d'environ 0,7, tandis qu'il faut une température plus élevée, suivant qu'il contient d'asphalte. Ainsi celui de Perse n'entre en ébullition qu'à 160 deg. cent.; soumis à la distillation, il passe sans s'altérer, et laisse l'asphalte pour résidu; c'est le moyen dont on se sert pour le purifier. Si la température à laquelle on l'expose dans un vaisseau fermé n'est que d'environ 35°, il se sublime un quart de son poids de cristaux incolores, minces, transparens, éclatans, en lames rhomboïdales, qui sont ordinairement tronquées à leurs angles aigus et sont inflammables, inaltérables à l'air et insolubles dans l'eau. Ces cristaux ont une odeur très forte de benjoin et d'empyreume : leur nature n'a pas encore été bien déterminée. Si l'on se contente d'approcher un corps enflammé du naphte, il s'enflamme aussitôt, à l'instar des huiles volatiles. Les acides minéraux, de même que la potasse et la soude, n'exercent qu'une action très faible sur cette huile, tandis que le chlore la rend moins fluide, moins inflammable et moins volatile, en se convertissant lui-même en acide hydrochlorique.

Le naphte est soluble en toute proportion dans l'alcool absolu, l'éther sulfurique, le pétrole et les huiles fixes et volatiles; porté à l'ébullition, il dissout $\frac{1}{12}$ de son poids de soufre, $\frac{1}{15}$ de phosphore, $\frac{2}{8}$ d'iode, beaucoup de résine et de camphre, de la cire en toute proportion, etc.

M. Théodore de Saussure, qui a analysé le naphte, l'a trouvé composé de :

$$
\begin{aligned}
&\text{Carbone.....} & 87,60 \\
&\text{Hydrogène...} & 12,78.
\end{aligned}
$$

M. Thomson a analysé aussi du naphte, qui provenait de la Perse, dont la densité était de 0,753, et le point d'ébullition à 160 deg. cent.; il l'a trouvé formé de

$$
\begin{aligned}
&\text{Carbone.....} & 82,2 \\
&\text{Hydrogène...} & 14,8
\end{aligned}
$$

Peut-être un peu d'azote.

M. de Saussure s'est livré à une série d'expériences sur le naphte d'Amiano, dans le duché de Parme, d'après lesquelles il a reconnu que cette huile, dont la densité est 0,836, ne pèse que 0,758 à 19 degrés, lorsqu'on l'a distillée trois fois et qu'on n'a pris que les premières portions du produit; en cet état, sa densité reste la même, quel que soit le nombre de fois qu'on la redistille.

Nous avons déjà dit que le naphte uni à l'asphalte constitue, suivant les proportions, l'huile pétrole ou divers bitumes. Quand le naphte prédomine, il en résulte un composé liquide connu sous le nom de pétrole; quand c'est l'asphalte, ce sont des bitumes appelés malthe; pissalphalte, goudron minéral, goudron des Barbades, etc.

Huile pétrole.

L'huile pétrole existe en grande quantité dans l'Inde; en Transylvanie, à la surface de la mer qui avoisine les îles volcaniques du cap Vert; en Italie, en Transylvanie, en Sicile, près de Neufchâtel, et en France on en trouve près de Clermont, sur quelques points des bords de l'Isère, et à Gabian, petit village situé à une lieue et demie de Béziers. Plusieurs voyageurs ont parlé des sources de pétrole dans l'Inde; nous ne possédons, sur celles d'Yanang-Houng, d'autres données que celles que nous a transmises le capitaine Cox.

L'huile pétrole, avons nous dit, est une combinaison du naphte avec l'asphalte, elle est moins fluide que le naphte, d'une couleur brune plus ou moins foncée ou bien noirâtre, presque opaque, d'une odeur forte, désagréable; elle est insoluble dans l'eau et l'alcool, donne par la distillation du naphte et un résidu bitumineux, qui est de l'asphalte plus ou moins altéré; elle s'unit avec les huiles douces en toute proportion, dissout les résines et la cire, etc.; son poids spécifique est, d'après Kirwan, de 0,878.

Cette huile est employée pour l'éclairage, et en médecine, comme vermifuge, etc. M. de Saussure a entrepris un travail sur son épuration.

HUILES VOLATILES.

De tous les produits immédiats des végétaux, les huiles

volatiles sont celles dont on trouve le plus d'espèces. Tout porte à croire qu'elles sont le principe odorant de la plupart des plantes. Sous ce point de vue, il est aisé de calculer combien leur nombre est considérable. On les trouve tantôt dans toutes les parties du végétal, tantôt seulement dans les feuilles, dans les fleurs, dans les écorces des bois et des fruits, ou dans les enveloppes des semences, et non dans les cotylédons. Elles se distinguent des huiles douces par leur volatilité, leur odeur, qui est plus ou moins forte, suave, piquante ou désagréable, et par la propriété qu'elles ont de ne pas laisser des taches sur le papier. Ces huiles ont une saveur âcre et brûlante; elles sont incolores ou colorées diversement, comme on le verra dans le tableau ci-joint; elles sont plus légères que l'eau, à l'exception de celle de cannelle, de girofle, de sassafras et de moutarde; elles sont congelables à diverses températures; quelques unes acquièrent de la viscosité à la température ordinaire, et deviennent même solides, comme celle d'anis, de fenouil, etc. Brugnatelli annonça, il y a environ dix-huit ans, que les huiles volatiles, en s'épaississant par le contact de l'air, se convertissaient en une résine et en acide acétique, et que quelques unes donnaient lieu à la formation d'un acide susceptible de cristalliser, lequel se rapproche de l'acide buzoïque, avec cette différence, cependant, que cet acide est attaqué à chaud par l'acide nitrique. Tout récemment M. Bizio, ayant exposé les huiles essentielles à des températures plus ou moins basses, est parvenu à les figer et à en séparer deux principes semblables à l'oléine et la stéarine: il leur a donné le nom de séreusine et igrusine.

Les huiles volatiles sont plus ou moins solubles dans l'eau, l'alcool et l'éther. En solution dans l'eau, elles constituent les eaux aromatiques telles que celles de rose, de menthe, de mélisse, de fleurs d'oranger. Avec l'alcool, elles forment des composés connus sous le nom d'eau de Cologne, eau de lavande, eau de mélisse, etc. A l'aide de la chaleur, elles dissolvent le phosphore; il se précipite, par le refroidissement, suivant Hoffman; 10 parties de camphre peuvent y en rendre soluble une de phosphore; à l'aide du calorique, ces huiles dissolvent également un peu de soufre qu'elles retiennent en partie; cette solution constitue le baume de soufre anisé, térébenthiné, etc. Le chlore et l'iode les déshydrogènent en partie et les rendent plus visqueuses, en s'unissant avec elles. Les alcalis n'exercent pas sur elles les mêmes effets que sur les huiles douces. Sur ce point, les recherches des chimistes ne sont pas encore nombreuses ; cependant il paraît que les huiles volatiles n'ont pas, avec ces bases salifiables, une grande affinité réciproque ; aussi désigne-t-on les composés auxquels leur union donne lieu par le nom de savonnules. Cette réaction, quoique faible, est longue, difficile, et, comme nous l'avons déja dit, encore peu étudiée. Les savons aromatiques, dits de toilette, ne sont pas dus à la saponnification de ces huiles ; elles n'entrent dans ces compositions que comme parfums. Le seul de ces savonnules qui était connu, c'est celui de Starkey, qui résulte de l'union de la potasse ou de la soude caustique avec l'huile de térébenthine.

Presque toutes les huiles essentielles se distinguent entre elles par leur poids spécifique, leur saveur et leur odeur particulière ; nous allons exposer la tableau des densité de quelques unes d'elles qu'en a donné le docteur Lewis.

Huile de sassafras.....	1094
cannelle......	1035
girofle.......	1034
fenouil......	997
d'anis.......	994
pouliot......	978
cumin.......	975
muscade.....	948
menthe......	975
tanaisie.....	946
carvi........	940
d'origan.....	940
lavande......	936
romarin.....	934
genièvre.....	911
d'orange.....	888
térébenthine..	792

En comparant cette densité à celle des huiles fixes, et

en faisant abstraction de celles d'orange, de térébenthine et de genièvre, on voit que les volatiles sont plus pesantes que ces dernières. On peut ajouter à ce tableau les huiles volatiles de moutarde et de piment, de myrte, de safran, de laurier-cerise et de santal blanc, dont le poids spécifique est supérieur à celui de l'eau.

Nous allons maintenant exposer le tableau des principales huiles volatiles, avec leur couleur et les parties du végétal d'où on les extrait. Ce travail est dû à Thomson.

TABLEAU

DES PRINCIPALES HUILES VOLATILES.

NOMS DES PLANTES.	PARTIES qui les fournissent.	HUILES.	COULEUR.
Arthemisia absinthium.	feuilles	d'absinthe	verte.
Adropogon schœnantum.	racines	de schœnante	brune.
Apium petroselinum	idem	d'ache	jaune.
Anethum graveolens	semences	d'anet	idem.
Inula helenium	racines	d'aunée	blanche.
Acorus calamus	idem	de roseau odorant	jaune.
Myrtus pimenta	fruit	de piment *	idem.
Angelica archangelica	racines et semences	d'angélique	idem.
Pimpinella anisum	semences	d'anis	blanche.
Illicium anisatum	idem	d'anis étoilé ou badiane	brune.
Arthemisia vulgaris	feuilles	d'armoise	
Citrus aurantium	écorce du fruit	de bergamote	jaune.
Melaleuca leucodendra.	feuilles	de cajeput	impure, verte, et pure, jaune.
Eugenia caryophyllata	capsules	de myrte *	jaune.
Carum carvi	semences	de carvi	idem.
Amomum cardamomum.	idem	d'amomum	idem.
Carlina acaulis	racines		blanche.
Scandix cerefolium	feuilles	de cerfeuil	jaune de soufre.
Matricaria chamomilla.	pétales	de camomille	bleue.
Laurus cinnamomum	écorce	de cannelle *	jaune.
Citrus medica	écorce du fruit	de citron	idem.
Cochlearia officinalis	feuilles	de cochléaria	idem.
Copaifera officinalis	extrait	de copahu	blanche.
Coriandrum sativum	semences	de coriandre	idem.
Crocus sativus	pistils	de safran *	jaune.
Piper cubeba	semences	cubèbes	idem.
Laurus culilaban	écorce	laurier culilaban	jaune brunâtre.
Cuminum cyminum	semences	de cumin	jaune.
Anethum fœniculum	semences	de fenouil	blanche.
Croton eleutheria	écorce	de cascarille	jaune.

N. B. Les huiles ainsi marquées * sont plus pesantes que l'eau.

NOMS DES PLANTES.	PARTIES qui les fournissent.	HUILES.	COULEUR.
Maranta galanga......	racines......	de galanga...	jaune.
Hyssopus officinalis....	feuilles......	d'hysope.....	*idem.*
Juniperus communis...	semences....	de genièvre...	verte.
Lavandula spica......	fleurs........	de lavande...	jaune.
Laurus nobilis........	baies........	de laurier....	brunâtre.
Prunus laurocerasus...	feuilles......	de laurier ce-rise *......	
Livisticum ligustricum..	racines.....	de livèche...	jaune.
Myristica moschata...	semences, elles donnent aussi une huile douce	de muscade...	*idem.*
Origanum majorana...	feuilles.....	de marjolaine.	*idem.*
Pistacia lentiscus.....	résine......	de lentisque..	*idem.*
Matricaria parthenium.	plante......	de matricaire.	bleue.
Melissa officinalis.....	feuilles......	de mélisse....	blanche.
Mentha crispa........	*idem*........	de menthe cré-pue.......	*idem.*
— piperitis....	*idem*........	de menthe poi-vrée.......	jaune.
Achillea millefolium...	fleurs........	de millefeuille.	bleue et verte.
Citrus aurantium.....	écorce du fruit.	de néroli....	orange.
Origanum creticum...	fleurs.......	dictame.....	brune.
Pinus sylvestris et abies.	Résine et bois.	térébenthine..	incolore.
Piper nigrum........	semences....	poivre noir...	jaune.
Rosmarinus officinalis..	plantes......	romarin......	incolore.
Mentha pulegium....	fleurs........	pouliot......	jaune.
Genista canariensis....	racines......	genêt........	*idem.*
Rosa centifolia.......	pétales......	rose........	incolore.
Ruta graveolens......	feuilles......	rue........	jaune.
Juniperus sabina......	*idem*.......	sabine......	*idem.*
Salvia officinalis......	*idem*.......	sauge.......	verte.
Santalum album.....	bois........	santal blanc...	jaune.
Laurus sassafras......	racines......	sassafras *....	*idem.*
Satureia hortensis.....	feuilles......	sarriette.....	*idem.*
Thymus serpillum.....	fleurs et feuilles	thym........	*idem.*
Valeriana officinalis...	racines......	valérianne....	verte.
Kæmpferia rotunda...	*idem*.......	zédoaire.....	bleue ver-dâtre.
Sinapis alba et nigra...	semences, elles donnent aussi une huile douce	de moutarde..	jaune bru-nâtre.

CLASSIFICATION DES HUILES VOLATILES.

Une classification bien exacte des huiles volatiles ne pourra être entreprise que lorsqu'on aura suffisamment étudié leurs propriétés respectives. Cependant, comme celle de Fourcroy nous paraît conduire à ce résultat, nous allons l'exposer. Ce chimiste les a divisées en six genres.

Dans le premier, et sous le nom d'huiles fugaces, il range celles que l'on ne peut obtenir que par l'intermédiaire d'une huile fixe, comme celle de lis, de jasmin, de tubéreuse, etc.

Dans le second, il comprend les huiles légères, ou celles qu'on extrait par expression.

Dans le troisième sont les huiles visqueuses, telles que celles de cannelle, de cardamoine, de girofle, de poivre, de sassafras, etc.

Dans le quatrième se trouvent les huiles concrètes, ou celles qui, extraites par la distillation, se solidifient par le refroidissement, ou cristallisent par une évaporation lente.

Dans les premiers sont les huiles d'anis, de benoîte, de fenouil, de persil, de rose, etc.

Dans les seconds, celle de marjolaine, de menthe, de thym, etc.

Dans le cinquième il place les céracées ou celles qu'on obtient à l'état concret. Ce genre ne comprend que l'huile de muscade.

Dans le sixième, enfin, il range les huiles camphrées, c'est-à-dire toutes celles desquelles on peut extraire une substance qui a beaucoup d'analogie avec le camphre, et que Proust a signalée dans les huiles d'aunée, de matricaire, de marjolaine, de lavande, de romarin, de sauge, etc.

PREMIER GENRE.

Huiles fugaces.

Nous avons déjà dit que, sous cette dénomination, Fourcroy rangeait toutes les huiles qu'on ne pouvait point obtenir ni par la distillation avec l'eau, ni par expression, ni par l'action de l'alcool, mais bien par celle d'une huile douce. Nous allons donner deux exemples de la préparation de ces huiles.

Huile de jasmin.

Placez, dans une cruche de grès, suffisante quantité de fleurs de jasmin, et versez-y de l'huile de ben, en proportion assez grande pour qu'elles en soient recouvertes. Laissez macérer pendant quinze jours, en exposant ce vase, bien couvert, toujours au soleil; passez ensuite et exprimez légèrement; remettez l'huile dans la cruche, avec la même quantité de fleurs, et, quinze jours après, passez de nouveau. Enfin, en répétant une troisième fois cette opération, l'on obtient une huile que l'on filtre et qui est très chargée de l'odeur du jasmin.

On obtiendrait les mêmes résultats si, au lieu d'huile de ben, on employait du sain-doux bien pur et non rance.

Huile de lis.

Le procédé de M. Couret fils nous ayant paru supérieur à celui de Baumé, nous allons le rapporter.

Prenez trois parties en poids de bonne huile d'olive, ou mieux d'huile de ben, et une de fleur de lis, dont on a séparé les étamines; mettez le tout en infusion dans un pot de terre vernissé neuf. Au bout de quatre jours, exprimez à travers un linge; remettez ensuite l'huile dans le vase avec de nouvelles fleurs, et, deux jours après, soumettez-les à la presse et filtrez l'huile obtenue, qui est très odorante. Pour la dépouiller de l'eau de végétation qu'elle contient, on l'introduit dans un flacon que l'on bouche avec un bouchon de liége traversé dans tout le milieu par un tuyau de plume. En renversant ce flacon, l'huile, comme plus légère, gagne la surface, et l'eau occupe la partie inférieure; on la soutire en débouchant le petit canal fait avec le tuyau de plume précité.

On peut préparer de cette même manière les huiles de tubéreuse, de jonquille, d'héliotrope, de hyacinthe, de muguet, de narcisse, de réséda, de giroflée, en un mot, des liliacés et de toutes les fleurs dont l'odeur est aussi douce que fugace.

On peut préparer aussi ces huiles, comme on le pratiquait jadis, en faisant macérer ces fleurs avec des étoffes de laine imbibées d'huile d'olive ou de ben, jusqu'à ce qu'elles commencent à perdre leur tissu et leur couleur; on en ajoute successivement de nouvelles jusqu'à ce que l'huile dont la laine est imprégnée ait acquis une odeur assez forte; on extrait alors cette huile en soumettant cette laine à la presse.

DEUXIÈME GENRE.

Huiles légères.

Fourcroy comprend sous ce nom les huiles aromatiques qu'on extrait des substances par simple expression. Quoique ce moyen soit applicable à plusieurs corps, dont on peut extraire ainsi des huiles volatiles, ce n'est cependant que pour l'extraction de celles qui existent dans les petites cellules des écorces de citron, de cédrat, de bergamote, d'orange et des fruits de la famille des hespéridées.

Huiles de bergamote, *citrus-limetta bergamotta* (Risso); — de cédrat, *citrus medica cedra*; — de citron, *citrus medica et citrus limonum*, R.; — d'orange, *citrus aurantium*; — d'orangette, *citrus aurantium minimarum*; et de limette, *citrus limetta.*

Par expression.

Ce procédé, suivi en Italie, en Portugal et en Provence, consiste à râper l'épiderme de l'écorce fraîche du zeste, afin de déchirer ainsi les vésicules huileuses qui la recouvrent; on ramasse ensuite cette espèce de pulpe, et on l'exprime entre des glaces inclinées. Ces huiles déposent, par le repos, un peu de parenchyme qu'elles avaient entraîné; lorsqu'elles sont devenues claires on les conserve dans un flacon bien bouché.

Nous devons à M. Geoffroy un autre procédé pour l'extraction de ces huiles, au moyen de l'alcool. Il consiste à laisser macérer pendant quelques jours la partie extérieure des écorces dans ce menstrue, et à y en ajouter ensuite de nouvelles jusqu'à ce que l'alcool soit très chargé de cette huile. Alors, en ajoutant de l'eau à cette solution, ce liquide s'unit à l'alcool et en sépare l'huile.

M. Schwetzen conseille d'employer l'éther sulfurique au lieu d'alcool.

Enfin, il est encore un moyen plus avantageux, c'est la séparation de ces huiles en distillant les écorces qui les contiennent. Ce procédé est préférable à celui par expression, attendu que les huiles obtenues par ce dernier mode contiennent toujours du mucilage et de l'huile fixe; aussi sont-elles sujettes à s'altérer plus tôt. Nous allons présenter deux de ces huiles préparées par expression et par distillation.

Huile de citron.

Cette huile, obtenue par expression, est jaune, très odorante, devient bientôt épaisse, ne se dissout pas en entier dans l'alcool; graisse les étoffes et acquiert à la longue une odeur désagréable.

Obtenue par la distillation, cette huile est fluide, d'une odeur, il est vrai, moins suave, mais elle est beaucoup plus soluble dans l'alcool et se conserve plus long-temps.

Ces diverses huiles se préparent en Provence et en Portugal; celle d'orangette est connue dans le commerce sous le nom d'huile de petit grain, et celle d'orange sous celui d'essence de Portugal. On les falsifie avec l'alcool. Pour reconnaître cette fraude, l'on a proposé de les agiter avec un peu d'eau, qui reste laiteuse si l'huile contient de l'esprit de vin, tandis que dans le cas contraire elle devient claire. M. Vauquelin pense que cette épreuve n'est satisfaisante que lorsque les huiles ne contiennent qu'une certaine quantité d'alcool; que lorsqu'elle est moindre elles produisent avec l'eau le même effet que celles qui sont pures.

Il est bon de faire observer que lorsqu'on se propose d'extraire l'huile volatile de toute autre substance que des écorces des fruits, il faut les réduire en poudre et les ramollir par la vapeur d'eau avant que de les exprimer. Il est cependant préférable de recourir à la distillation, attendu qu'on peut opérer plus en grand et que l'on obtient des produits plus purs.

TROISIÈME GENRE.

Huiles visqueuses, ou épaisses.

Les huiles qui appartiennent à ce genre sont ordinairement colorées en brun ; elles sont en général plus pesantes que l'eau.

Huile de cannelle.

On obtient l'huile de cannelle en distillant l'écorce du *cassia lignea* avec suffisante quantité d'eau. Baumé a retiré de douze livres et demie de cette cannelle une eau très odorante, chargée, depuis quelques gouttes jusqu'à un gros, d'une huile essentielle, fluide, de couleur blanche et d'une odeur très agréable. Cet habile pharmacien a extrait d'un autre *cassia lignea*, dit fin, deux gros et demi d'une huile semblable de douze livres et demie de cette écorce. Il vaut mieux cependant suivre, pour la préparation de cette huile, le procédé que nous allons indiquer. On prend de la cannelle de Ceylan, ou mieux, celle de la Chine, qui est regardée comme étant la plus riche en huile ; on la concasse et on la fait macérer pendant un jour dans environ dix fois son poids d'eau ; on y ajoute du sel marin et l'on distille rapidement. On cesse l'opération lorsqu'on s'aperçoit que l'eau qui passe n'est plus laiteuse. On sépare l'huile de la première eau, qui, étant plus légère que l'huile, la surnage ; et on la redistille jusqu'à quatre fois de suite sur la même cannelle afin d'en extraire toute l'huile qu'elle contenait. M. Recluz a fait connaître à ce sujet, à M. Chevallier, un fait assez curieux, c'est qu'ayant distillé une livre de cannelle de la Chine, de première qualité, avec seize livres d'eau, il obtint une eau laiteuse très odorante et un gros d'acide benzoïque, la moitié en cristaux cubiques, et déposés contre les parois du récipient, et l'autre en cristaux aciculaires, qui s'étaient précipités mêlés à l'huile. On connaît deux sortes d'huile de cannelle : 1°. celle qui provient de la cannelle de Ceylan est la plus rare et la plus estimée : elle coûte, rendue à Paris, depuis 40 jusqu'à 50 francs l'once ; 2°. celle de la Chine, dont le prix est de 8 à 10 francs ; son odeur est moins agréable.

On exprime une huile du fruit du cannellier; on en obtient aussi en le faisant bouillir; cette huile est blanche et d'une assez grande consistance; on l'appelle *cire de cannelle*, parce que le roi de Candéa en faisait faire des bougies qui ont une odeur fort agréable, mais dont il n'était permis de brûler qu'à la cour de ce prince. (*Abrégé des Transactions philosophiques, matière médicale et pharmacie*, tom. I.)

On extrait aussi des feuilles de l'arbre de cannelle une huile d'un goût un peu amer; mêlée avec un peu de bonne huile de cannelle, on l'appelle *oleum malabathri;* c'est un aromate qui est regardé comme un bon médicament contre les maux de tête, ceux d'estomac, etc.

Huile de girofle.

Girofle bien aromatique, concassé........ 5,000
Hydrochlorate de soude................ 500
Eau pure.............................. 10,000

Laissez en macération pendant douze heures, et distillez ensuite jusqu'à ce que la liqueur passe claire dans le récipient, dont le col doit être long. La liqueur laiteuse que l'on a obtenue abandonne bientôt l'huile, qui, se trouvant beaucoup plus pesante que l'eau, va au fond du vase : on la sépare de ce liquide, qui, tenant en dissolution un peu d'huile, est avantageusement employé pour de nouvelles distillations sur d'autres girofles.

Cette huile, ainsi obtenue, est d'une couleur jaunâtre, d'une odeur très suave, d'une saveur analogue à celle du girofle, mais beaucoup plus forte. Elle est employée comme odontalgique, comme parfum, etc.

L'hydrochlorate de soude, que l'on emploie pour la distiller, n'ajoute rien à ses propriétés; il favorise seulement sa volatilisation en rendant l'eau susceptible de ne passer à l'état de vapeur qu'au-dessus de 100 deg. c. Nous avons recommandé de choisir les girofles bien odorans, parce qu'il est des distillateurs qui vendent ceux qui ont été déjà distillés, après les avoir aromatisés avec un peu de cette huile.

On prépare de la même manière les huiles de sassafras, *laurus sassafras*, et de bois de Rhodes, *convolvulus scoparius*.

Huile d'anis.

On l'extrait des semences du *pimpinella anisum*, pent. dig. L. Cette plante est originaire d'Europe; ses fruits sont ovés, verdâtres, recourbés, striés, très aromatiques, d'un goût piquant, agréable et sucré; ils renferment une petite amande qui contient une huile fine, tandis que son enveloppe donne, par la distillation avec l'eau, une huile volatile qui cristallise par le plus petit froid; cette huile est d'une couleur gris salé; elle est soluble dans l'eau et dans l'alcool; elle a l'odeur et la saveur de l'anis.

L'huile qu'on obtient en pilant l'anis et le soumettant à la presse est un mélange d'huile douce et d'huile volatile.

Huile d'anis étoilé, ou badiane.

C'est le fruit de l'*illicium anisatum*, polyandrie polyg. L., bel arbre qu'on trouve dans la Chine et dans la Tartarie; le fruit est semblable à une étoile; il est formé par la réunion de six à douze capsules épaisses, dures, ligneuses, contenant chacune une semence ovale, rougeâtre, lisse et fragile, qui contient elle-même une amande blanchâtre et huileuse; le fruit donne, par la distillation avec l'eau, une huile qui a une odeur et une saveur analogue à celle de l'anis, mais plus suave et plus douce.

Huile de fenouil.

L'*anethum fœniculum*, de Lin., fenouil, offre trois variétés, qui sont :

Le *fœniculum vulgare germanicum*, de Tournefort;

Le *fœniculum vulgare acriori et nigriori semine*;

Le *fœniculum dulce*, de Tournefort.

C'est celui qui est cultivé dans le Languedoc qui donne des semences plus grosses, plus blanches, et d'une saveur plus agréable que les deux autres. Comme on le faisait venir autrefois d'Italie, on le connaît encore sous le nom de fenouil de Florence.

Les graines de fenouil se composent de deux semences, soudées et fortement sillonnées, lesquelles sont surmontées par deux petits filets courts, qui ont appartenu aux styles; leur saveur est agréable, elle se rapproche de celle de l'anis; les meilleures sont celles qui sont les plus grosses, d'un vert pâle et non jaunâtre ni brunâtre, car alórs elles sont vieilles et par conséquent altérées.

On extrait du fenouil, par la distillation de ses semences, au moyen de l'eau, une huile qui cristallise comme celle d'anis; mais cette cristallisation ne commence qu'à un degré de froid de 5 — o.

Baumé a retiré, en mars 1760, de 6 livres de fenouil, 2 onces d'huile; en juillet 1766, 75 livres lui en ont produit 30 onces.

Huile volatile de moutarde.

Je crois, être le premier qui ai préparé en grand et décrit les propriétés diverses de cette huile. Pour l'obtenir, j'ai introduit dans un alambic 2 kilogrammes de moutarde en poudre, que j'ai délayée dans 20 kilogrammes d'eau; j'ai bien luté l'appareil, et j'y ai adapté un large ballon. Dès que le calorique a commencé d'agir, il s'est dégagé un gaz d'une odeur extrêmement vive et aussi pénétrante que celle du gaz ammoniac. La première portion d'eau charriait une huile citrine qui se déposait au fond du vase. Je mis à part les deux premiers litres de cette eau, et je continuai la distillation pour en retirer six autres. Cette dernière était un peu trouble et tenait en suspension quelques gouttes de cette huile; son odeur était vive et pénétrante, mais beaucoup moins que la première : celle-ci était trouble et laissait entrevoir quelques petites gouttes de cette même huile qui y étaient disséminées. Le fond du flacon était tapissé d'une infinité d'autres gouttes, plus grosses que les précédentes, et ne se réunissant que difficilement. Après l'avoir laissé reposer pendant un jour, j'en séparai 22 grammes : cette même eau ayant été redistillée sur une égale quantité de moutarde, le produit fut de 30 grammes.

Cette huile volatile, ainsi obtenue, est d'une couleur citrine, d'une odeur aussi vive et aussi pénétrante que celle de l'ammoniaque; une seule goutte appliquée sur la langue y produit le sentiment d'une brûlure, et d'une irritation si forte, qu'elle se propage et s'étend dans la gorge, l'œsophage, l'estomac, le nez et les yeux, par une impression de chaleur et d'âcreté insupportable. Appliquée sur la peau, elle y occasione une douleur très forte et y produit l'effet d'un caustique; elle est beaucoup plus pesante que l'eau; son poids spécifique est à celui de ce liquide, 10,387 : 10,000. Je ne connais aucune autre huile volatile extraite d'une plante indigène, qui soit douée d'une telle pesanteur : elle se volatilise au 50ᵉ degré; pétrie avec l'alumine et distillée, elle donne un peu d'eau, d'huile brunâtre, du gaz acide carbonique, du gaz hydrogène charboné, sans aucune trace d'ammoniaque.

L'huile volatile de moutarde est soluble dans l'eau et dans l'alcool, et leur communique son goût et sa causticité; elle est très combustible et brûle en répandant beaucoup de flamme; elle dissout le soufre et le phosphore; enfin, les acides agissent sur elle comme sur les autres huiles. L'on voit, d'après cet exposé, que les caractères de cette huile volatile sont assez tranchans pour ne pas être confondue avec aucune autre.

L'eau qui en est saturée est très âcre et très caustique; une compresse bien imbibée de ce liquide, appliquée sur la peau, y occasione, au bout de quelques minutes, un sentiment de douleur qui devient très intense; si on renouvelle cette application, on éprouve, sur la partie, une chaleur très vive, la douleur devient presque insupportable, et, lorsqu'on enlève cette compresse, l'on s'aperçoit qu'elle a produit l'effet d'un véritable sinapisme.

Huile de persil.

Le persil, *apium petroselinum*, Lin., est une plante potagère qui peut s'élever, par la culture dans les jardins, jusqu'à trois ou quatre pieds; il a une odeur très forte; ses fleurs sont blanchâtres, en ombelles; la racine est simple, de la grosseur du doigt, aromatique et blanche; c'est une des cinq racines apéritives. Baumé a obtenu, par la distillation de 60 livres de persil presqu'en fleurs, 4 gros d'une huile verte, ayant une consistance butyreuse.

Huile de rose.

C'est en Turquie et en Perse qu'on prépare l'huile de

rose avec la rose pâle, qui doit, dans ces contrées, être beaucoup plus odorante que dans les nôtres, et la rose muscate, qui a une odeur bien plus forte, et de laquelle participe davantage l'huile de rose du commerce.

On obtient cette huile en redistillant plusieurs fois la même eau sur des pétales de roses; l'huile ainsi obtenue offre une masse cristaline, formée d'un grand nombre de lames aiguillées, brillantes, qui, par le seul effet de la chaleur de la main, se fondent dans la partie liquide où elles sont comme suspendues; dans cet état elle est transparente et à une teinte d'un blanc verdâtre. Quand elle est pure, son odeur est très forte; lorsqu'elle est affaiblie par d'autres huiles, elle est très suave. Cette huile est soluble dans l'eau; elle lui communique son odeur et constitue ainsi l'eau de rose triple, double ou simple, suivant la quantité d'huile dont l'eau est chargée. Elle se dissout en entier dans l'alcool bouillant; à froid, ce menstrue la sépare en deux parties, l'une qui est liquide et soluble dans l'esprit de vin, et l'autre qui ne s'y dissout point et qui offre des lames brillantes. Ces deux huiles sont odorantes, d'après M. Guibourt. Depuis quelques années le prix de cette huile, qui était exorbitant, a beaucoup diminué.

Huile de menthe.

On connaît plusieurs espèces de menthes; Linné a publié une monographie de cette plante; *Vid. Amœn. Academ.* Les principales espèces sont:

L'aquatique, *mentha aquatica*, Lin.

Le baume des jardins, *mentha gentilis*, L.

La crépue, *mentha crispa*, L.

La poivrée, *mentha piperita*, L.

Le pouliot, *mentha pulegium*, L.

La sauvage, *mentha sylvestsis*, L.

Le menthastre, *mentha rotundifolia*, L.

La verte, *mentha viridis*, L.

La famille des menthes est douée d'une odeur plus ou moins forte et agréable, qu'elle doit à une huile essentielle qu'on en extrait par la distillation. Celles dont on la retire principalement sont la menthe crépue et la poivrée : la première a les fleurs verticellées, les étamines plus lon-

gues que la corolle, les feuilles ovales, pointues, dentées en scie; tandis que la poivrée a les fleurs capi-
tales, les étamines plus courtes que la corolle, les feuilles
très vertes, ovales, pétiolées, et dentées en scie.

On prépare ces deux huiles en distillant ces plantes au
moyen de l'eau, et redistillant l'eau qui a passé à la distillation sur de nouvelles plantes, en suivant la méthode
que nous indiquerons pour la distillation de celles du
sixième genre. Nous nous bornerons à faire observer ici
que, pour obtenir une plus grande quantité d'huile, on
doit prendre la menthe au moment de sa floraison, la
choisir très vigoureuse et cultivée dans un sol bien
exposé au midi; on doit, avant de la distiller, la dépouiller des tiges, et la laisser en infusion dans l'eau pendant
un jour. L'huile de menthe a une couleur verdâtre; elle
a une odeur et une saveur très forte de menthe; elle est
soluble dans l'alcool et dans l'eau. La première solution
constitue l'esprit de menthe, et la seconde l'eau de menthe, dont on fait un si grand usage en médecine comme
cordial, vermifuge, etc.

L'huile de menthe poivrée est d'une couleur jannâtre;
elle a une odeur et une saveur de menthe poivrée exces-
sivement forte; elle irrite les yeux et se dissout dans l'alcool et dans l'eau; elle constitue alors l'esprit et l'eau de
menthe poivrée. Outre son emploi en médecine comme
cordial et vermifuge, elle sert à faire les pastilles de
menthe. On la prépare de la manière suivante :

On prend la menthe poivrée en fleurs, séparée de sa
tige, et on la distille avec deux fois et demi son poids
d'eau; on pousse vivement à l'ébullition, et, lorsqu'on a
obtenu une quantité d'eau égale à celle de la menthe, on
extrait cette plante de la cucurbite; on y en met une
égale quantité de nouvelle, et on y verse l'eau de menthe
qui a passé à la distillation. On continue ainsi tant qu'il
y a de la menthe à distiller; l'on reçoit le produit dans
un récipient florentin, tel que nous l'indiquerons bientôt, et l'on sépare l'huile de l'eau.

Huile de ravine-sara.

On extrait cette huile par la distillation de l'écorce de
bois de ravine-sara concassé; elle est d'une couleur ci-

trine ; une grande partie se précipite au fond de l'eau et l'autre surnage ; elle cristallise à 16° — o ; par la distillation avec l'eau, elle fournit une huile plus volatile. Quinze livres de cette écorce ont donné à Baumé 2 onces d'huile.

CINQUIÈME GENRE.

Huiles volatiles céracées.

M. de Fourcroy range dans cette classe celles que la nature présente, et que l'art extrait par la pression et leur ramollissement préliminaire, à l'aide du feu, dans l'état concret, unies à des matières huileuses, butyreuses ou cireuses. Quoiqu'il existe probablement plusieurs huiles de ce genre, on ne connaît cependant encore que celles de muscade et de laurier.

Huile de muscade.

On extrait cette huile des noix muscades, qui sont le fruit du *myristica moschata*, Lin.; *myristica aromatica*, Lin. Le muscadier est un arbre assez beau des îles Moluques, qui fut apporté en 1770 dans les îles de Bourbon et de France. On connaît dans le commerce deux espèces de muscades, dit M. Guibourt, qui sont également distinguées aux îles Moluques, où l'on en compte, en outre, plusieurs variétés de chacune.

La première est la muscade mâle ou muscade sauvage. On lui donne le premier nom parce qu'elle est plus grosse que l'autre, et le second parce qu'elle croît loin des lieux où l'on cultive la meilleure. Elle est d'une forme elliptique, d'une longueur de 1 pouce $\frac{1}{2}$ à 2 pouces; plus légère et moins aromatique, et facilement attaquée par les vers. Elle est produite par le *myristica tomentosa* de Thunberg.

La deuxième est la muscade femelle ou muscade cultivée, qui est produite par le *myristica moschata*. Elle est comme une petite noix, ridée et sillonnée en tous sens, d'un gris cendré dans les sillons, qui prend une teinte rougeâtre sur les parties saillantes. Son aspect est donc d'un gris veiné de rouge ; elle est dure et cédant difficilement au couteau ; d'une odeur aromatique très agréable et forte ; d'une saveur huileuse, âcre et chaude. On doit la choisir bien pesante et non piquée des vers.

Cette huile se trouve dans le commerce en pains carrés, longs, solides, d'une odeur de muscade bien caractérisée, et d'une couleur jaune marbrée.

Pour préparer cette huile, on pile les noix muscades dans un mortier de fer chauffé, jusqu'à ce qu'elles soient réduites en une pâte, qu'on place dans une toile de coutil entre deux plaques de fer chaudes, qu'on soumet à l'action d'une bonne presse ; l'huile qui en découle se fige par le refroidissement. Cette huile est un composé d'une huile douce et d'une huile volatile qui est fluide, et qui se volatilise par la distillation avec l'eau ; elle est très aromatique. L'autre huile est épaisse, et conserve un peu d'odeur, qu'elle doit sans doute à un peu d'huile volatile qu'elle retient. L'huile de laquelle on a séparé une partie de celle qui est fluide, est amenée à la consistance ordinaire en la fondant avec le sain-doux. Cette fraude est facile à reconnaître, attendu qu'elle est moins odorante.

Huile de laurier.

Le laurier paraît être originaire de l'Europe méridionale ; il est trop connu pour avoir besoin d'être décrit. Ses fruits sont désignés sous le nom de baies de laurier. Ils sont formés par une espèce de drupe à brou très mince ; ils sont oblongs, gros comme une petite cerise, d'une couleur verte qui devient d'un noir bleuâtre quand ils sont à l'état de maturité : ils contiennent une amande bilobée d'une couleur fauve, d'une odeur aromatique, et d'une saveur amère et aromatique.

Pour extraire l'huile de ces baies, on les choisit dans leur état de maturité parfaite, on les pile dans un mortier de marbre, et on les fait bouillir dans un vaisseau clos, pendant environ demi-heure, avec de l'eau ; on passe la liqueur bouillante à travers un linge avec expression, et, par le refroidissement, on ramasse à la surface de la liqueur une huile verte, odorante, de consistance butyreuse : après avoir pilé le marc et l'avoir fait bouillir une seconde fois dans de l'eau, on obtient une autre portion d'huile, que l'on réunit à la première.

Cette huile ainsi obtenue se compose de deux huiles, l'une fluide, volatile et odorante, qu'on en sépare par la distillation; l'autre est fixe, concrète, et ne doit son odeur faible de laurier qu'à un peu d'huile volatile qu'elle retient.

Il ne faut pas confondre cette huile de laurier avec celle du commerce, qui n'est autre chose que le produit de la macération des baies et des feuilles de laurier écrasées dans le sain-doux.

SIXIÈME GENRE.

Huiles volatiles, dites *camphrées*.

M. Fourcroy donne ce nom à ces huiles, parce qu'elles tiennent naturellement du camphre en dissolution; telles sont les huiles de

Aunée,	Pulsatile,
Matricaire,	Sauge,
Marjolaine,	Valériane,
Lavande,	Zédoaire, etc.
Romarin,	

M. Proust passe pour être le premier qui, en 1789, ait fait connaître la présence du camphre dans l'huile volatile de plusieurs labiées qui croissent dans la Murcie. Il en fit la première observation dans l'huile de lavande, dans laquelle il aperçut différentes cristallisations, en arbrisseaux formés d'octaèdres placés les uns sur les autres, etc. La seule exposition et évaporation à l'air, à une température entre 6 et 10° R., suffit pour séparer le camphre de ces huiles. Ce chimiste exposa à l'air, dans des assiettes de porcelaine et dans un lieu tranquille, des quantités assez grandes d'huile de lavande, de marjolaine, de romarin et de sauge. Cette évaporation spontanée lui produisit :

Camphre en cristaux de l'huile

$$
\begin{aligned}
\text{de romarin} &\dots\dots\ \tfrac{1}{16} \\
\text{de marjolaine} &\dots\dots\ \tfrac{1}{12} \\
\text{de sauge, près de} &\dots\ \tfrac{1}{7} \\
\text{de lavande} &\dots\dots\ \tfrac{1}{4}
\end{aligned}
$$

Dans les années très chaudes, l'eau distillée de lavande

en emporte tant avec elle par la distillation , qu'elle la dépose par le refroidissement. Un pharmacien de Madrid a assuré à M. Arezula qu'en Murcie on en obtenait ainsi dans les étés très chauds en assez grande quantité pour le livrer au commerce à 30 sous le $\frac{1}{2}$ kilogramme. Une évaporation graduée fait séparer du camphre de l'huile de lavande au bout de douze heures.

Celle de sauge ne le laisse pas déposer si vite, et l'on observe aussi qu'il est bien plus difficile d'en séparer l'huile épaisse qui en découle; celle de marjolaine la dépose un peu plus lentement, et celui de celle de romarin s'en sépare encore moins vite.

Il est aisé de voir que l'existence du camphre dans quelques huiles volatiles, et plus particulièrement dans celle de lavande, est connue depuis long-temps.

Huile d'aunée.

Cette huile appartient également au quatrième genre; nous y renvoyons nos lecteurs.

Huile de matricaire.

La matricaire, *matricaria parthenium*, Lin., appartient à la syngénésie polyg. superflue; elle s'élève à 2 ou 3 pieds; elle a les tiges grosses, cannelées et rameuses; les feuilles d'un vert tirant sur le jaunâtre et un peu velues : toute la plante a une odeur forte et désagréable, qui est due à l'huile volatile qu'elle contient. Cette huile s'obtient par la distillation des feuilles et des fleurs; elle a l'odeur de cette plante et une couleur citrine ; 56 livres en fleurs, distillées au mois de septembre, ont donné à Baumé 1 once $\frac{1}{7}$ d'huile.

Huile de marjolaine.

La marjolaine, *origanum majorana*, Lin., est originaire de Barbarie; elle est cultivée dans nos jardins, et croît naturellement dans quelques parties du midi de la France, non loin des habitations.

Cette plante est vivace; elle a une odeur forte et agréable; ses feuilles sont petites, blanchâtres, de forme ovoïde et un peu cotonneuses; ses fleurs sont blanches.

Elle donne, par la distillation, une huile dont l'odeur plus forte, il est vrai, est la même que celle des feuilles et des fleurs. D'après M. Proust, son huile contient un dixième de son poids de camphre.

Cent cinquante livres de cette plante, fraîche et en fleurs, ont donné à Baumé, en juillet 1760, 15 onces d'huile.

Cent livres de la même, en août 1766, ne lui en ont produit que 4 onces.

Cent cinquante-six livres de la même, en juin 1769, toujours en fleurs et récente, n'en ont donné que 3 onces 5 gros.

Il est aisé de voir que les proportions d'huile volatile sont très variables dans cette plante, qui, lorsqu'elle est sèche, en produit encore bien moins.

Huile de lavande.

La grande lavande ou l'aspic et la lavande des jardins ou officinale avaient été confondues et désignées par le nom de *lavandula spica*. M. Decandolle a conservé ce nom à la première, et réservé celui de *lavandula vera* à la seconde, que l'on cultive dans les jardins, et qui ne diffère de l'autre que par ses feuilles moins blanchâtres et plus étroites. Le calice offre un duvet blanc, et ses bractées sont presque cordiformes. La grande lavande croît naturellement dans le midi de la France, et particulièrement dans la Provence, le Languedoc et le Roussillon, où elle est connue sous le nom d'aspic. Elle est formée par une souche ligneuse, qui se divise en plusieurs rameaux; ses feuilles sont linéaires, s'élargissent vers le sommet, à bords roulés en dessous, d'une couleur blanchâtre, d'une odeur très forte; les tiges florales sont longues, grêles, dépourvues presque entièrement de feuilles et terminées par un épi, long, à verticilles interrompus, etc. On retire par la distillation des fleurs de cette plante une huile citrine, plus légère que l'eau, d'une densité égale à 0,898 à 20° cent., et par la rectification à 0,877. Cette huile provenant de la lavande de Murcie a donné à M. Proust jusqu'à 0,25 de camphre; il y a tout lieu de croire que celle qui croît dans le Roussillon et l'arrondissement de Narbonne, particulièrement dans les Corbières et les montagnes de la Clape, en donnerait presque autant. Au reste, nous renvoyons à la page 328 pour ce que nous avons dit sur les quantités de camphre contenues dans cette huile, qui jouit d'une propriété remarquable; c'est de dissoudre une grande quantité d'acide acétique concentré. M. Vauquelin, à qui l'on doit cette observation, s'est aperçu que cette propriété dissolvante augmente avec la concentration de l'acide, et que la portion de l'acide non dissoute était plus faible que celle qui était unie à l'huile. Si l'on verse de l'eau dans cette dissolution, elle se trouble, et cette liqueur finit par lui enlever l'acide. M. Thenard pense que des effets analogues auraient lieu probablement avec d'autres essences et d'autres acides.

M. Baumé, qui s'est beaucoup occupé de l'extraction des huiles volatiles des plantes, a obtenu de 15 livres de lavande, distillées en 1752, 5 onces et demie d'huile essentielle; 34 livres, distillées en 1768, lui en ont produit 7 onces, et 80 livres, au mois d'août de la même année, 1 livre 9 onces. Il paraît que les queues n'en contiennent presque pas.

Cette huile de lavande ne doit pas être confondue avec celle d'aspic, que l'on trouve dans le commerce, laquelle n'est ordinairement, dans le midi même de la France, qu'une infusion de ces fleurs dans l'eau-de-vie à 22 degrés. Il est facile de s'en convaincre en y ajoutant de l'eau, qui en trouble la transparence, et s'unit ensuite à l'alcool, tandis qu'il vient nager des stries d'huile à la surface. Le cosmétique connu dans la parfumerie sous le nom d'*eau de lavande* est une solution de cette huile dans l'alcool, avec un peu de storax en larmes, etc.; quand on veut s'en servir, on en verse quelques gouttes dans l'eau, qui blanchit de suite, et contracte l'odeur et la saveur âcre et piquante de la lavande; ce blanchîment est dû à l'huile qu'abandonne l'alcool pour s'unir à l'eau, laquelle, restant suspendue dans le liquide, en trouble la transparence.

Huile de romarin.

Le romarin est un petit arbrisseau qui croît naturellement dans plusieurs parties du midi de la France, et notamment aux environs de Narbonne, sur les montagnes de la Clape et des Corbières. Il est si commun dans ces localités, qu'il sert au chauffage des fours. Les feuilles du romarin sont étroites, rudes, vertes à la surface supérieure, et blanchâtres à l'inférieure; ses fleurs sont blanches et labiées; elles ont, ainsi que les feuilles, une odeur aromatique agréable et forte. On en retire par la distillation une huile incolore, plus légère que l'eau, d'une densité égale à 0,9109; si on la distille, et qu'on ne prenne que la moitié du produit, son poids spécifique est alors réduit à 0,8886. D'après les expériences de M. Proust, cette huile contient un seizième de son poids de camphre. 24 livres de feuilles de romarin récentes, distillées au mois d'août 1758, ont donné à Baumé une once d'huile.

Huile de sauge.

On connaît plus de cinquante espèces de sauges, et quoique toutes contiennent de l'huile volatile, ce n'est cependant que de l'officinale, *salvia officinalis*, Lin., qu'on l'extrait. Cette espèce offre trois variétés bien distinctes :

1°. La grande sauge : tiges rameuses, ligneuses, velues; feuilles oblongues, épaisses, blanchâtres et cotonneuses; odeur et saveur aromatique assez forte;

2°. La petite sauge ou sauge de Provence : feuilles plus petites, moins larges et plus blanches; elle est plus aromatique et plus estimée que la précédente;

3°. Sauge de Catalogne : elle ne diffère de la précédente que par ses feuilles, qui sont plus petites encore; à cela près elle a les mêmes propriétés.

Ces sauges, distillées avec l'eau, donnent une huile légèrement citrine, d'une odeur forte et agréable, qui contient beaucoup de camphre.

Baumé, qui s'est occupé de l'extraction de cette huile, a obtenu de 46 livres de grande sauge en fleurs, en juillet 1763, 2 onces et demie d'huile; en 1765 il en a recueilli, de 48 livres, 3 onces d'huile; enfin, en 1767 (juin), 168 livres ne lui ont produit que 2 onces 3 gros; il attribue cette énorme différence à ce que le printemps fut très pluvieux, jusqu'au moment même où il fit cette distillation.

Les racines de *valériane* et de *zédoaire* contiennent aussi une huile qui tient du camphre en dissolution. Nous sommes portés à croire que celles de

Origan, *origanum vulgare*, Lin.,
Thym, *thymus vulgaris*, Lin.,
Serpolet, *thymus serpillum*, Lin.,

en contiennent également : quant à celle du thym, les expériences de Newman le démontrent.

DISTILLATION DES HUILES VOLATILES EXTRAITES DES PLANTES.

La distillation des huiles volatiles mérite de fixer maintenant notre attention. L'expérience a démontré que toutes les parties des plantes n'en donnent point également, et qu'elles sont d'autant plus riches en huile volatile que la saison a été moins pluvieuse, qu'elles croissent dans des pays plus chauds, et qu'elles se rapprochent le plus de la floraison ; c'est même lorsqu'elles sont en cet état qu'elles sont le plus riches en huile volatile. Par la distillation, les feuilles, les fleurs, les racines ou les semences qui en contiennent, en produisent davantage étant fraîches que sèches ; il paraît qu'une partie de l'huile volatile se perd par la dessiccation. Il est digne de remarque que l'extraction des huiles volatiles devient plus aisée si l'on fait macérer pendant un jour, dans l'eau, les feuilles, les semences ou les racines dont on veut les extraire, et en faisant servir cette eau à la distillation. Lorsqu'on veut opérer sur des plantes dont les tiges sont inodores ou peu odorantes, comme celles de menthe, de sauge, d'oranger, de romarin, d'origan, de serpolet, de mille fleur, etc., on en détache les feuilles et les sommités, qu'on met en macération pendant un jour dans la cucurbite d'un alambic.

Si ce sont des bois, des écorces, des racines, etc., que l'eau pénètre difficilement, on doit les diviser le plus qu'on peut, au moyen de la râpe, du pilon, etc., afin de faciliter l'extraction de l'huile. Enfin, pour certaines fleurs et quelques semences, comme les fleurs d'oranger, les semences d'anis, d'angélique, etc., nous conseillons de les placer dans une espèce de panier en osier. Voici maintenant les règles que nous croyons qu'on doit suivre pour obtenir les meilleurs résultats; nous pensons ne pouvoir mieux faire que d'exposer ici celles que MM. Chevallier et Idt ont données dans leur *Manuel du Pharmacien.*

1°. Opérez sur de grandes masses, afin de retirer plus de produit, et de l'avoir de meilleure qualité.

2°. Distillez rapidement.

3°. Divisez les substances, afin de faciliter la sortie de l'huile qu'elles renferment.

4°. N'employez qu'une quantité d'eau suffisante pour empêcher la plante de brûler.

5°. Pour les substances exotiques, dont l'huile est plus pesante que l'eau, saturez celle de la cucurbite de sel marin, qui, augmentant sa densité, l'oblige de prendre par son ébullition une plus haute température; l'eau ordinaire bout à 100 degrés, et l'eau salée à 104 degrés.

6°. Pour les substances indigènes, cohobez à plusieurs reprises la première eau distillée sur une quantité nouvelle de substances.

7°. Employez, pour commencer la distillation, de l'eau déjà distillée sur la même substance, et par conséquent saturée de son huile essentielle.

8°. Se servir du récipient florentin pour les huiles qui surnagent l'eau.

9°. Pour les huiles naturellement fluides, rafraîchir souvent l'eau du serpentin; mais la tenir à 30 ou 40 degrés pour les huiles qui se concrètent facilement, comme celles d'anis, de rose, etc. En général, pour la distillation des huiles volatiles, il est préférable de se servir d'alambics à conduit court et à chapiteau garni d'un réfrigérant; on peut en graduer la température à volonté, et il est bien plus facile de purger un conduit droit qu'un conduit contourné, de l'huile qui y adhère et qui communique son odeur.

On doit procéder à la distillation des plantes, fleurs, feuilles, racines, bois, écorces ou semences aromatiques, d'après les règles précitées. Il est aisé de voir que l'huile volatile s'élève avec l'eau en vapeurs, et passe avec elle à la distillation ; si la quantité de ce liquide est trop forte, relativement à celle de ces substances, il en résulte que l'huile volatile reste en dissolution dans l'eau ; il en est de même si elles sont peu chargées de principe huileux. Dans tous les cas, on redistille constamment cette eau sur de nouvelles substances, et dès-lors, se trouvant déjà saturée d'huile, les nouvelles portions qu'elle leur enlève viennent nager à sa surface ou tombent au fond, suivant que la densité de ces huiles est plus faible ou plus forte que celle de l'eau. Le liquide qui passe à la distillation a un aspect louche ; il se clarifie en partie, et une portion de l'huile s'en sépare, et, si elle est plus légère que l'eau, elle coule par le bec du récipient florentin : dans le cas contraire, c'est l'eau qui s'écoule par cette issue, tandis que l'huile reste au fond du vase. M. Amblard a présenté à la Société de Pharmacie le plan d'un appareil propre à être substitué au récipient florentin, ce qui donna aussitôt l'idée à M. Chevallier d'apporter au récipient florentin ordinaire une modification qui le rendît propre à recueillir les plus petites portions d'huile volatile plus légère que l'eau ; elle consiste en un tube effilé dont la partie inférieure va plonger au fond de ce récipient : ce tube doit être un peu plus haut que le vase, et entrer parfaitement dans l'ouverture supérieure ; l'extrémité inférieure doit être tirée à la lampe, de telle sorte qu'elle soit en rapport avec le filet d'eau qui coule de l'alambic ; et la supérieure doit être renforcée à la lampe afin de pouvoir y placer un bouchon de liége.

Quand on distille, on adapte ce tube au récipient florentin, et l'eau, qui est condensée par la distillation, passe dans ce tube. Quand l'opération est finie, on bouche le tube avec un bouchon de liége, on le sort du récipient, et, en le débouchant, on laisse couler l'eau, qui surnage l'huile, on le bouche de nouveau pour porter cette huile dans un vase approprié.

C'est par ces mêmes moyens qu'on extrait l'huile volatile des semences d'anis, de fenouil, de moutarde, de genièvre, de coriandre, de carmin, de cubèbes, d'angélique, etc. ; des fleurs et sommités fleuries de lavande,

de romarin, d'oranger, de roses, de thym, d'origan, etc.;
des feuilles d'absinthe, d'hysope, de marjolaine, de matricaire, de mente, de myrthe, de persil, de rhue, de
sabine, de sauge, de tanaisie, etc.; de la racine d'enula
campana, des bois de sassafras, de l'écorce de cannelle, etc.

Il est bon de faire observer que les plantes ne donnent
pas annuellement les mêmes quantités d'huile, et que
ces quantités sont relatives aux saisons plus ou moins
pluvieuses et plus ou moins chaudes, au dérangement
de ces mêmes saisons, à la maturité des plantes, à la nature du sol, à son exposition, etc.

SOPHISTICATION DES HUILES VOLATILES.

Le peu d'huile volatile qu'on retire de certains végétaux, et par conséquent leur prix éléve, sont cause que la
cupidité a cherché plusieurs moyens de les sophistiquer;
ces moyens sont au nombre de quatre:

Par les huiles fixes,

Par l'alcool,

Par la même huile volatile ancienne et peu odorante,

Par l'huile de térébenthine rectifiée.

Voici les moyens propres à s'assurer de ces fraudes:

1°. On reconnaîtra la présence d'une huile fixe dans
une huile volatile en y enduisant un papier et le faisant
chauffer; si le papier reste taché, c'est une preuve qu'il
y a de l'huile fixe unie à cette huile : on peut alors en déterminer la quantité par la distillation.

2°. Si l'huile est mélangée avec l'alcool, elle est moins
odorante, plus fluide; l'eau avec laquelle on l'agite devient laiteuse et en dissout une plus grande quantité que
lorsqu'elle ne contient pas d'alcool; il est cependant bien
difficile d'en séparer ce menstrue quand il y existe en très
petite quantité.

3°. Avec la même huile ancienne et peu odorante :
cette sophistication exige, pour être reconnue, un odo-
rat très exercé.

4°. Avec l'essence de térébenthine rectifiée, il suffit,
pour reconnaître ce mélange, de frotter un peu de cette
huile entre les mains : l'odeur particulière à cette huile
ne tarde pas à se développer.

Nous avons exposé la classification de Fourcroy, sans cependant la considérer comme rigoureuse, car il y a une foule d'huiles qu'il nous serait bien difficile d'y comprendre, et que nous allons exposer sous le titre d'appendice sur les huiles volatiles, en attendant qu'une étude particulière de chacune d'elles nous en fasse mieux connaître les propriétés et nous conduise ainsi à une classification méthodique. Je vais auparavant faire connaître l'huile de térébenthine, qui semble se rapprocher des précédentes par le dépôt cristallin qu'elle forme, et par sa conversion en une espèce de camphre, au moyen du gaz acide hydrochlorique.

Huile ou essence de térébenthine.

La térébenthine est une résine liquide qu'on obtient en faisant des entailles de 8 centimètres de largeur sur 14 millimètres de hauteur, au pin maritime, *pinus maritima,* de Linné, qui croît dans le midi de la France, et surtout dans les landes de Bordeaux. On fait ces entailles sur des arbres qui ont de trente à quarante ans ; on les commence au pied de l'arbre, du mois de février à celui d'octobre. On en pratique de nouvelles, une ou deux fois tous les huit jours, jusqu'à ce que la dernière soit à une élévation de deux mètres et demi à 3 mètres, ce qui exige environ quatre ans. En cet état, on fait d'autres entailles au côté opposé, et successivement tout autour de l'arbre, etc. La térébenthine qui découle de ces incisions est reçue dans une cavité que l'on pratique au pied de l'arbre, dans une de ses grosses racines.

Lorsqu'on veut extraire l'huile de térébenthine de cette résine liquide, on la distille dans un alambic de cuivre, à un feu modéré ; l'huile passe dans le récipient après avoir traversé le serpentin, et il reste dans la cucurbite une résine qui porte le nom de brai sec ou colophane, que l'on coule dans un moule, et qui, en se refroidissant, devient solide, cassant et d'un brun rougeâtre. M. Thenard dit que de 125 kilogrammes de térébenthine on ne retire environ que 15 kilogrammes d'essence, ce qui fait à peu près $\frac{1}{8}$, tandis que Newmann assure en avoir obtenu 120 grammes de 480 de térébenthine, ce qui fait le quart.

Il paraît qu'il y a une très grande différence entre la qualité de cette huile obtenue par la distillation de la térébenthine avec ou sans eau.

D'après le docteur Ure, 480 grammes de celle de Venise, distillée sans eau, produisit 131,6 grammes d'essence, ce qui fait un peu plus du quart, tandis que la même quantité distillée sans eau, au bain-marie, n'en produisit que 60 grammes ou un huitième, ce qui est la quantité exacte annoncée par M. Thenard; il paraît donc qu'en distillant la térébenthine par l'addition de l'eau, on obtient un produit double.

L'huile de térébenthine est incolore, transparente, d'une odeur forte et désagréable; elle rougit presque toujours le tournesol. M. Thenard attribue cette propriété à de l'acide succinique, qu'il croit qu'elle contient toujours, d'après MM. Lecanu et Serbac. En effet, cette huile rectifiée dépose quelquefois des cristaux prismatiques, à sommets tronqués, dont nous ne croyons pas que la nature soit encore bien connue. Ces cristaux sont tantôt incolores et tantôt de couleur un peu brune; ils sont transparens : nous nous proposons d'en faire l'objet d'un travail particulier. Le poids spécifique de l'huile de térébenthine est égal à 0,86, à une température de 225°; elle est insoluble dans l'eau; elle se dissout dans sept parties de l'alcool; mais la plus grande partie s'en sépare par le repos. L'acide sulfurique concentré, uni à l'acide nitrique, enflamme cette huile. L'effet que lui fait éprouver le gaz acide hydrochlorique est bien remarquable. En effet, si l'on prend 100 parties de cette huile bien pure et bien rectifiée, et qu'on y fasse passer à travers un courant de ce gaz acide, en ayant soin d'entourer le récipient où l'on a mis l'huile d'un mélange de sel et de glace, l'essence s'unit à environ le tiers de son poids de cet acide et se change en une masse cristalline et molle, qu'on met à égoutter pendant quelques jours, et d'où se sépare une liqueur incolore, acide, fumante, contenant des cristaux et faisant les 20 parties de cette masse, tandis que 110 autres parties se composent d'une substance blanche, cristalline, grenue, d'une odeur de camphre et volatile, qu'on purifie en l'exposant à l'air, l'agitant dans une solution de sous-carbonate de potasse ou de soude, la la-

vant à grande eau et la faisant sécher. C'est cette substance, découverte par Kind, que les chimistes nomment
camphre artificiel, et que M. Thenard regarde comme
une combinaison de l'acide hydrochlorique avec cette
huile essentielle. Ce camphre artificiel est plus léger que
l'eau; il est très inflammable, brûlant sans résidu et sans
action sur la teinture de tournesol, etc.

Huile d'euphorbia lathyris.

L'expérience a démontré que les semences de la nom-
breuse famille des euphorbiacées et l'écorce de la racine
de plusieurs espèces étaient de violens purgatifs. Parmi
ces plantes, l'épurge, *euphorbia lathyris*, a été signalée
comme une de celles dont les graines sont drastiques et
vomitives, et comme pouvant remplacer l'ipécacuanha.
Ses propriétés sont si bien reconnues, que, de temps immémorial, dans le midi de la France et en Catalogne,
les paysans les écrasent et les laissent infuser dans l'huile
d'olive pour en oindre ensuite les figues mûres, afin de
se venger des maraudeurs qui ont contracté l'habitude de
les leur voler. L'huile de cette euphorbe, également
connue sous le nom de catapuce, grande ésule, etc., a fixé
l'attention de plusieurs médecins, entre autres de Bailly,
Calderini, Franck, Grimaud, etc.; c'est ce qui a engagé
M. Chevallier à s'occuper des procédés propres à l'obtenir; nous allons les faire connaître.

1°. Par expression.

Lorsque les semences sont mûres, on les monde soigneusement; on les réduit en pâte dans un mortier, et
on les soumet à la presse dans une toile serrée : l'huile
qui en découle dépose, au bout de quelques jours, une
substance blanche, floconneuse, que l'on sépare par le
filtre.

2°. Par l'alcool.

On délaie la pâte de ces semences dans de l'alcool dont
on a élevé la température de 50 à 60 degrés; l'on filtre,
et après avoir retiré un peu plus de la moitié de l'alcool
par la distillation, on fait évaporer le reste afin d'avoir

l'huile pure ; par ce moyen, la quantité qu'on obtient est plus grande.

3°. *Par l'éther.*

On laisse macérer dans un matras, pendant un jour, quatre onces de pâte de semence de lathyris avec trois onces d'éther ; au bout de ce temps, l'on filtre la liqueur. On traite le marc par de nouvel éther ; on filtre ensuite, et l'on réunit cette liqueur à la première ; on sépare l'éther de l'huile, en l'exposant dans une étuve au contact de l'air, ou mieux en la distillant pour en obtenir un peu plus de la moitié de l'éther, et laissant évaporer l'autre en l'exposant dans une capsule à l'air libre, comme nous l'avons déjà dit.

Le premier procédé, lorsqu'on a beaucoup de ces semences, est le plus simple et par conséquent le meilleur ; le dernier est le plus coûteux.

Cette huile doit être conservée dans de petits flacons bien bouchés. Voici les qualités relatives qui ont été obtenues par les trois procédés. Sur 100 livres de graines :

    1°. Par expression ... 0,44 livres ;
    2°. Par l'alcool...:... 0,51
    3°. Par l'éther........ 0,52.

Il est bon de faire observer qu'en opérant par expression, la presse et la toile s'imbibent de cette huile, ce qui occasione une perte de 7 à 8 centièmes.

L'huile d'euphorbia lathyris est un drastique violent ; à la dose de six à huit gouttes, elle est un assez bon purgatif, que l'on peut prendre dans de l'huile d'amandes douces, ou du sirop de guimauve, etc.

Les graines des euphorbiacées sont toutes huileuses ; et, d'après M. Adrien de Jussieu, l'huile est si abondante dans la dryandra et dans le stillingia sebifera, qu'on l'extrait pour brûler dans les lampes, et pour d'autres usages.

Le docteur Calderini, de Milan, a tenté un grand nombre d'expériences pour substituer l'huile de l'euphorbia lathyris à celle du croton tiglium. Après l'avoir administrée sur lui-même et sur un grand nombre d'autres personnes, il en conclut, 1°. que son action purgative est sûre, héroïque et prompte, sans produire ni colique, ni vomissement, ni douleur, ni ténesme ; 2°. que cette action purgative n'est pas bien inférieure à celle du croton tiglium, et qu'elle mérite de lui être préférée, attendu qu'elle n'est point, comme elle, âcre et irritante ; 3°. que la dose pour les adultes peut être déterminée de quatre à huit gouttes. En France, M. le docteur Bailly s'est livré à des recherches semblables, à l'hôpital de la Pitié, et ses résultats diffèrent un peu de ceux de M. Calderini. Le médecin français a reconnu 1°. que l'huile extraite par expression était un peu plus énergique que celle par l'alcool ; 2°. que son action purgative est bien inférieure à celle du croton tiglium ; il en faut doubler la dose et la porter de six à dix gouttes ; 3°. il lui a trouvé l'inconvénient de provoquer les vomissemens, qui la font rejeter, sans cependant exciter la salivation, comme celle du croton.

M. Caventou a préparé un savon avec cette huile, qui conserve encore cette propriété vomitive.

Huile de carapat de la Martinique.

M. Virey a présenté sous ce nom, en novembre 1826, à la section de pharmacie de l'Académie royale de médecine, l'huile du ricin rouge, qui est cultivé dans nos colonies ; retirée par l'expression, elle est beaucoup plus âcre, plus purgative et d'une couleur plus foncée que celle que l'on fabrique en France.

HUILES COMPOSÉES MÉDICINALES, DÉSIGNÉES MAINTENANT SOUS LE NOM D'ÉLÆOLÉS.

Huile acoustique.

℞ Huile de rhue par infusion...................... ʒ ß
  Baume tranquille............................. ʒ j
  Huile de térébenthine sulfurée. ⎫
      de succin rectifiée...... ⎪
  Teinture d'assa-fœtida......... ⎬ ãã.. gouttes, x.
      d'ambre gris........ ⎪
      de castoréum........ ⎭

Mêlez. Contre les douleurs du canal auditif, la surdité par faiblesse de cet organe ; on y en introduit quelques gouttes dont on imbibe un peu de coton.

Huile aloétique batave.

℞ Aloès en poudre.... ⎫
   Myrrhe   *id*....... ⎬ āā.. ℥ ij
   Encens   *id*............. ℥ j
   Huile d'olive................ ℔ j.

Distillez au bain de sable, dans une cornue de grès.
Contre les vers des enfans, en application sur l'abdomen.

Huile animale de Dippel.

Quand on distille la râpure de corne de cerf à la cornue, parmi les divers produits obtenus se trouve une
huile empyreumatique contenant de l'acétate d'ammoniaque ; on la purifie en la distillant plusieurs fois
sur des os calcinés, jusqu'à ce qu'on l'obtienne claire et
incolore.

Huile d'absinthe (par infusion).

℞ Feuilles et sommités d'absinthe incisées
   et séchées depuis peu de temps..... ℥ iv
   Huile d'olive non rance............ ℔ ij.

Faites infuser à une douce chaleur pendant 12 heures;
passez avec expression et filtrez. Cette huile est employée
en frictions sur la région abdominale des enfans comme
vermifuge. On peut la donner aussi dans les lavemens,
à la dose de demi-once à deux onces.

On procède comme ci-dessus pour les huiles par infusion et avec les fleurs sèches de

    Camomille,   Rhue,
    Mélilot,   Sureau.
    Hypéricum,

Pour celle de rhue, on y ajoute souvent aussi les feuilles.

Huile de belladone.

℞ Feuilles récentes de belladone.... ⎫
   Huile d'olive bonne............ ⎬ P. E.

On pile les feuilles dans un mortier de marbre, et on
les met, avec l'huile, dans une bassine étamée; on soumet à une douce ébullition, jusqu'à ce que l'humidité

soit dissipée, en ayant soin d'agiter constamment avec une spatule en bois; on passe avec expression et l'on filtre. Si l'on n'a point de feuilles récentes, on peut, pour cette huile comme pour les suivantes, employer les feuilles sèches, en en mettant quatre parties pour une et les ramollissant dans l'eau tiède.

De cette même manière et dans les mêmes proportions sont préparées les huiles de

Ciguë,	Nicotiane,
Jusquiame,	Rhue (feuilles de),
Mandragore,	Stramonium.
Morelle,	

Huile camphrée.

℞ Camphre réduit en poudre au moyen
    de quelques gouttes d'alcool...... ℥ ij
Huile d'amandes douces........... ℥ xiv.

Dissolvez dans l'huile par la trituration. Calmant, maturatif, résolutif et vermifuge.

Huile de cantharides.

℞ Cantharides en poudre.. ℥ ij
Huile d'olives......... ℔ j.

Après 12 heures d'infusion au bain-marie, passez avec expression et filtrez.

On prépare de la même manière l'huile de fénugrec.

Huile d'éther.

Quand l'éther sulfurique a passé à la distillation, l'on continue l'opération, jusqu'à ce qu'il se forme une écume noire; on retire aussitôt la cornue du feu et l'on y verse de l'eau par la tubulure; on enlève ensuite l'huile qui la surnage, et on l'agite avec l'eau de chaux, pour en séparer l'acide auquel elle est unie. Cette huile d'éther ainsi obtenue est assez employée en Angleterre.

*Huile de joubarbe composée, ou injection antihémorrhoï-
dale de Boyer.*

℞ Suc non dépuré de joubarbe... ⎰
  Huile d'amandes douces........ ⎱ āā.. ℥ iv
  Baume tranquille.............   ⎰
  Axonge.......................   ⎱ āā.. ℥ j.

On injecte dans le rectum, pour le traitement des
hémorrhoïdes internes.

Huile de lis.

℞ Pétales de lis frais... ℔ j
  Huile d'olive........ ℔ iv.

Après 12 heures d'une très douce infusion, passez avec
expression, et répétez cette opération deux autres fois
avec de nouvelles fleurs; filtrez et décantez.
Cette huile est très adoucissante et résolutive.

Huile de mucilage.

L'huile n'ayant aucune action sur le mucilage, l'on a
reconnu que la bonne huile d'olive devait lui être sub-
stituée.

Huile de petits chiens réformée.

℞ Huile d'olive........................... ℔ iij
  Sommités sèches d'origan... ⎱
          de serpolet...   ⎰
          de pouliot....   ⎰ āā.. ℥ ij.
          d'hypéricum.   ⎱
          de marjolaine.   ⎱

On incise menu ces plantes, et l'on fait macérer pendant 15 jours dans l'huile. Jadis on faisait bouillir l'huile
d'olive avec de petits chiens coupés en morceaux; cette
dégoûtante opération n'ajoutait rien aux vertus médicales
de cette huile : on l'a donc supprimée.

Huile rosat.

℞ Pétales de roses pâles.... ℔ j
  Huile d'olive........... ℔ iv.

On pile les roses dans un mortier de marbre, et on les

fait infuser dans l'huile, à la chaleur de l'étuve, pendant cinq à six jours ; on réitère cette infusion avec de nouvelles fleurs, jusqu'à trois fois ; à la dernière on y ajoute 1 once de racine d'orcanette en poudre, pour colorer cette huile ; on exprime ensuite et on filtre.

Adoucissante, résolutive et tonique.

A l'article baumes, on trouve d'autres huiles composées, telles que le baume tranquille, etc.

HYDRIODATES.

Sels formés par l'acide hydriodique et les bases salifiables ; la plupart de ces sels sont dus à des iodures qui ont été dissous dans l'eau ; aussi y en a-t-il plusieurs qui portent cette double dénomination, comme celui de baryte, etc. Comme plusieurs sont déjà employés en médecine avec succès, nous allons indiquer leur mode de préparation.

Iodure de fer.

℞ Iode.................... 100
Limaille de fer pure.. 30
Eau distillée......... 800

On introduit l'eau et l'iode dans un matras et ensuite la limaille de fer, et l'on agite le matras afin que le calorique qui se dégage pendant cette combinaison n'opère point la cassure du verre ; on chauffe alors au bain de sable, pour dégager l'excès d'iode ; l'on reconnaît que la liqueur ne contient que du proto-iodure, quand elle est décolorée ; alors on filtre, et on évapore à siccité et l'on conserve dans un flacon bien bouché. Cet iodure est brun et très déliquescent.

Proto-iodure de mercure.

℞ Iodure de potassium...... 100
Proto-nitrate de mercure. 200

1°. On fait dissoudre le proto-nitrate dans une grande quantité d'eau distillée, à peine sensiblement aiguisée d'acide nitrique.

2°. On dissout l'iodure de potassium dans l'eau distilée, et l'on y ajoute un léger excès d'alcali.

3°. On verse alors, et peu à peu, la solution du proto-nitrate de mercure dans celle de l'iodure de potassium ; il se forme un précipité noirâtre qui, par l'addition d'une nouvelle dose de liqueur mercurielle, passe au jaune verdâtre ; l'on continue d'en verser jusqu'à ce qu'il commence à se former un précipité rouge, qui annonce la formation d'un deuto-iodure de mercure. Arrivé à ce point, on y verse un léger excès d'hydriodate de potasse qu'on avait mis à part ; au bout de quelque temps, on décante, lave, et fait sécher le précipité, qui est alors verdâtre, insoluble dans l'eau et dans l'alcool.

Deuto-iodure de mercure.

℞ Iodure de potassium........... 100
Deuto chlorure de mercure... 90

On dissout chacun des deux sels à part, dans beaucoup d'eau distillée, et l'on verse de la solution mercurielle dans celle d'hydriodate de potasse, jusqu'à ce qu'il ne se produise plus de précipité ; on lave et fait sécher le pré-cipité, qui alors est rouge, soluble dans l'alcool, insoluble dans l'eau, etc.

Iodure de potassium.

℞ Iode..................... 1000
Limaille de fer........... 300
Carbonate de potasse..... 800
Eau distillée........... 5000

On met dans une marmite de fer l'eau, l'iode et la li-maille, on fait chauffer jusqu'à ce que la dissolution soit incolore ; on filtre, et l'on verse dans la liqueur de la so-lution de carbonate de potasse, jusqu'à ce qu'il ne se forme plus de précipité. On laisse la liqueur exposée au contacte de l'air, pendant 4 ou 5 jours, afin de favoriser l'oxidation et la précipitation du fer ; on filtre et l'on fait évaporer l'hydriodate de potasse jusqu'à pellicule. Par le refroidissement, l'iodure de potassium cristallise en cristaux cubiques, blancs, d'une saveur âcre et piquante, qui sont solubles dans les trois quarts de leur poids d'eau froide.

Iodure de soufre.

℞ Iode... 8
Soufre. 1

Chauffez au bain de sable, dans une fiole à médecine surmontée d'un tube de verre effilé à la lampe, jusqu'à fusion complète. Cet iodure est noir grisâtre, d'une structure rayonnée ou lamelleuse.

HYDROMELS.

Hydromel simple.

℞ Miel de Narbonne... ℥ ij
Eau chaude......... ℔ j.

Adoucissant et pectoral.

Hydromel anticatarrhal.

℞ Hydromel......................... ℔ ij
Lichen d'Islande coupé menu et lavé
à l'eau bouillante............... ℥ ij
Feuilles d'hysope................. ℥ ß.

Après plusieurs jours de macération, passez, et ajoutez :

Sucre.................................. ℥ iij.

Passez à travers un blanchet. On l'emploie contre les catarrhes chroniques, les catarrhes muqueux, la toux convulsive, etc., à la dose d'une ou deux cueillérées chaque deux heures.

Hydromel fermenté d'opium. Voyez *Gouttes de l'abbé Rousseau.*

HYDROSULFATES.

Combinaisons salines de l'acide hydrosulfurique avec les bases salifiables. Nous allons examiner les plus usités.

Hydrosulfate sulfuré d'ammoniaque, ou liqueur fumante de Boyle.

℞ Soufre sublimé. 3oo
Hydrochlorate d'ammoniaque en poudre ⎫ ãã.. 6oo
Chaux hydratée en poudre. . . . . ⎰

L'on introduit ces substances, qu'on a bien mêlées, dans une cornue de grès lutée, qu'on dispose convenablement dans un fourneau de réverbère; au col de cette cornue est adaptée une allonge qui se rend dans un ballon, d'où part un tube de Welter; enfin deux flacons de Woulf, contenant chacun 3oo grammes d'eau, complètent cet appareil. Tout étant bien disposé, on chauffe la cornue jusqu'à la porter graduellement au rouge blanc et jusqu'à ce qu'il ne passe plus rien à la distillation; il faut avoir soin d'entourer d'eau le ballon et les flacons. Ce qui est condensé dans le ballon est la liqueur fumante de Boyle, et l'eau du premier flacon contient de l'ammoniaque à 22 degrés, jaunâtre et sulfurée.

Sous-hydrosulfate, d'antimoine ou kermès minéral.

℞ Carbonate de soude desséché (1).. 2 kil. 5oo
Sulfure d'antimoine en poudre.. o 5oo
Eau pure. 5o

On fait bouillir l'eau dans une chaudière de fonte; alors on jette dans ce liquide le sel de soude et le sulfate d'antimoine; après environ trois quarts d'heure d'ébullition, on la verse sur des filtres en papier, supportés par des carrés de toile et placés sur des terrines chauffées. Après 24 heures de repos, on filtre, et le kermès resté sur le filtre, est lavé à plusieurs reprises avec de l'eau froide, qu'on a déjà fait bouillir. On soumet ensuite le kermès à l'action de la presse, en le plaçant dans du papier de trace, recouvert d'une toile forte; enfin, on le fait sécher à l'étuve, à une température de 25 degrés cent., en le tenant entre deux feuilles de papier à filtre. En cet état, ce sel est d'un rouge brun foncé et velouté.

---

(1) Si on l'emploie cristallisé, il en faut 6 kilogr. 75o grammes.

Quant au dépôt, ou, si l'on veut, à ce que n'a point attaqué l'eau, on le délaie dans ce liquide, on le passe à travers un tamis de crin, on y joint l'eau-mère et le sulfure d'antimoine resté dans la chaudière ; on fait bouillir et l'on obtient encore du kermès ; enfin, on répète cette opération tant qu'il se produit de cette substance, en ajoutant d'abord 500 de carbonate de soude, et 100 pour une troisième opération, etc., etc.

Soufre doré d'antimoine.

On préparait jadis ce médicament en versant dans la liqueur d'où le kermès s'était précipité un acide qui donnait lieu à un nouveau précipité nommé *soufre doré d'antimoine ;* maintenant on recourt au procédé suivant :

℞ Sulfure d'antimoine en poudre..... 4 kil.
   Chaux vive...................... 8
   Eau pure........................ 80

On commence par éteindre la chaux dans une partie de l'eau, et, après y avoir ajouté le sulfure, on délaie le tout dans le restant de l'eau ; après deux heures d'ébullition dans une chaudière de fonte, en ajoutant de temps en temps un peu d'eau bouillante, on laisse reposer un peu la liqueur, on la décante, et on la filtre dans des terrines très évasées et placées dans un local aéré. Cela fait, on y verse de l'acide hydrochlorique en telles proportions qu'il y soit en un léger excès, et remuez la liqueur avec une spatule en verre. Au bout de quelque temps, décantez, lavez le précipité à plusieurs eaux, et faites sécher comme le kermès. On soumet le marc deux ou trois fois à de semblables opérations, pour en retirer de nouvelles quantités de soufre doré d'antimoine.

Quant aux autres préparations connues sous les noms de *crocus metallorum*, *foie d'antimoine*, *rubine d'antimoine*, etc., nous les passerons sous silence, vu qu'elles ne sont presque plus usitées.

DES INFUSIONS.

Médicamens qu'on prépare avec des substances qu'on laisse macérer plus ou moins de temps dans un liquide dont la température peut être depuis 20 jusqu'à un degré plus ou moins voisin de l'ébullition. Dans les pharmacopées, sous le nom d'*infusum* on comprend également les macérations.

Infusion astringente de Lamure.

℞ Cinq mirobolans concassés..... āā.. ℥ ß
Roses rouges...................... ʒ iij
Eau pure........................ ℔ j
Sirop de grenades................. ℥ ß.

Faites infuser dans l'eau, coulez et ajoutez le sirop. Contre les diarrhées, la dysenterie, les hémorrhagies. On la boit dans la journée en trois ou quatre fois.

Infusion de gentiane composée.

℞ Gentiane concassée.......
Ecorces sèches d'orange... } āā.. ʒ j
Zestes frais de citrons............. ʒ ij
Eau à 70 degrés cent. .... ℥ xij.

Après une heure d'infuson, filtrez. Stomachique, fébrifuge, tonique et vermifuge.

Infusion d'opium de Chaussier.

℞ Opium choisi concassé........ ʒ j
Eau distillée................... ℔ ß.

Faites macérer pendant quelques jours, en agitant de temps en temps le vase, filtrez et ajoutez :

Alcool à 36 degrés........... ℥ ß.

La dose est de 15 à 36 gouttes, dans une boisson adoucissante; on la prescrit aussi à plus forte dose dans les lavemens. Ce médicament, improprement nommé infusion, est employé contre les affections de la poitrine, les toux d'irritation précédant l'hémoptysie, etc.

Infusion purgative.

℞ Jalap........................... ʒ j ß
Aloès succotrin................. ʒ ß
Rhubarbe concassée............. ʒ ij
Hydromel ou bière.............. ℔ ij.

Après deux jours d'infusion , filtrez. Il en faut de ı à 2 livres pour purger les personnes qui sont douées d'une constitution lymphatique.

Autre.

℞ Rhubarbe concassée.......... ℥ j
Eau. . . . . ℥ viij
Sirop de chicorée. . . . . ℥ j.

Faites infuser pendant une nuit; coulez et ajoutez le sirop. La dose est de moitié pour les enfans d'un à cinq ans, et entière pour ceux de six à dix, en une ou plusieurs fois.

Infusion de quinquina.

℞ Quinquina concassé. . . . . ℥ j
Sous-carbonate de potasse... ℈ j
Eau. . . . . ℔ j.

Après deux jours d'infusion, à la température atmosphérique, coulez. Fébrifuge et tonique. A prendre en un jour, par verrées.

Infusion de roses, de la pharmacopée d'Édimbourg.

℞ Pétales de roses rouges, cueillies avant
leur épanouissement et mondées de
leurs onglets. . . . . ℥ j
Eau bouillante. . . . . ℔ ij
Sucre. . . . . ℥ j.

Après quatre heures d'infusion, coulez et ajoutez S. Q. d'acide sulfurique, pour une agréable acidité.

Astringent, contre les pertes sanguines, utérines, les hémorrhagies, etc.

Infusion stomachique de Tissot.

℞ Quinquina concassé. . . . . ℥ ij à ℥ iv
Feuilles d'oranger. . . . . ℥ j
Fleurs de camomille romaine.. pincées, n° ij.

Faites infuser dans une chopine d'eau bouillante. A prendre en trois fois dans la journée.

INJECTIONS.

Liqueurs destinées à être injectées dans quelque cavité naturelle ou accidentelle du corps humain. Nous allons en énumérer ici une partie; nous renvoyons l'autre à l'article consacré aux lavemens.

Injection astringente.

℞ Ratanhia. . . . . ℨ ij
 Eau. . . . . ℥ viij.

Faites bouillir pendant environ un quart d'heure, passez et ajoutez :

 Laudanum liquide de S. . . . . . gouttes, xij.

Injections astringentes contre les chaudes-pisses rebelles.

 Acétate de plomb. . . . . ℨ j
 Sulfate acid. d'alumine. . . . . ℨ ß
 Sulfate de zinc. . . . . ⎫ āā ℈ xviij
 Muriate d'ammoniaque. . ⎭
 Eau distillée. . . . . ℔ j.

Six injections par jour.

Autre.

 Eau-de-vie camphrée. . . . . . . ℥ ij
 Sulfate de zinc. x
 Eau distillée. . . . . ℔ ij.

Filtrez.

Autre.

 Laudanum liquide. . gouttes, j.
 Mur. s. ox. de mercure. . . . . ℈ j
 Eau de chaux. . . . . ℥ vj
 Eau distillée. . . . . ℔ j.

Autre.

℞ Sulfate de zinc. . . . . ℨ ß
 Laudanum de Sydenham. . . . ℨ j
 Eau pure. . . . . ℥ xij.

J'ai constamment obtenu de très bons effets de cette injection pour arrêter les écoulemens gonorrhoïques; si elle cause une douleur un peu forte, on ajoute 4 onces d'eau de plus.

Injection calmante et émolliente de J. F.

℞ Racine de guimauve........ ℥ j
Têtes de pavot écrasées..... n° 2

Faites bouillir pendant un quart d'heure, et passez.

On peut également faire des injections adoucissantes ou émollientes avec des décoctions de graine de lin, de feuilles de mauve; des infusions de fleurs de sureau, de violette, de mauve, de tussilage, etc., avec le lait, etc.

Injection de Clare.

℞ Sulfate de zinc............ ⎫ vj
Oxide gris de plomb........ ⎬ xx
Eau de rose................ ⎭ ℥ iv.
Dans la blennorrhagie.

Injection de Pringle.

℞ Sulfate de zinc..... ⎫ āā.. ℥ ß
Alun calciné...... ⎬
Eau pure............... ℔ ij.

Dans la leucorrhée chronique et sans douleurs; à la dose d'une once par injection.

Injection de Hamilton.

℞ Extrait d'opium... ⎫ āā.. ℨ j à ℨ iij.
Acétate de plomb.. ⎬
Eau chaude............ ℔ j.

On dissout l'opium dans l'eau, et on y ajoute l'acétate de plomb. Elle est calmante et employée lorsque dans les blennorrhagies on éprouve des douleurs vives.

Nous pourrions multiplier à l'infini les formules d'injections, car il n'est pas de médecin qui n'en ait quelqu'une de particulière.

JULEPS.

Ce sont des sortes de potions souvent agréables et composées d'infusions ou décoctions médicamenteuses, de
sirops et d'eaux distillées, inodores ou odorantes, et
d'autres principes médicamenteux; nous allons en rapporter quelques uns pour exemple.

Julep antispasmodique.

℞ Eau distillée de laitue...
         de mélisse.. ⎫ ãã.. ℥ j ß
         de tilleul... ⎭

Sirop de fleur d'orange.. ⎫ ãã.. ℥ vj
    de nymphæa..... ⎭

Éther sulfurique....... gouttes, xxvj

Teinture de castoréum.. ⎫ ãã.. gouttes, xij.
    de succin..... ⎭

A prendre par cuillerées.

Julep antihystérique de Barthez.

℞ Musc...................... ℈ vj

Broyez avec :

Sucre en poudre........... ℥ j

Délayez dans :

Eau de rose....... ⎫ ãã.. ℥ ij
    de mélisse.... ⎭

Sirop d'éther.............. ℥ j.

Julep calmant de Chaptal.

℞ Acétate de plomb.......... ℈ viij
Sirop de pavot blanc........ ℥ iij
Eau de buglose.... ⎫ ãã.. ℥ iij.
    de nymphæa.. ⎭

Par cuillerées à café; contre les désirs du coït.

Julep antiseptique camphré.

℞ Infusion de serpentaire de Virginie. ℥ iij
Sirop de quinquina............. ℥ j
Acétate d'ammoniaque liquide.... ℥ j
Teinture de quinquina.......... ℥ j
Camphre. .... g xij.

Une cuillerée chaque demi-heure.

Julep antitétanique de Fournier.

℞ Musc............ ⎫
Camphre.......... ⎭ āā.. ℥ j
Eau de Luce................ ℥ ij
Infusion d'arnica très rappro-
chée .... ℥ iv.

Une cuillerée par heure.

Julep contre la coqueluche du Codex.

℞ Ipécacuanha concassé........ ℥ j
Follicules de séné............ ℥ ij
Eau bouillante.............. ℥ iv.

Passez après 12 heures d'infusion, et ajoutez :

Oximel scillitique... ⎫
Sirop d'hysope..... ⎭ āā.. ℥ j.

A prendre par cuillerées.

Julep écossais contre le croup.

℞ Sirop de guimauve.. ⎫
de Tolu...... ⎭ āā.. ℥ j
Eau de pouliot............ ℥ iij

Une cuillerée chaque quart d'heure.

Julep expectorant.

℞ Gomme ammoniaque en poudre.. g xij
Oximel scillitique.......... ℥ j
Infusion d'hysope.......... ℥ iv.

Par cuillerées.

Julep fétide de Barthez.

℞ Assa-fœtida................ ℨ j
  Sucre..................... ℥ vj
  Eau de rhue............... ℥ v
  Liqueur d'Hoffmann.. gouttes, xxx.

Par cuillerées ; contre les attaques d'asthme, les convulsions, les spasmes violens.

Julep rafraîchissant.

℞ Sirop de framboises........ ℥j
  Acide tartrique........ ... ℨ ß
  Eau distillée de cerises noires,
    non alcoolique............ ℔ ß.

Contre les inflammations du tube intestinal, par cuillerées.

Julep purgatif.

℞ Résine de jalap........ ⎱ ãã. ℈ v
      de scammonée.. ⎰
  Sirop de chicorée composé.... ℥ ß
  Émulsion d'amandes douces... ℥ vj.

Julep rafraîchissant d'Astruc.

℞ Suc d'oranges mûres......... ℥ iv
  Sirop de grenades.......... ℥ ij
  Nitrate de potasse.......... ℨ ß
  Infusion de capillaire....... ℥ xij.

Contre les ardeurs de la soif, l'inflammation intestinale, etc.

DU LAIT.

La formation du lait est un problème de plus à résoudre ; nous savons seulement qu'il est sécrété par les glandes mammaires des mammifères. Cette liqueur est blanche, opaque, sucrée, plus pesante que l'eau, et donnant, par l'évaporation, une pellicule de matière caséeuse. Abandonné à lui-même, le lait se sépare en trois parties : crème, matière caséeuse et petit-lait.

La *crème* est composée de beaucoup de beurre, de caséum et de petit-lait. Elle surnage les autres; elle est incolore ou jaune doré, onctueuse, molle et d'une saveur
agréable.

Le *caséum* est blanc, opaque et insipide; les alcalis le
dissolvent.

Le *petit-lait* est jaune verdâtre; il donne, au bout de
quelques jours, de l'acide acétique; par l'évaporation,
on en retire le *sucre de lait*.

Les acides coagulent le caséum, et le séparent du petit-
lait en s'unissant avec lui.

Le lait est précipité par l'alcool, les sels neutres très
solubles, etc. Le sublimé corrosif est converti par cette
liqueur en mercure doux.

Lait de femme.

Cette liqueur offre des variations dans quelques circonstances, et suivant l'époque plus ou moins éloignée
de l'accouchement, et même les alimens que prennent les
nourrices. Ce lait a une saveur très douce; peu coagu-
lable et peu consistant, ayant peu de caséum, beaucoup
de crème et de sucre, des hydrochlorates de soude et de
chaux. La crème de ce lait ne fournit pas de beurre,
même par une agitation très prolongée. Outre ces principes, le lait de femme offre une partie volatile, odorante,
et peut-être du soufre.

Lait de vache.

Moins chargé de sucre et de crème que le précédent,
riche en beurre. Il est composé, suivant MM. Fourcroy
et Vauquelin, de 0,02 de sucre de lait, 0,08 de matière
butyreuse, 0,1 de caséum et de sels, d'une matière analogue au gluten fermenté, d'eau, d'acide acétique libre, etc.

Lait de chèvre.

Se rapproche du précédent par sa composition; le
beurre en est plus ferme.

Lait de brebis.

Plus de crème que le lait de vache; beurre plus mou;
moins de petit-lait; caséum plus gras et plus visqueux.

Lait d'ânesse.

Se rapproche de celui de la femme. Il offre moins de crème, un peu plus de matière caséeuse. Le beurre ne se sépare de la crème qu'avec beaucoup de peine.

Petit-lait clarifié.

On met une pinte de lait sur le feu, dans un poêlon d'argent ou de cuivre bien étamé; quand il bout on y verse environ 2 gros de bon vinaigre, en plusieurs fois, en remuant sans cesse; quand le coagulum est bien formé, on passe à travers une étamine; on bat un blanc d'œuf dans une once et demie d'eau, qu'on délaie bien dans le petit-lait, et l'on porte la liqueur à l'ébullition. Après le refroidissement, on filtre et l'on aromatise avec l'eau de fleur d'orange ou de rose.

Le petit-lait préparé à la présure a plus de saveur que l'autre, ainsi que plus d'odeur et de couleur, ce qui doit lui mériter la préférence. Pour le préparer ainsi, on bat, dans une pinte de lait, environ 24 grains de présure, déjà délayée dans une ou deux cuillerées d'eau; l'on porte à l'ébullition, et quand le coagulum est formé on passe au blanchet et l'on clarifie au blanc d'œuf, en y ajoutant de 12 à 15 grains de crème de tartre. On filtre, etc.

Adoucissant, rafraîchissant, calmant et diurétique.

Petit-lait de Weisse.

℞ Petit-lait..................... ℔ j
  Séné mondé........ ⎱
  Sulfate de soude..... ⎰ ãã.. ʒ j
  Fleurs d'hypéricum.. ⎫
    de sureau..... ⎬ ãã.. Ə j.
    de tilleul..... ⎭

Versez le petit-lait bouillant sur ces substances, et passez au bout d'un quart d'heure. Contre la secrétion du lait. Purgatif doux qu'on prend le matin à jeun en deux ou trois fois.

Lait d'amandes. Voyez Emulsions.

Lait ammoniacal.

℞ Gomme ammoniaque en poudre.. ℥ j
Oximel scillitique............... ℥ j
Eau....................... ℔ j.

On triture la gomme ammoniaque dans un mortier de marbre avec l'oximel jusqu'à ce qu'il n'y ait plus de grumeaux, et l'on y ajoute peu à peu l'eau ; l'on passe avec expression. Incisif, pectoral ; par cuillerée, dans une infusion de lierre terrestre.

Lait cosmétique.

℞ Eau de rose double.................. ℥ viij
Teinture de benjoin............. }
        de baume de la Mecque.. } āā.. ℥ ß.

Agitez ensemble.

Lait adoucissant de Rosen.

℞ Huile d'amandes douces...... ℥ j
Sirop de pavot............. ℥ j
Jaune d'œuf .... n° 1
Infusion de fleurs de mauve... ℥ vj.

On triture dans un mortier l'huile, le sirop et le jaune d'œuf, et l'on y ajoute ensuite l'infusion de mauve.

Lait contre les affections des voies urinaires.

℞ Térébenthine pure .... ℥ j ß.

Lavez dans l'eau-de-vie jusqu'à ce qu'elle blanchisse ; triturez ensuite avec un jaune d'œuf, et ajoutez peu à peu :
Eau distillée de pariétaire.... ℥ xij.

La dose est de $\frac{1}{2}$ once à 1 once dans un verre d'eau.

Lait virginal.

℞ Teinture de benjoin...... ℥ ij
Eau pure............... ℥ vij.

Bon cosmétique. On peut augmenter la dose de la teinture, ou remplacer l'eau par de l'eau de rose, de fleur d'orange, etc.

LAVEMENS.

Injections destinées à être introduites dans le rectum.

Lavemens adoucissans.

Ces lavemens se préparent avec des décoctions de graine de lin, de racine de guimauve, de mie de pain, de feuilles de mauve, des infusions de fleurs de guimauve, mauve, pied-de-chat, tussilage, sureau, etc. On les rend calmans en y ajoutant de une à deux têtes de pavot.

Lavement anodin.

℞ Espèces émollientes............ ℥ j
　Eau......................... ℔ j
　Laudanum liquide.. gouttes, xxv.

Lavement d'amidon.

℞ Amidon........................ ℨ vj
　Eau........................... ℔ j
　Huile d'olive ou d'amandes douces.. ℥ j.
Faites bouillir l'amidon dans l'eau, et ajoutez l'huile.

Lavement astringent.

℞ Racine de bistorte.. ℥ j
　Têtes de pavot.. n° 1
　Eau.............. ℔ j ß.
Faites bouillir un quart d'heure.

Lavement astringent et vermifuge.

℞ Ecorce de grenades ....
　　de racine de grenadier.. } āā.. ℥ ß
　Eau .... ℔ j ß.
Faites bouillir un quart d'heure.

Lavement laxatif.

℞ Décoction de graine de lin...... ℔ j ß
　Sel marin...................... ℥ ß
　Huile d'olive................... ℥ iv.

Autre.

℞ Séné................. ⎫ aa.. ℥ ß
  Graine de lin........ ⎬
  Sulfate de soude.............. ℨ ij
  Eau.......................... ℔ j.

Dans la décoction de la graine de lin, on fait infuser le séné et dissoudre le sulfate de soude.

Lavement fébrifuge.

℞ Quinquina concassé... ⎫ aa.. ℥ j
  Sirop de diacode..... ⎬
  Eau.......................... ℔ j.

On fait infuser le quinquina dans l'eau, on coule, et l'on y ajoute le sirop. Avant de prendre ce lavement on en prend un à l'eau, afin de vider le rectum.

Lavement antispasmodique (Wall).

Musc................ grains, xij
Sucre en poudre...... ⎫ aa.. ℥ j
Gomme arabique, id.. ⎬
Bouillon.................... ℥ vj.

Lavement de Kœmpf.

℞ Racine de pet. valériane. ⎫ aa.. ℥ j
     de garance..... ⎬
  Feuilles de camomille.. ⎫
     de pissenlit... ⎬ aa.. ½ poignée,
     de tanaisie.... ⎭
  Eau..................... ℔ j ß.

Contusez et laissez macérer toute la nuit; faites bouillir ensuite pendant un quart d'heure, coulez et exprimez. Contre les obstructions ou engorgemens de l'abdomen, à la suite des fièvres intermittentes. On prend auparavant un lavement à l'eau pure pour nettoyer les intestins.

Lavement de tabac.

℞ Feuilles sèches de tabac........ ℥ j
  Emétique.......... grains, xij
  Eau....................... ℔ j.

On fait bouillir le tabac dans l'eau, on passe, et on y fait dissoudre l'émétique. Comme moyen révulsif dans l'asphyxie, l'apoplexie, les empoisonnemens par les narcotiques, etc.

Lavement vermifuge.

℞ Mousse de Corse.....
Huile de ricin........ } āā.. ℥ j
Eau........................... ℔ j.

Dans la décoction de la mousse de Corse, ajoutez l'huile.

Autre.

℞ Racine de valériane.....
      de fougère mâle,. } āā.. ℥ ß
Sommités d'absinthe sèche.... ℥ j.

Faites bouillir pendant un quart d'heure dans :

Eau....................... ℔ j ß.

Autre, vermifuge et purgatif.

℞ Fleur de camomille.....
Feuilles d'absinthe sèches. } āā.. ℥ ß
Sommités de tanaisie.....
Séné........................ ℥ vj
Eau bouillante............... ℔ j ß.

Après une heure d'infusion, passez.

FIN DU PREMIER VOLUME.

N. B. *Comme il existe à Paris deux libraires du nom de* RORET, *l'on est prié de bien indiquer l'adresse.*

LIBRAIRIE ENCYCLOPÉDIQUE

DE

RORET,

RUE HAUTEFEUILLE, 12,

AU COIN DE LA RUE SERPENTE,

A PARIS.

—

Cette Librairie, entièrement consacrée aux Sciences et à l'Industrie, fournira aux amateurs tous les ouvrages anciens et modernes en ce genre, publiés en France, et fera venir de l'Étranger tous ceux que l'on pourrait désirer.

DIVISION DU CATALOGUE.

Publications annuelles de la LIBRAIRIE ENCYCLOPÉDIQUE DE RORET, *rue Hautefeuille, n° 12.*

LE TECHNOLOGISTE, ou *Archives des Progrès de l'In-*DUSTRIE FRANÇAISE ET ÉTRANGÈRE, publié par une Société de savants et de praticiens, sous la direction de

M. MALEPEYRE. Ouvrage utile aux manufacturiers, aux fabricants, aux chefs d'ateliers, aux ingénieurs, aux mécaniciens, aux artistes, etc., etc., et à toutes les personnes qui s'occupent d'arts industriels. 16e année. Prix: 18 fr. par an pour Paris, 24 fr. pour la province, et 24 fr. pour l'Etranger.

Chaque mois il paraît un cahier de 48 pages in-8°, grand format, renfermant des figures en grande quantité, gravées sur bois et sur acier.

Ce recueil a commencé à paraître le 1er octobre 1859. Le prix des 15 années est de 18 fr. chacune.

L'AGRICULTEUR-PRATICIEN, REVUE D'AGRICULTURE, DE JARDINAGE, et d'Economie rurale et domestique sous la direction de MM. Bossin, Malepeyre, G. Heuzé, etc. 14 années. Prix: 6 f. par an.

Tous les mois il paraît un cahier de 50 pag. in-8, grand format, renfermant des gravur. sur bois intercalées dans le texte.

Il a paru 14 années de ce Journal, qui a commencé le 1er octobre 1839. Prix de chaque année, 6 fr.

ALMANACH ENCYCLOPÉDIQUE RÉCRÉATIF ET POPULAIRE pour 1855, d'après les travaux de savants et de praticiens célèbres. 1 vol. in-16, grand raisin, orné de jolies gravures.   50 c.

Il a paru 15 années de cet Annuaire, à 50 c. chaque.

BULLETIN DE LA SOCIÉTÉ INDUSTRIELLE DE MULHOUSE. Le prix de souscription est de 12 fr. par volume in-8°, composé de 5 cahiers, et de 15 fr. franc de port. Chaque cahier, séparément, 3 fr.

Ce recueil a commencé en 1836. Il a paru 65 cahiers, ou vol. 1 à 13 jusqu'en 1840; prix: 9 fr. le vol.   117 fr.

Il a paru les cahiers nos 66 à 125, ou vol. 14 à 25; prix: 12 fr. le volume.

LE GARDE-MEUBLE, Journal d'Ameublement; 54 planches par an. Prix des 3 catégories, fig. noires, 22 fr. 50; pour 2 catégories, 15 fr., et pour une catégorie, 7 fr. 50. En couleur, prix des 3 catégories, 36 fr.; pour 2 catégories, 24 fr., et pour une catégorie, 12 fr. — *Chaque feuille se vend séparément: en noir, 50 centimes, et en couleur, 80 centimes.*

ENCYCLOPÉDIE-RORET.

COLLECTION

DES

MANUELS-RORET

FORMANT

UNE ENCYCLOPÉDIE DES SCIENCES ET DES ARTS,

FORMAT IN-18;

PAR UNE RÉUNION DE SAVANTS ET DE PRATICIENS,

Messieurs

AMOROS, ARSENNE, BARTHELEMY, BEAUVALET, DE BAVAY, BIOT, BIRET, BISTON, BOISDUVAL, BOITARD, BOSC, BOUTEREAU, BOYARD, BOYER DE FONSCOLOMBE, CAHEN, CHAUSSIER, CHEVRIER, CHORON, CONSTANTIN, D'ORBIGNY, DE GAYFFIER, DE LAFAGE, DE LÉPINOIS, DE MONTIGNY, DE PARETO, DE SIEBOLD, DE SAINT-VICTOR, DE VALICOURT, Paulin DÉSORMEAUX, Jules DESPORTES, DUBOIS, DUJARDIN, DUPUIS-DELCOURT, FRANCŒUR, GALLAS, GIQUEL, GUILLOUD, HAMEL, HERVÉ, JANVIER, JULIA-FONTENELLE, JULIEN, HUOT, KNECHT, LACORDAIRE, LACROIX, LAGARDE, LANDRIN, LAUNAY, LED'HUY, Sébastien LENORMAND, LESSON, LORIOL, MAGNIER, MALEPEYRE, MARCEL DE SERRES, MATTER, MINÉ, MULLER, NICARD, NOEL, Mme PARISET, PAULIN, Jules PAUTET, PEDRONI, RANG, RENDU, RICHARD, RIFFAULT, ROUSSEL, SCHMIT, SCRIBE, SPRING, STANNIUS, TARBÉ, TERQUEM, TERRIEN, THIÉBAUT DE BERNEAUD, THILLAYE, THOUIN, TOUSSAINT, TRÉMERY, TRUY, VALÉRIO, VASSEROT, VAUQUELIN, VERDIER, VERGNAUD, WALKER, YVART, etc., etc.

Les personnes qui auraient quelque chose à faire parvenir dans l'intérêt des sciences et des arts, sont priées de l'envoyer franc de port à l'adresse de M. le *Directeur de l'Encyclopédie-Roret*, rue Hautefeuille, n. 12, à Paris.

Tous les Traités se vendent séparément. Les ouvrages indiqués *sous presse* paraîtront successivement. Pour recevoir chaque volume franc de port, l'on ajoutera 75 c. La plupart des volumes sont de 3 à 400 pages, renfermant des planches parfaitement dessinées et gravées.

MANUEL POUR GOUVERNER LES ABEILLES et en retirer un grand profit, par M. RADOUAN. 2 vol. 6 fr. — ACCORDEUR DE PIANOS, par M. GIORGIO DI ROMA. 1 vol. 1 fr. 25

MANUEL DES ACIDES GRAS CONCRETS, voyez *Bougies stéariques*.

— **ACTES SOUS SIGNATURES PRIVÉES** en matières civiles, commerciales, criminelles, etc., par M. BIRET, ancien magistrat. 1 vol.   2 fr. 50

— **AEROSTATION** ou Guide pour servir à l'histoire ainsi qu'à la pratique des *Ballons*, par M. DUPUIS-DELCOURT. 1 vol. orné de figures.   3 fr.

— **AGENTS-VOYERS**, voyez *Constructeur en général*.

— **AGRICULTURE ÉLÉMENTAIRE**, à l'usage des écoles primaires et des écoles d'agriculture, par V. RENDU. (*Autorisé par l'Université.*)   1 fr. 25

— **ALGÈBRE**, *ou* Exposition élémentaire des principes de cette science, par M. TERQUEM. (*Ouvrage approuvé par l'Université.*) 1 gros vol.   3 fr. 50

— **ALLIAGES MÉTALLIQUES**, par M. HERVÉ, officier supérieur d'artillerie, ancien élève de l'Ecole polytechnique. 1 vol.   3 fr. 50

Ouvrage *approuvé par le Comité d'artillerie*, qui en a fait prendre un nombre pour les écoles, les forges et les fonderies.

— **ALLUMETTES CHIMIQUES, COTON et PAPIER-POUDRE, POUDRES et AMORCES FULMINANTES**; dangers, accidents et maladies qu'elles produisent; par le docteur ROUSSEL. 1 vol. orné de figures.   1 fr. 50

— **AMIDONNIER et VERMICELLIER**, par M. le docteur MORIN. 1 vol. avec figures.   3 fr.

— **AMORCES FULMINANTES**, voyez *Allumettes chimiques*.

— **ANATOMIE COMPARÉE**, par MM. de SIEBOLD et STANNIUS; traduit de l'allemand par MM. SPRING et LACORDAIRE, professeurs à l'Université de Liége. 3 vol. ensemble de plus de 1200 pages, prix   10 fr. 50

— **ANECDOTIQUE**, *ou* Choix d'Anecdotes anciennes et modernes, par madame CELNART. 4 vol. in-18.   7 fr.

— **ANIMAUX NUISIBLES** (Destructeur des) à l'agriculture, au jardinage, etc., par M. VERARDI. 1 vol. orné de planches.   3 fr.

— 2° *Partie*, contenant les **HYLOPHTHIRES ET LEURS ENNEMIS**, ou Description et Iconographie des Insectes les plus nuisibles aux forêts, avec une méthode pour apprendre à les détruire et à ménager ceux qui leur font la guerre, à l'usage des forestiers, des jardiniers, etc.; par

MM. Ratzeburg De Corberon et Boisduval. 1 vol.
orné de 8 planches : prix   2 fr. 50
MANUEL DE LA TAILLE DES ARBRES FRUI-
TIERS, contenant les notions indispensables de Physiologie
végétale ; un Précis raisonné de la multiplication, de la
plantation et de la culture ; les vrais principes de la taille et
leur application aux formes diverses que reçoivent les arbres
fruitiers, par M. L. DE BAVAY. 1 vol. orné de figures. 3 fr.
— D'ARCHÉOLOGIE, par M. NICARD. 3 volumes avec
Atlas. Prix des 3 vol., 10 fr. 50 ; de l'Atlas, 12 fr., et de
l'ouvrage complet :   22 fr. 50
— ARCHITECTE DES JARDINS, ou l'Art de les
composer et de les décorer, par M. BOITARD. 1 vol. avec
Atlas de 140 planches.   15 fr.
— ARCHITECTE DES MONUMENTS RELI-
GIEUX, ou Traité d'Archéologie pratique, applicable à la
restauration et à la construction des Eglises, par M. SCHMIT.
1 gros volume avec Atlas contenant 20 planches.   7 fr.
— ARCHITECTURE, ou Traité de l'Art de bâtir, par
M. TOUSSAINT, architecte. 2 vol. ornés de planches. 7 fr.
— D'ARITHMÉTIQUE DÉMONTRÉE, par MM.
COLLIN et TREMERY. 1 vol.   2 fr. 50
— ARITHMÉTIQUE COMPLÉMENTAIRE, ou Re-
cueil de Problèmes nouveaux, par M. TREMERY. 1 vol.
                                                             1 fr. 75
— ARMURIER, Fourbisseur et Arquebusier, par M.
Paulin DÉSORMEAUX. 2 vol. avec figures.   6 fr.
— ARPENTAGE, ou Instruction élémentaire sur cet art
et sur celui de lever les plans, par M. LACROIX, de l'Institut,
MM. HOGARD, géomètre, et VASSEROT, avocat. 1 vol. avec
figures. (Autorisé par l'Université.)   2 fr. 50
— ARPENTAGE SUPPLÉMENTAIRE, ou Recueil
d'exemples pratiques par MM. HOGARD ; avec des Modèles
de Topographie, par M. CHARTIER, 1 vol. avec fig. 2 fr. 50
— ART MILITAIRE, par M. VERGNAUD. 1 vol. avec
figures.   3 fr.
— ARTIFICIER, Poudrier et Salpêtrier, par M. VER-
GNAUD, colonel d'artillerie. 1 vol. orné de planches. 3 fr. 50
— ASSOLEMENTS, JACHÈRE et SUCCESSION DES
CULTURES, par M. Victor YVART, de l'Institut, avec
des notes par M. Victor RENDU, inspecteur de l'agricul-
ture. 3 vol.   10 fr. 50
— ASTRONOMIE, ou Traité élémentaire de cette

science, de W. HERSCHEL, par M. VERGNAUD. 1 vol. orné de planches. 3 fr. 50

MANUEL D'ASTRONOMIE AMUSANTE, traduit de l'anglais, par A. D. VERGNAUD. In-18, figures. 2 fr. 50

— BALLONS, voyez *Aérostation*.

— BANQUIER, Agent de change et Courtier, par MM. PRUCHET et TREMERY. 1 vol. 2 fr. 50

MANUEL OU BARÊME COMPLET DES POIDS ET MESURES, par M. BAGILET. In-18. 3 fr.

— BIBLIOGRAPHIE et Amateur de livres, par M. F. DENIS. (*Sous presse.*)

— BIBLIOTHÉCONOMIE, Arrangement, Conservation et Administration des bibliothèques, par L.-A. CONSTANTIN. 1 vol. orné de figures. 3 fr.

— BIJOUTIER, Joaillier, Orfèvre, Graveur sur métaux et Changeur, par M. JULIA DE FONTENELLE. 2 vol. 7 fr.

— BIOGRAPHIE, *ou* Dictionnaire historique abrégé des grands hommes, par M. NOEL, inspecteur-général des études. 2 vol. 6 fr

— BLANCHIMENT ET BLANCHISSAGE, Nettoyage et Dégraissage des fil, lin, coton, laine, soie, etc., par M. JULIA DE FONTENELLE. 2 vol. ornés de pl. 5 fr.

— BLASON, *ou* Traité de cet art sous le rapport archéologique et héraldique, par M. Jules PAUTET, bibliothécaire de la ville de Beaune. 1 vol. orné de planches. 3 fr. 50

— BOIS (Marchands de) et de Charbons, *ou* Traité de ce commerce en général, par M. MARIÉ DE LISLE. 1 volume avec figures. 3 fr.

— BOIS (Manuel-Tarif métrique pour la conversion et la réduction des), d'après le système métrique, par M. LOMBARD. 1 vol. 2 fr. 50

— BONNETIER ET FABRICANT DE BAS, par MM. LEBLANC et PREAUX-CALTOT. 1 vol. avec fig. 3 fr.

— BOTANIQUE, Partie élémentaire, par M. BOITARD. 1 vol. avec planches. 3 fr. 50

ATLAS DE BOTANIQUE pour la partie élémentaire, renfermant 36 planches. Prix 6 fr.

— BOTANIQUE, 2e partie, FLORE FRANÇAISE, *ou* Description synoptique des plantes qui croissent naturellement sur le sol français, par M. le dr BOISDUVAL. 3 gr. v. 10 fr. 50

ATLAS DE BOTANIQUE, composé de 120 planches, représentant la plupart des plantes décrites dans l'ouvrage ci-dessus. Prix : Fig. noires, 18 fr.

Figures coloriées, 36 fr.

MANUEL DU BOTTIER ET CORDONNIER, par M. MORIN. 1 vol. avec figures.   3 fr.

— **BOUGIES STÉARIQUES**, et fabrication des acides gras concrets, etc., etc., par M. MALEPEYRE, un vol. orné de planches.   3 fr.

— **BOULANGER**, Négociant en grains, Meunier et Constructeur de Moulins, par MM. BENOIT et JULIA DE FONTENELLE. 2 vol. avec figures.   5 fr.

— **BOURRELIER ET SELLIER**, par M. LEBRUN. 1 volume orné de figures.   3 fr.

— **BOURSE ET SES SPÉCULATIONS** mises à la portée de tout le monde, par M. le Président BOYARD. 1 vol. de 428 pages.   2 fr. 50

— **BOUVIER ET ZOOPHILE**, *ou* l'Art d'élever et de soigner les animaux domestiques, par M. BOYARD. 1 volume.   2 fr. 50

— **BRASSEUR**, *ou* l'Art de faire toutes sortes de Bières, par M. VERGNAUD. 1 vol.   3 fr.

— **BRODEUR**, *ou* Traité complet de cet Art, par madame CELNART. 1 vol. avec un Atlas de 40 pl.   7 fr.

— **CADRES** (fabricant de), Passe-Partout, Châssis, Encadrement, etc., par M. DE SAINT-VICTOR, 1 volume orné de figures.   1 fr. 50

— **CALENDRIER** (Théorie du) et Collection de tous les calendriers des années passées et futures, par M. FRANCOEUR, professeur à la Faculté des sciences. 1 vol.   3 fr.

— **CALLIGRAPHIE**, *ou* l'Art d'écrire en peu de leçons, par M. TREMERY. 1 vol. avec Atlas.   3 fr.

— **DU CANOTIER**, ou Traité universel et raisonné de cet Art, par UN LOUP D'EAU DOUCE; joli vol. orné de 50 vignettes sur bois. Prix   1 fr. 75

— **CARTES GEOGRAPHIQUES** (Construction et Dessin des), par M. PERROT. 1 vol. orné de pl.   2 fr. 50

— **CAOUTCHOUC, GUTTA-PERCHA, GOMME FACTICE**, Tissus imperméables, Toiles cirées et Cuirs vernis, par M. PAULIN-DESORMEAUX. 1 vol. orné de fig.   3 fr. 50

— **CARTONNIER**, Cartier et Fabricant de Cartonnage, par M. LEBRUN. 1 vol. orné de figures.   3 fr.

— **CHAMOISEUR**, Pelletier-Fourreur, Maroquinier, Mégissier et Parcheminier, par M. JULIA DE FONTENELLE. 1 vol. orné de planches.   3 fr.

— **CHANDELIER**, Cirier et Fabricant de Cire à cacheter, par M. LENORMAND. 1 gros vol. orné de pl.   3 fr

— **CHAPEAUX** (Fabricant de), par MM. CLUZ,

JULIA DE FONTENELLE. 1 vol. orné de planches.　3 fr.

MANUEL DU CHARCUTIER, *ou* l'Art de préparer et de conserver les différentes parties du cochon, par M. LEBRUN. 1 volume avec figures.　2 fr. 50

— CHARPENTIER, *ou* Traité simplifié de cet Art, par MM. HANUS et BISTON. 1 vol. orné de 14 pl.　3 fr. 50

— CHARRON ET CARROSSIER, *ou* l'Art de fabriquer toutes sortes de Voitures, par MM. LEBRUN, LEROY et MALEPEYRE, 2 vol. ornés de 14 planches.　6 fr.

— CHASSELAS, sa culture à Fontainebleau, par un vigneron des environs. 1 vol. avec figures.　1 fr. 75

— CHASSEUR, contenant un Traité sur toute espèce de chasse, par MM. BOYARD et DE MERSAN. 1 vol. avec figures et musique.　3 fr.

— CHASSEUR-TAUPIER *ou* l'Art de prendre les Taupes par des moyens sûr et faciles, par M. RÉDARÈS; 1 volume orné de figures.　90 cent.

— CHAUDRONNIER, Description complète et détaillée de toutes les opérations de cet Art, tant pour la fabrication des appareils en cuivre que pour ceux en fer, etc.; par MM. JULLIEN et VALERIO. 1 vol. avec 16 planches.　3 fr. 50

— CHAUFOURNIER, contenant l'Art de calciner la Pierre à chaux et à plâtre, de composer les Mortiers, les Ciments, etc., par MM. BISTON et MAGNIER. 1 v. avec fig. 3 fr.

— CHEMINS DE FER, *ou* Principes généraux de l'Art de les construire, par M. BIOT, l'un des gérants des travaux d'exécution du chemin de fer de Saint-Etienne. 1 volume orné de figures.　3 fr.

— CHEVAL (Education et hygiène), par M. le vicomte de MONTIGNY, 1 vol. orné de 6 planches.　3 fr.

— CHIMIE AGRICOLE, par MM. DAVY et VERGNAUD. 1 vol. orné de figures.　3 fr. 50

— CHIMIE AMUSANTE, *ou* Nouvelles Récréations chimiques, par M. VERGNAUD. 1 vol. orné de figures. 3 fr.

— CHIMIE INORGANIQUE ET ORGANIQUE dans l'état actuel de la science, par M. VERGNAUD. 1 gros volume orné de figures.　3 fr. 50

— ANALYSE CHIMIQUE, organique et inorganique, par MM. WITT, WÖHLER et LIEBIG, traduit par M. F. MALEPEYRE. 1 vol. orné de figures.　3 fr. 50

— CIDRE ET POIRÉ (Fabricant de), avec les moyens d'imiter, avec le suc de pomme ou de poire, le Vin de raisin, l'Eau-de-Vie et le Vinaigre de vin, par M. DUBIEF. 1 volume avec figures.　2 fr. 50

MANUEL DU COIFFEUR, précédé de l'Art de se coiffer soi-même. par M. VILLARET. 1 joli vol. orné de fig. 2 fr. 50

— COLORISTE, contenant le mélange et l'emploi des Couleurs, ainsi que les différents travaux de l'Enluminure, par MM. PERROT, BLANCHARD et THILLAYE. 1 vol. 2 fr. 50

— COMMERCE, BANQUE ET CHANGE, contenant tout ce qui est relatif aux effets de Commerce, à la tenue des livres, à la comptabilité, à la bourse, aux emprunts, etc., par M. GALLAS et M. PIJON. 2 vol. 6 fr.

— BONNE COMPAGNIE, *ou* Guide de la Politesse et de la Bienséance, par Mme CELNART. 1 vol. 1 fr. 75

— COMPTES-FAITS, *ou* Barême général des poids et mesures, par M. ACHILLE NOUHEN. (Voir *Poids et Mesures.*)

— CONSTRUCTEUR en GÉNÉRAL et AGENTS-VOYERS, ouvrage utile aux ingénieurs des ponts et chaussées, aux officiers du génie militaire, aux architectes, aux conducteurs des ponts et chaussées, par M. LAGARDE, ingénieur civil. 1 vol. orné de figures. 3 fr.

— CONSTRUCTIONS RUSTIQUES, *ou* Guide pour les Constructions rurales, par M. DE FONTENAY (*Ouvrage couronné par la Société royale et centrale d'Agriculture*). 1 volume orné de figures. 3 fr.

— CONTRE-POISONS, *ou* Traitement des Individus empoisonnés, asphyxiés, noyés ou mordus, par M. H. CHAUSSIER, D.-M. 1 vol. 2 fr. 50

— CONTRIBUTIONS DIRECTES, Guide des Contribuables et des Comptables de toutes les classes, etc.; par M. BOYARD. 1 vol. 2 fr. 50

— CORDIER, contenant la culture des Plantes textiles, l'extraction de la Filasse, et la fabrication de toutes sortes de cordes, par M. BOITARD. 1 vol. orné de fig. 2 fr. 50

— CORRESPONDANCE COMMERCIALE, contenant les Termes de commerce, les Modèles et Formules épistolaires et de comptabilité, etc., par MM. REES-LESTIENNE et TREMERY. 1 vol. 2 fr. 50

— CORPS GRAS CONCRETS. V. *Bougies stéariques.*

— COTON et PAPIER-POUDRE, voyez *Allumettes chimiques*

— COULEURS (fabricant de) ET VERNIS, contenant tout ce qui a rapport à ces différents arts, par MM. RIFFAULT, VERGNAUD et TOUSSAINT. 1 vol. orné de fig. 3 fr.

— COUPE DES PIERRES, par M. TOUSSAINT, architecte. 1 vol. avec Atlas. 5 fr.

MANUEL DU COUTELIER, *ou* l'Art de faire tous les Ouvrages de Coutellerie, par M. LANDRIN, ingénieur civil. 1 vol. 3 fr. 50

— CRUSTACÉS (Hist. natur. des), par MM. BOSC et DESMAREST, etc. 2 vol. ornés de pl. 6 fr.

ATLAS POUR LES CRUSTACÉS, 18 planches. Figures noires. 3 fr.; — figures coloriées. 6 fr.

— CUISINIER ET DE LA CUISINIÈRE, à l'usage de la ville et de la campagne, par M. CARDELLI. 1 gros vol. de 464 pages, orné de figures. 2 fr. 50

— CULTIVATEUR FORESTIER, contenant l'Art de cultiver en forêts tous les Arbres indigènes et exotiques, par M. BOITARD. 2 volumes. 5 fr.

— CULTIVATEUR FRANÇAIS, *ou* l'Art de bien cultiver les Terres et d'en retirer un grand profit, par M. THIBAUT de BERNEAUD. 2 volumes ornés de figures. 5 fr.

— DAGUERRÉOTYPIE. Voyez *Photographie*.

— DAMES, *ou* l'Art de l'Élégance, par madame CELNART. 1 vol. 3 fr.

— DANSE, comprenant la théorie, la pratique et l'histoire de cet art, par MM. BLASIS et VERGNAUD. 1 gros volume orné de planches. 3 fr. 50

— DÉCORATEUR-ORNEMENTISTE, du Graveur et du Peintre en Lettres, par M. SCHMIT, un vol. avec Atlas in-4° de 30 planches. 7 fr.

— DEMOISELLES, *ou* Arts et métiers qui leur conviennent, tels que Couture, Broderie, etc., par madame CELNART. 1 vol. orné de planches. 3 fr.

— DESSIN LINÉAIRE, par M. ALLAIN, entrepreneur de travaux publics. 1 vol. avec Atlas de 20 Pl. Prix 5 fr.

— DESSINATEUR, *ou* Traité complet du Dessin, par M. BOUTEREAU. 1 v. avec Atlas de 20 pl. 3 fr. 50

— DISTILLATEUR ET LIQUORISTE, par M. LEBEAU et M. JULIA DE FONTENELLE. 1 vol. de 514 pages, orné de figures. 3 fr. 50

— DOMESTIQUES, *ou* l'Art de former de bons Serviteurs, par madame CELNART. 1 vol. 2 fr. 50

— DORURE ET ARGENTURE Electro-chimiques, par M. DE VALICOURT. 1 vol. 1 fr. 75

— DRAPS (Fabricant de), *ou* Traité de la Fabrication des Draps, par MM. BONNET et MALEPEYRE. 1 vol. orné de figures. 3 fr. 50

MANUEL DES ÉCOLES PRIMAIRES, MOYENNES ET NORMALES (*Ouvrage autorisé par l'Université*), par M. MATTER. 1 vol. 2 fr. 50

— ÉCONOMIE DOMESTIQUE, contenant toutes les recettes les plus simples et les plus efficaces, par madame CELNART. 1 vol. 2 fr. 50

—ÉCONOMIE POLITIQUE, par M. J. PAUTET. 1 vol. 2 fr. 50

—ÉLECTRICITÉ, contenant les Instructions pour établir les Paraton. et les Paragrêles, par M. RIFFAULT. 1 v. 2 fr. 50

— ÉLECTRICITÉ MÉDICALE *ou* Éléments d'Electro-Biologie, suivi d'un Traité sur la Vision, par M. SMEE, traduit par M. MAGNIER, 1 joli volume orné de fig. 3 fr.

— ENREGISTREMENT ET DU TIMBRE, par M. BIRET. 1 vol. 3 fr. 50

— ENTOMOLOGIE ÉLÉMENTAIRE, ou Entretiens sur les Insectes en général, mis à la portée de tout le monde, par M. BOYER DE FONSCOLOMBE. 1 gros vol. 3 fr.

— D'ENTOMOLOGIE, ou Hist. nat. des Insectes et des Myriapodes, par M. BOITARD. 3 vol. in-18. 10 fr. 50 ATLAS D'ENTOMOLOGIE, composé de 140 planches représentant les Insectes décrits dans l'ouvrage ci-dessus. Figures noires, 17 fr. — Figures coloriées. 34 fr.

— EPISTOLAIRE (Style), par M. BISCARRAT et madame la comtesse d'HAUTPOUL. 1 vol. 2 fr. 50

— EQUITATION, à l'usage des deux sexes, par M. VERGNAUD. 1 vol. orné de figures. 3 fr.

— ESCALIERS EN BOIS (Construction des), ou manipulation et posage des Escaliers ayant une ou plusieurs rampes, par C. BOUTEREAU. 1 vol. et Atlas. 5 fr.

— ESCRIME, ou Traité de l'Art de faire des armes, par M. LAFAUGÈRE, maréchal-des-logis. 1 vol. 3 fr. 50

— ESSAYEUR, par MM. VAUQUELIN, GAY-LUSSAC et D'ARCET, publié par M. VERGNAUD. 1 vol. 3 fr.

— ÉTAT CIVIL (Officier de l'); pour la Tenue des Registres et la Rédaction des Actes, etc., etc., par M. LE HOLT, ancien magistrat. 2 fr. 50

— ETOFFES IMPRIMÉES (Fabricant d') et Fabricant de Papiers peints, par M. Seb. LENORMAND. 1 vol. 3 f.

— FABRICANT (du) DE PRODUITS CHIMIQUES ou Formules et Procédés usuels relatifs aux matières que la chimie fournit aux arts industriels et à la médecine, par M. THILLAYE. 3 volumes ornés de planches. 10 fr. 50

— FALSIFICATIONS DES DROGUES simples et compo-

sées, par M. Pédroni, professeur, 1 vol. orné de fig. 2 fr. 50
MANUEL DU FERBLANTIER ET LAMPISTE, ou l'Art de confectionner en fer-blanc tous les Ustensiles; par MM. Lebrun et Malepeyre. 1 vol. orné de fig. 3 fr. 50
— FERMIER (du), ou l'Agriculture simplifiée et mise à la portée de tout le monde, par M. de Lépinois. 1 vol.
2 fr. 50
— FILATEUR, ou Description des Méthodes anciennes et nouvelles employées pour filer le Coton, le Lin, le Chanvre, la Laine et la Soie, par MM. C.-E. Jullien et E. Lorentz. 1 vol. in-18, avec 8 pl. 3 fr. 50
— FLEURISTE ARTIFICIEL, ou l'Art d'imiter, d'après nature, toute espèce de Fleurs, suivi de l'Art du Plumassier, par madame Celnart. 1 vol. orné de fig. 2 fr. 50
— FLEURS (des) EMBLÉMATIQUES, ou leur Histoire, leur Symbole, leur Langage, etc., etc., par madame Leneveux. 1 vol. Fig. noires. 3 fr.
Figures coloriées. 6 fr.
— FONDEUR SUR TOUS MÉTAUX, par M. Launay, fondeur de la colonne de la place Vendôme (Ouvrage faisant suite au travail des Métaux). 2 vol. ornés d'un grand nombre de planches. 7 fr.
— FORGERON, MARÉCHAL, SERRURIER, TAILLANDIER, etc., renfermant des notions sur le fer, l'acier et les charbons; des modèles de forges, et pouvant servir de manuel complet du fabricant de soufflets et de machines soufflantes, par M. Mapod, 1 vol. orné de 4 planches. 3 fr.
— FORGES (Maître de), ou l'Art de travailler le fer, par M. Landrin. 2 vol. ornés de planches. 6 fr.
— FORESTIER PRATICIEN (le) et Guide des Gardes Champêtres, traitant de la Conservation des Semis, de l'Aménagement, de l'Exploitation, etc., etc., des Forêts, par MM. Crinon et Vasserot. 1 vol. 1 fr. 25
— GALVANOPLASTIE, ou Traité complet de cet Art, contenant tous les procédés les plus récents, par MM. Smée, Jacobi, de Valicourt, etc., etc. 2 vol. ornés de fig. 5 fr.
— GANTS (Fabricant de) dans ses rapports avec la Mégisserie et la Chamoiserie, par Vallet d'Artois, ancien fabricant. 1 vol. 3 fr. 50
— GARANTIE DES MATIÈRES D'OR ET D'ARGENT, par M. Lachèze, contrôleur à Paris. 1 v. 1 fr. 75
— GARDES-CHAMPÊTRES, FORESTIERS ET GARDES-PÊCHE, par M. Boyard, président à la cour d'appel d'Orléans. 1 vol. 2 fr. 50

MANUEL DES GARDES-MALADES, et personnes qui veulent se soigner elles-mêmes, ou l'Ami de la santé, par M. le docteur MORIN. 1 vol.   2 fr. 50

— **GARDES NATIONAUX DE FRANCE**, contenant l'Ecole du soldat et de peloton, les Ordonnances, Règlements, etc., etc., par M. R. L. 33e édit. 1 vol.   1 fr. 25

— **GAZ** (Fabrication du) ou Traité de l'Eclairage à l'usage des Ingénieurs, etc.; d'Usines à gaz, par M. MAGNIER. 1 vol. orné de figures.   3 fr. 50 c.

— **GÉOGRAPHIE DE LA FRANCE**, divisée par bassins, par M. LORIOL (*autorisé par l'Université*). 1 volume.   2 fr. 50

— **GÉOGRAPHIE GÉNÉRALE**, par M. DEVILLIERS. 1 gros vol. de plus de 400 pag., orné de 7 jolies cartes. 3 f. 50

— **GÉOGRAPHIE PHYSIQUE**, ou Introduction à l'étude de la Géologie, par M. HUOT. 1 vol.   3 fr.

— **GÉOLOGIE**, ou Traité élémentaire de cette science, par MM. HUOT et D'ORBIGNY. 1 vol. orné de pl.   3 fr.

— **GÉOMÉTRIE**, ou Exposition élémentaire des principes de cette science, par M. TERQUEM (*Ouvrage autorisé par l'Université*). 1 gros vol.   3 fr. 50

— **GNOMONIQUE**, ou l'Art de tracer les cadrans, par M. BOUTEREAU. 1 vol. orné de figures.   3 fr.

— **GOURMANDS** (des), ou l'Art de faire les honneurs de sa table, par CARDELLI. 1 vol.   3 fr.

— **GRAVEUR** (du), ou Traité complet de l'Art de la Gravure en tous genres, par MM. PERROT et MALEPEYRE. 1 vol. orné de planches.   3 fr.

— **GRÈCE** (Histoire de la), depuis les premiers siècles jusqu'à l'établissement de la domination romaine, par M. MATTER, inspecteur-général de l'Université. 1 v. 3 fr.

— **GREFFES** (Monographie des), ou Description des diverses sortes de Greffes employées pour la multiplication des végétaux, par M. THOUIN, de l'Institut, etc. 1 vol. orné de 8 planches.   2 fr. 50

— **GUTTA-PERCHA, CAOUTCHOUC**, etc.   3 fr. 50

— **GYMNASTIQUE** (de la), par le colonel AMOROS (*Ouvrage couronné par l'Institut, admis par l'Université*, etc.). 2 vol et Atlas.   10 fr. 50

— **HABITANTS DE LA CAMPAGNE** et Bonne Fermière, contenant tous les moyens de faire valoir, de la manière la plus profitable, les terres, le bétail, les récoltes, etc., par madame CELNART. 1 vol.   2 fr. 50

MANUEL HÉRALDIQUE. Voyez BLASON.

— HERBORISTE, Épicier-Droguiste, Grainier-Pépiniériste et Horticulteur, par MM. TOLLARD et JULIA DE FONTENELLE. 2 gros vol. 7 fr.

— HISTOIRE NATURELLE, ou Genera complet des Animaux, des Végétaux et des Minéraux. 2 gros vol. 7 fr.

ATLAS pour la Botanique, composé de 120 planches. Figures noires, 18 fr. — figures coloriées, 36 fr.

— pour les Mollusques, représentant les Mollusques nus et les Coquilles. 51 planches. Figures noires, 7 fr. figures coloriées. 14 fr.

Atlas pour les Crustacés, 18 planches, figures noires 3 francs. — figures coloriées. 6 fr.

— Pour les Insectes, 110 planches, figures noires, 17 fr.; figures coloriées. 34 fr.

— Pour les Mammifères, 80 planches, fig. noires, 12 fr.; figures coloriées. 24 fr.

— Pour les Minéraux, 40 planches, figures noires, 6 fr.; figures coloriées. 12 fr.

— Pour les Oiseaux, 129 planches, figures noires, 20 fr.; figures coloriées. 40 fr.

— Pour les Poissons, 155 planches, fig. noires, 24 fr.; figures coloriées. 48 fr.

— Pour les Reptiles, 54 planches, fig. noires, 9 fr.; figures coloriées. 18 fr.

— Pour les Zoophytes, représentant la plupart des Vers et des Animaux-Plantes, 25 pl., figures noires, 6 fr. figures coloriées. 12 fr.

MANUEL D'HISTOIRE NATURELLE MÉDICALE ET DE PHARMACOGRAPHIE, ou Tableau des Produits que la Médecine et les Arts empruntent à l'Histoire naturelle, par M. LESSON, pharmacien en chef de la Marine à Rochefort. 2 vol. 5 fr.

— DE L'HISTOIRE UNIVERSELLE, depuis le commencement du monde jusqu'en 1836, par M. CAHEN, traducteur de la Bible. 1 vol. 2 fr. 50

— HORLOGER (de l'), ou Guide des Ouvriers qui s'occupent de la construc. des Machines propres à mesurer le temps, par MM. LENORMAND, JANVIER et MAGNIER. 1 v. f. 3 f. 50

— HORLOGES (Régulateur des), Montres et Pendules, par MM. BERTHOUD et JANVIER. 1 vol. orné de fig. 1 fr. 50

MANUEL DU FABRICANT ET ÉPURATEUR D'HUILES, par M. JULIA DE FONTENELLE. 1 vol. orné de figures. 3 fr. 50

— **HYGIENE**, ou l'Art de conserver sa santé, par le docteur MORIN. 1 vol. 3 fr.

— **INDIENNES** (Fabricant d'), renfermant les Impressions des Laines, des Chalis et des Soies, par M. THILLAYE. 1 vol. 3 fr. 50

— **INGÉNIEUR CIVIL**, par MM. JULLIEN, LORENTZ et SCHMITZ, Ingénieurs Civils. 2 gros volumes avec 1 Atlas renfermant beaucoup de pl. 10 fr. 50

— **IRRIGATIONS ET ASSAINISSEMENT DES TERRES**, ou Traité de l'emploi des Eaux en agriculture, par M. le marquis DE PARETO, 4 volumes ornés d'un atlas composé de 40 planches. 18 fr.

— **JARDINAGE** (PRATIQUE SIMPLIFIÉE à l'usage des personnes qui cultivent elles-mêmes un petit domaine, contenant un Potager, une Pépinière, un Verger, des Espaliers, un Jardin paysager, des Serres, des Orangeries, et un Parterre, etc., par M. LOUIS DUBOIS. 1 vol. orné de fig. 2 fr. 50

— **JARDINIER**, ou l'Art de cultiver et de composer toutes sortes de Jardins, par M. BAILLY. 2 gros vol. ornés de pl. 5 fr.

— **JARDINIER DES PRIMEURS**, ou l'Art de forcer les Plantes à donner leurs fruits dans toutes les saisons, par MM. NOISETTE et BOITARD. 1 vol. orné de fig. 3 fr.

— **ART DE CULTIVER LES JARDINS**, renfermant un Calendrier indiquant mois par mois tous les travaux à faire en Jardinage, les principes d'Horticulture, etc., par un *Jardinier agronome*. 1 gros vol. orné de fig. 3 fr. 50

— **JAUGEAGE ET DÉBITANTS DE BOISSONS.** 1 volume orné de figures (*Voyez* Vins). 3 fr 50

— **DES JEUNES GENS**, ou Sciences, Arts et Récréations qui leur conviennent, et dont ils peuvent s'occuper avec agrément et utilité, par M. VERGNAUD. 2 volumes ornés de figures. 6 fr.

— **DE JEUX DE CALCUL ET DE HASARD**, ou nouvelle Académie des Jeux, par M. LEBRUN. 1 v. 3 fr.

— **JEUX ENSEIGNANT LA SCIENCE**, ou Introduction à l'étude de la Mécanique, de la Physique, etc., par M. RICHARD. 2 vol. 6 fr.

— **JEUX DE SOCIÉTÉ**, renfermant tous ceux qui conviennent aux deux sexes, par madame CELNART. 1 g. v. 3 fr.

— **JUSTICES DE PAIX**, ou Traité des Compétences et

Attributions tant anciennes que nouvelles, en toutes matières, par M. BIRET, ancien magistrat. 1 vol.   3 fr. 50

MANUEL DE LAITERIE, *ou* Traité de toutes les méthodes pour la Laiterie, l'Art de faire le Beurre, de confectionner les Fromages, etc., par THIEBAUD DE BERNEAUD. 1 vol. orné de figures.   2 fr. 50

— LANGAGE (Pureté du), par M. BLONDIN. 1 volume.   1 fr. 50

— LANGAGE (Pureté du), par MM. BISCARRAT et BONIFACE. 1 vol.   2 fr. 50

— LATIN (Classes élémentaires de), *ou* Thèmes pour les Huitième et Septième, par M. AMÉDÉE SCRIBE, ancien instituteur. 1 vol.   2 fr. 50

— LIMONADIER, Glacier, Chocolatier et Confiseur, par MM. CARDELLI, LIONNET-CLÉMANDOT et JULIA DE FONTENELLE. 1 gros vol. de plus de 500 pages.   3 fr.

— LITHOGRAPHE (Imprimeur), par MM. BREGEAUT, KNECHT et Jules DESPORTES, 1 gros vol. avec atlas. 5 fr.

— LITTÉRATURE à l'usage des deux sexes, par madame D'HAUTPOUL.   1 fr. 75

— LUTHIER, contenant la Construction intérieure et extérieure des instruments à archets, par M. MAUGIN. 1 volume.   2 fr. 50

— MACHINES LOCOMOTIVES (Constructeur de), par M. JULLIEN, Ingénieur civil, etc. 1 gros vol. avec Atlas. 5 fr.

— MACHINES A VAPEUR *appliquées à la Marine*, par M. JANVIER, officier de marine et ingénieur civil. 1 volume avec figures.   3 fr. 50

— MACHINES A VAPEUR *appliquées à l'Industrie*, par M. JANVIER. 2 volumes avec figures.   7 fr.

— MACON, PLATRIER, PAVEUR, CARRELEUR, COUVREUR, par M. TOUSSAINT, architecte. 1 vol. 3 fr.

— MAGIE NATURELLE ET AMUSANTE, par M. VERGNAUD. 1 vol. avec figures.   3 fr.

— MAITRE D'HOTEL, *ou* Traité complet des menus, mis à la portée de tout le monde, par M. CHEVRIER. 1 vol. orné de figures.   3 fr.

— MAITRESSE DE MAISON, par mesdames PARISET et CELNART. 1 vol.   2 fr. 50

— MAMMALOGIE, *ou* Histoire naturelle des Mammifères, par M. LESSON, corresp. de l'Institut. 1 gros vol. 3 f. 50

ATLAS DE MAMMALOGIE, composé de 80 planches représentant la plupart des animaux décrits dans l'ouvrage ci-dessus ; figures noires. 12 fr.

Figures coloriées. 24 fr.

MANUEL DU MARBRIER. (*Sous presse.*)

— MARINE, *Gréement, manœuvre du Navire et de l'Artillerie*, par M. VERDIER, capitaine de corvette. 2 vol. ornés de figures. 5 fr.

— MATHÉMATIQUES (Applications usuelles et amusantes), par M. RICHARD. 1 gros vol. avec figures. 3 fr.

— MÉCANICIEN-FONTAINIER, POMPIER ET PLOMBIER, par MM. JANVIER et BISTON. 1 vol. orné de planches. 3 fr.

— MÉCANIQUE, *ou* Exposition élémentaire des lois de l'Équilibre et du Mouvement des Corps solides, par M. TERQUEM, officier de l'Université, professeur aux Écoles royales d'Artillerie. 1 gros vol. orné de planches. 3 fr. 50

— MÉCANIQUE APPLIQUÉE A L'INDUSTRIE. Première partie. STATIQUE et HYDROSTATIQUE, par M. VERGNAUD, 1 vol. avec figures. 3 fr. 50

— Deuxième partie, HYDRAULIQUE, par M. JANVIER. 1 volume avec figures. 3 fr.

— MÉCANIQUE PRATIQUE, à l'usage des directeurs et contre-maîtres, par BERNOUILLI, trad. par VALÉRIUS, un vol. 2 fr.

— MÉDECINE ET CHIRURGIE DOMESTIQUES, par M. le docteur MORIN. 1 vol. 3 f. 50

— MENUISIER, Ébéniste et Layetier, par M. NOSBAN, 2 vol. avec planches. 6 fr.

— MÉTAUX (Travail des), *Fer et Acier manufacturés*, par M. VERGNAUD. 2 vol. 6 fr.

— MÉTREUR ET DU VÉRIFICATEUR EN BATIMENTS *ou* Traité de l'Art de métrer et de vérifier tous les ouvrages en bâtiments, par M. LEBOSSU, architecte-expert.

Première partie. Terrasse et maçonnerie, 1 vol. 2 fr. 50

Deuxième partie. Menuiserie, peinture, tenture, vitrerie, dorure, charpente, serrurerie, couverture, plomberie, marbrerie, carrelage, pavage, poêlerie, etc. 1 vol. 2 fr. 50

(*Voyez Toiseur en bâtiments.*)

— MICROSCOPE (Observateur au), par F. DUJARDIN, 1 vol. avec Atlas de 30 planches. 10 fr. 50

— EXPLOITATION DES MINES. Première partie, HOUILLE (ou charbon de terre), par J.-F. BLANC. 1 vol. in-18, figures. 3 fr 50

— *Idem*, deuxième partie, FER, PLOMB, CUIVRE, ÉTAIN,

ARGENT, OR, ZINC, DIAMANT, etc., 1 v. in-18, avec fig. 3 fr. 50

MANUEL DE L'ART MILITAIRE, à l'usage des Militaires de toutes les armes, par M. VERGNAUD. 1 vol. orné de fig. 3 fr.

— MINÉRALOGIE, ou Tableau des Substances minérales, par M. HUOT. 2 vol. ornés de figures. 6 fr.

ATLAS DE MINÉRALOGIE, composé de 50 planches représentant la plupart des Minéraux décrits dans l'ouvrage ci-dessus; figures noires. 6 fr.
Figures coloriées. 12 fr.

— MINIATURE, Gouache, Lavis à la Sépia et Aquarelle, par MM. CONSTANT VIGUIER et LANGLOIS DE LONGUEVILLE. 1 gros vol. orné de planches. 3 fr.

— MOLLUSQUES (Histoire naturelle des) et de leurs coquilles, par M. SANDER-RANG, officier de marine. 1 gros vol. orné de planches, 3 fr. 50

ATLAS POUR LES MOLLUSQUES, représentant les Mollusques nus et les Coquilles. 51 planches, fig. noires. 7 fr.
Fig. coloriées. 14 fr.

— DU MORALISTE, ou Pensées et Maximes instructives pour tous les âges de la vie, par M. TREMBLAY. 2 volumes. 5 fr.

— MOULEUR, ou l'Art de mouler en plâtre, carton, carton-pierre, carton-cuir, cire, plomb, argile, bois, écaille, corne, etc., par M. LEBRUN. 1 vol. orné de fig. 2 fr. 50

— MOULEUR EN MÉDAILLES, etc., par M. ROBERT, 1 vol. avec figures. 1 fr. 50

— MUNICIPAUX (Officiers), ou Nouveau Guide des Maires, Adjoints et Conseillers municipaux, par M. BOYARD, président à la Cour d'appel d'Orléans. 1 gros vol. 3 fr. 50

— MUSIQUE, ou Grammaire contenant les principes de cet art, par M. LED'HUY, 1 v. avec 48 pages de musique, 1 f. 50

— MUSIQUE VOCALE ET INSTRUMENTALE, ou Encyclopédie musicale, par M. CHORON, ancien directeur de l'Opéra, fondateur du Conservatoire de Musique classique et religieuse, et M. DE LAFAGE, professeur de chant et de composition.

DIVISION DE L'OUVRAGE.

Ire PARTIE. — EXÉCUTION.

LIVRE I. Connaissances élémentaires.
   Sect. 1. Sons, Notations. } 1 volume avec Atlas. } 5 fr.
   — 2. Instruments, exécution.

II⁰ PARTIE. — COMPOSITION.

- 2. De la composition en général, et en particulier de la Mélodie.
- 3. De l'Harmonie.
- 4. Du Contre-Point.
- 5. Imitation.
- 6. Instrumentation.
- 7. Union de la Musique avec la Parole.
- 8. Genres.

> 5 volumes avec Atlas. } 20

Sect. 1. Vocale. { Église. Chambre ou Concert. Théâtre.

— 2. Instrumentale { particulière. générale.

III⁰ PARTIE. — COMPLÉMENT OU ACCESSOIRE.

- 9. Théorie physico-mathématique.
- 10. Institutions.
- 11. Histoire de la musique.
- 12. Bibliographie. Résumé général.

> 2 volumes avec Atlas. } 10 50

SOLFÈGES ; MÉTHODE.

Solfège d'Italie.	12 f.	»	Méthode de Cor.		50
— de Rodolphe.	4	»	— de Basson.	»	75
Méthode de Violon.	3	»	— de Serpent.	1	50
— d'Alto.	1	»	— de Trompette et Trombone.	»	75
— de Violoncelle.	4	50	— d'Orgue.	3	50
— de Contre-basse.	1	25	— de Piano.	4	50
— de Flûte.	5	»	— de Harpe.	3	50
— de Hautbois. }	1	75	— de Guitare.	3	»
— de Cor anglais. }			— de Flageolet.	2	»
— de Clarinette.	2	»			

MANUEL DES MYTHOLOGIES grecque, romaine, égyptienne, syrienne, africaine, etc., par **M. DUBOIS**. (*Ouvrage autorisé par l'Université.*) 2 fr. 50

— **NAGEURS**, Baigneurs, Fabricants d'eaux minérales et des Pédicures, par **M. JULIA DE FONTENELLE**. 1 vol. 3 fr.

— **NATURALISTE PRÉPARATEUR**, ou l'Art d'empailler les animaux, de conserver les Végétaux et les Minéraux, de préparer les pièces d'Anatomie et d'embaumer, par **M. BOITARD**. 1 vol. avec figures. 3 fr. 50

— **SUR LA NAVIGATION**, contenant la manière de se servir de l'Octant et du Sextant, de rectifier ces instruments et de s'assurer de leur bonté ; l'exposé des méthodes les plus usuelles d'astronomie nautique, pour déterminer l'instant de la pleine mer, etc., etc., et les tables nécessaires pour effectuer ces différents calculs, par M. GIQUEL, professeur d'hydrographie. 1 volume orné de figures. 2 fr. 50

MANUEL DE LA NAVIGATION INTÉRIEURE, à l'usage des Pilotes, Mariniers et Agents, ou Instructions relatives aux devoirs des mariniers et agents employés au service de la navigation intérieure, par M. BEAUVALET, inspecteur de la navigation de la Basse-Seine. 1 v. 2 fr. 50

— NUMISMATIQUE ANCIENNE, par M. BARTHELEMY, ancien élève de l'École des Chartes. 1 gros vol. orné d'un Atlas renfermant 433 figures. Prix 5 fr.

— NUMISMATIQUE MODERNE ET DU MOYEN-AGE, par M. BARTHELEMY. 1 gros vol. orné d'un Atlas renfermant 12 planches. Prix 5 fr.

— OCTROIS et autres impositions indirectes, par M. BIRET. 1 vol. 3 fr. 50

— OISELEUR (De l'), ou Secrets anciens et modernes de la Chasse aux Oiseaux, par M. J. G., 1 vol. orné de figures. 2 fr. 50

— ONANISME (dangers de l'), par M. DOUSSIN-DUBREUIL 1 vol. 1 fr. 25

— D'OPTIQUE, ou Traité complet de cette science, par BREWSTER et VERGNAUD. 2 v. avec fig. 6 fr.

— ORGANISTE, ou Nouvelle Méthode pour exécuter sur l'orgue tous les offices de l'année, etc., par M. MINÉ, organiste à Saint-Roch. 1 vol. oblong. 3 fr. 50

— ORGUES (Facteur d'), contenant le travail de DOM BÉDOS, etc., etc., par M. HAMEL, juge à Beauvais, 3 vol. avec un grand atlas. 18 fr.

— ORNEMENTISTE. Voyez *Décorateur.*

— ORNITHOLOGIE, ou Description des genres et des principales espèces d'oiseaux, par M. LESSON, correspondant de l'Institut. 2 gros vol. 7 fr.

ATLAS D'ORNITHOLOGIE, composé de 129 planches représentant les oiseaux décrits dans l'ouvrage ci-dessus; figures noires. 20 fr.

Figures coloriées. 40 fr.

— ORNITHOLOGIE DOMESTIQUE, ou Guide de l'Amateur des oiseaux de volière, par M. LESSON, correspondant de l'Institut. 1 vol. 2 fr. 50

— ORTHOGRAPHISTE, ou Cours théorique et pratique d'Orthographe, par M. TREMERY. 1 vol. 2 fr. 50

— PALÉONTOLOGIE, ou des Lois de l'organisation des êtres vivants comparées à celles qu'ont suivies les Espèces fossiles et humatiles dans leur apparition succestive, par M. MARCEL DE SERRES, professeur à la Faculté des Sciences de Montpellier. 2 vol., avec Atlas. 7 fr.

MANUEL DU PAPETIER ET RÉGLEUR (Marchand), par MM. JULIA DE FONTENELLE et POISSON. 1 gros vol. avec planches. 3 fr. 50

—PAPIERS (Fabricant de), Carton et Art du Formaire, par M. LENORMAND. 2 vol. et Atlas. 10 fr. 50

— PAPIERS DE FANTAISIE (Fabricant de), Papiers marbrés, jaspés, maroquinés, gaufrés, dorés, etc.; Peau d'âne factice, Papiers métalliques; Cire et Pains à cacheter, Crayons, etc., etc.; par M. FICHTENBERG. 1 vol. orné de modèles de papiers. Prix 3 fr.

— PARFUMEUR, par Mme CELNART. 1 vol. 2 fr. 50

— PARIS (Voyageur dans), ou Guide dans cette capitale, par M. LEBRUN. 1 gros vol. orné de fig. 3 fr. 50

— PARIS (Voyageur aux environs de), par M. DEPATY. 1 vol. avec figures. 3 fr.

— PATINAGE et Récréations sur la Glace, par M. PAULIN-DESORMEAUX. 1 vol. orné de 4 planches. 1 fr. 25

— PATISSIER ET PATISSIÈRE, ou Traité complet et simplifié de Pâtisserie de ménage, de boutique et d'hôtel, par M. LEBLANC. 1 vol. 2 fr. 50

— PATISSERIE LÉGÈRE, voyez PETIT-FOUR.

— PÊCHEUR, ou Traité général de toutes sortes de pêches, par M. PESSON-MAISONNEUVE. 1 vol. orné de planches 3 f.

— PÊCHEUR-PRATICIEN, ou les Secrets et Mystères de la Pêche dévoilés, par M. LAMBERT, amateur; suivi de l'Art de faire des filets. 1 joli vol. orné de fig. 1 fr. 75

— PEINTRE D'HISTOIRE ET SCULPTEUR, ou ouvrage dans lequel on traite de la philosophie de l'Art et des moyens pratiques, par M. ARSENNE, peintre. 2 vol. 6 fr.

— PEINTURE A L'AQUARELLE (Cours de), par M. P. D., un vol. orné de planches coloriées. 1 fr. 75

— PEINTRE EN BATIMENTS, Vitrier, Doreur, argenteur et Vernisseur, par MM. RIFFAULT, VERGNAUD et TOUSSAINT. un vol. orné de figures. 3 fr.

— PEINTURE SUR VERRE, SUR PORCELAINE ET SUR ÉMAIL, contenant la Théorie des émaux, etc., par M. REBOULLEAU. 1 vol. in-18 avec figures. 2 fr. 50

— PERSPECTIVE, Dessinateur et Peintre, par M. VERGNAUD, chef d'escadron d'artillerie. 1 vol. orné d'un grand nombre de planches. 3 fr.

MANUEL DU PETIT-FOUR, *ou* Pâtisserie légère, par M. Antoine Gross. 1 vol. 2 fr. 50

— PHARMACIE POPULAIRE, simplifiée et mise à la portée de toutes les classes de la société, par M. Julia de Fontenelle. 2 vol. 6 fr.

— PHILOSOPHIE EXPÉRIMENTALE, à l'usage des collèges et des gens du monde, par M. Amice, régent dans l'Académie de Paris. 1 gros vol. 3 fr. 50

— DE PHOTOGRAPHIE sur Métal, sur Papier et sur Verre, contenant toutes les découvertes les plus récentes dans la Daguerréotypie, par M. de Valicourt. 1 vol. orné de figures. 3 fr. 50

— PHYSIOLOGIE VÉGÉTALE, Physique, Chimie et Minéralogie appliquées à la culture, par M. Boitard. 1 vol. orné de planches. 3 fr.

— PHYSIONOMISTE ET PHRÉNOLOGISTE, ou les Caractères dévoilés par les signes extérieurs, d'après Lavater, par MM. H. Chaussier fils et le docteur Morin. 1 vol. avec figures. 3 fr.

— PHYSIONOMISTE DES DAMES, d'après Lavater, par un Amateur. 1 vol. avec figures 3 fr.

— PHYSICIEN-PRÉPARATEUR, ou nouvelle Description d'un cabinet de Physique, par MM. Ch. Chevalier et le docteur Fau. 2 gros vol. avec un Atlas de 88 planches. 15 fr.

— PHYSIQUE, ou Eléments abrégés de cette Science mise à la portée des gens du monde et des étudiants, par M. Bailly. 1 vol. avec figures. 2 fr. 50

— PHYSIQUE APPLIQUÉE AUX ARTS ET MÉTIERS, principalement à la construction des Fourneaux, des Calorifères, des Machines à vapeur, des Pompes, l'Art du Fumiste, l'Opticien, Distillateur, Sècheries, Artillerie à vapeur, Eclairage, Bélier et Presse hydrauliques, Aréomètres, Lampe à niveau constant, etc., par M. Guilloud et Terrien. 1 volume orné de figures. 3 fr. 50

— PHYSIQUE AMUSANTE, *ou* Nouvelles Récréations physiques, par M. Julia de Fontenelle. 1 vol. orné de planches. 3 fr. 50

— PLAIN-CHANT ECCLÉSIASTIQUE, romain et français, par M. Miné, organiste à St-Roch. 1 vol. 2 fr. 50

— POÊLIER-FUMISTE, indiquant les moyens d'empêcher les cheminées de fumer, de chauffer économiquement et d'aérer les habitations, les ateliers, etc., par MM. Ar-

BENNI et JULIA DE FONTENELLE. 1 vol.   3 fr. 50

, MANUEL DES POIDS ET MESURES, Monnaies, Calcul décimal et Vérification, par M. TARBÉ, conseiller à la Cour de Cassation ; *approuvé par le Ministre du Commerce, l'Université, la Société d'Encouragement, etc.* 1 vol.   3 fr.

— POIDS ET MESURES (Fabrication des), contenant en général tout ce qui concerne les Arts du Balancier et du Potier d'étain, et seulement ce qui est relatif à la Fabrication des Poids et Mesures dans les Arts du Fondeur, du Ferblantier, du Boisselier, par M. RAVON, vérificateur au bureau central des Poids et Mesures. 1 vol. orné de fig.   3 fr.

PETIT MANUEL à l'usage des Ouvriers et des Écoles, *avec Tables de conversions,* par M. TARBÉ.   25 c.

PETIT MANUEL classique pour l'enseignement élémentaire, *sans Tables de conversions,* par M. TARBÉ. (*Autorisé par l'Université.*)   25 c.

PETIT MANUEL à l'usage des Agents Forestiers, des Propriétaires et Marchands de bois, par M. TARBÉ.   75 c.

POIDS ET MESURES à l'usage des Médecins, etc., par M. TARBÉ.   25 c.

TABLEAU SYNOPTIQUE DES POIDS ET MESURES, par M. TARBÉ.   75 c.

TABLEAU FIGURATIF des Poids et Mesures, par M. TARBÉ.   75 c.

MANUEL DES POIDS ET MESURES, *Manuel Comptes faits,* ou Barême général des Poids et Mesures, par M. ACHILLE NOUHEN. *Ouvrage divisé en cinq parties qui se vendent toutes séparément.*

1re partie : Mesures de LONGUEUR.   60 c.
2e partie,   —   de SURFACE.   60 c.
3e partie,   —   de SOLIDITÉ.   60 c.
4e partie,   POIDS.   60 c.
5e partie : Mesures de CAPACITÉ.   60 c.

— POLICE DE LA FRANCE, par M. TRUY, commissaire de police à Paris. 1 vol.   2 fr. 50

— PONTS ET CHAUSSÉES : *première partie,* ROUTES et CHEMINS, par M. DE GAYFFIER, ingénieur des Ponts et Chaussées. 1 vol. avec fig.   3 fr. 50

— *Seconde partie,* contenant les PONTS, AQUEDUCS, etc. 1 volume avec figures.   3 fr. 50

— PORCELAINIER, Faïencier, Potier de terre, Briquetier et Tuilier, contenant des notions pratiques sur la fabrication des Porcelaines, des Faïences, des Pipes, Poêles, des

Briques, Tuiles et Carreaux, par M. Boyer. Nouv. édit
très-augmentée, par M. B..... 2 vol. ornés de pl.   6 fr.

MANUEL DU PRATICIEN, ou Traité de la Science du
Droit, mise à la portée de tout le monde, par MM. D....
et Rondonneau. 1 gros vol.   3 fr. 50

— PRATIQUE SIMPLIFIÉE DU JARDINAGE (Voyez
Jardinage.

— PROPRIÉTAIRE ET LOCATAIRE, ou Sous-Lo-
cataire, tant des biens de ville que des biens ruraux, par
M. Sergent. 1 vol.   2 fr. 50

— RELIEUR dans toutes ses parties, contenant les Arts
d'assembler, de satiner, de brocher et de dorer, par M. Séb.
Lenormand et M. R. 1 gros vol. orné de pl.   3 fr.

— ROSES (l'Amateur de), leur Monographie, leur Histoire et leur Culture, par M. Boitard. 1 vol. fig. noires,
3 fr. 50 c., — et fig. coloriées.   7 fr.

— SAPEUR-POMPIER, ou Théorie sur l'extinction
des Incendies, par M. Paulin, commandant les Sapeurs-
Pompiers de Paris. 1 vol.   1 fr. 50

ATLAS composé de 50 planches, faisant connaître les machines que l'on emploie dans ce service, la disposition pour
attaquer les feux, les positions des Sapeurs dans toutes les
manœuvres, etc.   6 fr.

— SAPEUR-POMPIER, ouvrage composé par le corps
des Officiers formant l'état-major, *publié par ordre du Ministre de la Guerre.* 1 joli volume renfermant une foule de
gravures sur bois imprimées avec le texte. Prix.   3 fr.

SAPEURS-POMPIERS (Théorie des), extrait du Manuel
du Sapeur-Pompier, *imprimé par ordre du Ministre de la
Guerre.*   75 c.

— SAVONNIER, ou l'Art de faire toutes sortes de
Savons, par Mme Gacon-Dufour, MM. Thillaye et
Malepeyre. 1 vol. orné de fig.   3 fr.

— SERRURIER, ou Traité complet et simplifié de cet
Art, par MM. B. et G., serruriers, et Paulin-Desormeaux. 1 volume orné de planches.   3 fr. 50

— SOIERIE, contenant l'Art d'élever les Vers à soie et
de cultiver le Mûrier; l'Histoire, la Géographie et la Fabrication des Soieries, à Lyon, ainsi que dans les autres localités nationales et étrangères, par M. Devilliers. 2 volumes et Atlas.   10 fr. 50

— SOMMELIER, ou la Manière de soigner les Vins,
par M. Julien. 1 vol. avec figures.   3 fr.

— SORCIERS, ou la Magie blanche dévoilée par les

découvertes de la Chimie, de la Physique et de la Mécanique, par MM. COMTE et JULIA DE FONTENELLE. 1 gros vol. orné de planches.	3 fr.

MANUEL DU SOUFFLEUR A LA LAMPE ET AU CHALUMEAU, par M. PÉDRONI, professeur de chimie, un vol. orné de figures.	2 fr. 50

— SUCRE ET RAFFINEUR (Fabricant de), par MM. BLACHETTE, ZÖEGA et JULIA DE FONTENELLE. 1 vol. orné de figures.	3 fr. 50

— STENOGRAPHIE, ou l'Art de suivre la parole en écrivant, par M. H. PRÉVOST. 1 volume.	1 fr. 75

— TABAC (Fabricant et Amateur de), contenant son Histoire, sa Culture et sa Fabrication, par P. CH. JOUBERT. 1 vol.	2 fr. 50

— IMPRIMEUR EN TAILLE-DOUCE, par MM. BERTHIAUD et BOITARD. 1 vol. avec fig.	3 fr.

— TAILLEUR D'HABITS, contenant la manière de tracer, couper et confectionner les Vêtements, par M. VANDAEL, tailleur. 1 vol. orné de pl.	2 fr. 50

— TANNEUR, Corroyeur, Hongroyeur et Boyaudier, par M. JULIA DE FONTENELLE. 1 vol. avec fig.	3 fr. 50

— TAPISSIER, Décorateur et marchand de Meubles, par M. GARNIER AUDIGER, ancien vérificateur du Garde-Meuble de la Couronne. 1 vol. orné de fig.	2 fr. 50

— TÉLÉGRAPHE-ÉLECTRIQUE, ou Traité de l'Électricité et du Magnétisme appliqués à la transmission des signaux, par MM. WALKER et MAGNIER, un vol. orné de figures.	1 fr. 75

— TENEUR DE LIVRES, renfermant un Cours de tenue de Livres à partie simple et à partie double, par M. TREMERY. (Autorisé par l'Université.) 1 vol.	3 fr.

— TEINTURIER, contenant l'Art de Teindre en Laine, Soie, Coton, Fil, etc., par M. VERGNAUD. 1 gros vol. avec figures.	3 fr.

— TERRASSIER, par MM. ETIENNE et MASSON, un vol. orné de 20 planches.	3 fr. 50

— THÉATRAL et du Comédien, contenant les principes sur l'art de la parole, par M. Aristippe BERNIER DE MALIGNY. 1 vol.	3 fr. 50

— TISSERAND, ou description des procédés et machines employés pour les divers tissages, par MM. LORENTZ et JULLIEN. 1 vol. orné de fig.	3 fr. 50

MANUEL DU TOISEUR EN BATIMENT; 1re *partie*: Terrasse et Maçonnerie, par M. LEBOSSU, architecte-expert, 1 vol. avec figures. Voyez *Métreur en bâtiments.* 2 fr. 50

— *Deuxième partie :* Menuiserie, Peinture, Tenture, Vitrerie, Dorure, Charpente, Serrurerie, Couverture, Plomberie, Marbrerie, Carrelage, Pavage, Poêlerie, Fumisterie, etc., par M. LEBOSSU. 1 vol. 2 fr. 50

— **TONNELIER ET BOISSELIER**, suivi de l'Art de faire les Cribles, Tamis, Soufflets, Formes et Sabots, par M. DÉSORMEAUX. 1 vol. avec fig. 3 fr.

— **TOURNEUR**, ou Traité complet et simplifié de cet Art, d'après les renseignements de plusieurs Tourneurs de la capitale, par M. DE VALICOURT. 2 vol. avec pl. 6 fr.

— SUPPLÉMENT à cet ouvrage (tome 3e), un joli volume avec Atlas. 3 fr. 50

— **DU TREILLAGEUR ET MENUISIER DES JARDINS**, par M. DÉSORMEAUX. 1 vol. avec planches. 3 fr.

— **TYPOGRAPHIE, IMPRIMERIE**, par M. FREY, ancien prote. 2 vol. avec planches. 5 fr

— **VERRIER ET FABRICANT DE GLACES**, Cristaux, Pierres précieuses factices, Verres coloriés, Yeux artificiels, par M. JULIA DE FONTENELLE et MALEPEYRE. 2 vol. ornés de planches. 6 fr.

— **VÉTÉRINAIRE**, contenant la connaissance des chevaux, la manière de les élever, les dresser et les conduire, la Description de leurs maladies, les meilleurs modes de traitement, etc., par M. LEBEAU et un ancien professeur d'Alfort. 1 vol. avec planches. 3 fr.

— **VINS DE FRUITS** (Fabrication des), contenant l'art de faire le Cidre, le Poiré, les Boissons rafraîchissantes, Bières économiques, Vins de Grains, de Liqueurs, Hydromels, etc., par MM. ACCUM, GUIL... et MALEPEYRE, 1 vol. 1 fr. 80

— **VIGNERON FRANÇAIS**, ou l'Art de cultiver la Vigne, de faire les Vins, les Eaux-de-Vie et Vinaigres, par M. THIÉBAUT DE BERNEAUD. 1 vol. avec Atlas. 3 fr. 50

— **VINAIGRIER ET MOUTARDIER**, par M. JULIA DE FONTENELLE. 1 vol. avec planches. 3 fr.

— **VINS** (Marchand de), débitants de Boissons et Jaugeage, par M. LAUDIER. 1 vol. avec planches. 3 fr. 50

— **ZOOPHILE**, ou l'Art d'élever et de soigner les animaux domestiques (*voyez* Bouvier). 1 vol. 2 fr. 50

BELLE ÉDITION, FORMAT IN-OCTAVO.

SUITES A BUFFON

FORMANT,

AVEC LES ŒUVRES DE CET AUTEUR,

UN COURS COMPLET

D'HISTOIRE NATURELLE

embrassant

LES TROIS RÈGNES DE LA NATURE.

Les possesseurs des ŒUVRES de BUFFON pourront, avec ses suites, compléter toutes les parties qui leur manquent, chaque ouvrage se vendant séparément, et formant, tous réunis, avec les travaux de cet homme illustre, un ouvrage général sur l'histoire naturelle.

Cette publication scientifique, du plus haut intérêt, préparée en silence depuis plusieurs années, et confiée à ce que l'Institut et le haut enseignement possèdent de plus célèbres naturalistes et de plus habiles écrivains, est appelée à faire époque dans les annales du monde savant.

Les noms des Auteurs indiqués ci-après, sont, pour le public une garantie certaine de la conscience et du talent apporté à la rédaction des différents traités.

ZOOLOGIE GÉNÉRALE (Supplément à Buffon), ou Mémoires et notices sur la zoologie, l'anthropologie et l'histoire de la science, par M. ISIDORE GEOFFROY-SAINT-HILAIRE. 1 volume avec Atlas. Prix : fig. noires. 9 fr. 50
Figures coloriées. 12 fr. 50.
CÉTACÉS (BALEINES, DAU-PHINS, etc.), ou Recueil et examen des faits dont se compose l'histoire de ces animaux, par M. F. CUVIER, membre de l'Institut, professeur au Muséum d'Histoire naturelle, etc. 1 vol. in-8 avec 22 planches (*Ouvrage terminé*), figures noires. 12 fr. 50
Fig. coloriées. 18 fr. 50

REPTILES (Serpents, Lézards, Grenouilles, Tortues, etc.), par M. DUMÉRIL, membre de l'Institut, professeur à la faculté de Médecine et au Muséum d'Histoire naturelle, et M. BIBRON, professeur d'Histoire naturelle, 10 vol. et 10 livraisons de planches, fig. noires. 95 fr.
Fig. coloriées. 125 fr.
(Ouvrage terminé.)

POISSONS, par M.

ENTOMOLOGIE (Introduction à l'), comprenant les principes généraux de l'Anatomie et de la Physiologie des Insectes, des détails sur leurs mœurs, et un résumé des principaux systèmes de classification, etc., par M. LACORDAIRE, doyen de la faculté des sciences à Liège (*Ouvrage terminé, adopté et recommandé par l'Université pour être placé dans les bibliothèques des Facultés et des Collèges, et donné en prix aux élèves*), 2 vol. in-8 et 24 planches, fig. noires. 19 fr.
Fig. coloriées. 29 fr.

INSECTES COLÉOPTÈRES (Cantharides, Charançons, Hannetons, Scarabées, etc.), par M. LACORDAIRE, doyen à l'Université de Liège Tome 1er. 6 fr. 50

ORTHOPTÈRES (Grillons, Criquets, Sauterelles), par M. SERVILLE, ex-président de la Société entomologique de France. 1 vol. et 14 pl. (*Ouvrage terminé*). fig. noires. 9 fr. 50 c., et fig. coloriées. 12 fr. 50 c.

HÉMIPTÈRES (Cigales, Punaises, Cochenilles, etc.), par MM. AMYOT et SERVILLE. 1 vol. et une livraison de pl. (*Ouv. terminé.*) Fig. noires. 9 fr. 50c. Et fig. coloriées. 12 fr. 50c.

LÉPIDOPTÈRES (Papillons), par MM. BOISDUVAL et GUENÉE : tome 1er, avec 2 livraisons de pl.; tom. 5, 6, 7 et 8, avec 3 liv. de pl. Fig. noires. 47 fr. 50
Fig. coloriées. 62 fr. 50

NÉVROPTÈRES (Demoiselles, Éphémères, etc.), par M. le docteur RAMBUR, 1 vol. avec une livraison de planches. (*Ouvrage terminé*). fig. noires 9 fr. 50 c., et fig. coloriées 12 fr. 50 c.

HYMÉNOPTÈRES (Abeilles, Guêpes, Fourmis, etc.), par M. le comte LEPELETIER DE SAINT-FARGEAU et M. BRULLÉ; 4 vol. avec 4 livraisons de planches. (*Ouv. terminé.*)
Fig. noires. 38 fr.
Fig. coloriées. 50 fr.

DIPTÈRES (Mouches, Cousins, etc.), par M. MACQUART, directeur du Mu-

séum d'Histoire naturelle de Lille; 2 vol. in-8 et 24 planches. (*Ouv. terminé.*)
Fig. noires.   · 19 fr.
Fig. coloriées.   · 25 fr.
· — APTÈRES (Araignées, Scorpions, etc.), par M. WALCKENAER et le docteur GERVAIS; 4 vol. avec 5 cahiers de pl. (*Ouv. term.*) Fig. noires.   41 fr.
Fig. coloriées.   56 fr.
CRUSTACÉS (Écrevisses, Homards, Crabes, etc.), comprenant l'Anatomie, la Physiologie et la Classification de ces animaux, par M. MILNE-EDWARDS, membre de l'Institut, etc. (*Ouvrage terminé*), 3 vol. avec 4 livraisons de pl. fig. noires.   31 fr. 50
Fig. coloriées.   43 fr. 50
MOLLUSQUES (Moules, Huîtres, Escargots, Limaces, Coquilles, etc.), par M. DE BLAINVILLE, membre de l'Institut, professeur au Muséum d'Histoire naturelle, etc.
HELMINTHES, ou Vers intestinaux, par M. DUJARDIN, de la Faculté des Sciences de Rennes. 1 vol. avec une livraison de pl. (*Ouvrage terminé*). Prix : fig. noires, 9 fr. 50, et fig. coloriées, 12 fr. 50.
ANNÉLIDES (Sangsues, etc.), par M.
ZOOPHYTES ACALÈPHES (Physale, Béroé, Angèle, etc.) par M. LESSON, correspondant de l'Institut, pharmacien en chef de la Marine, à Rochefort, 1 vol. avec 1 livraison de pl. (*Ouvrage terminé.*) fig. noires.   9 fr. 50
Fig. coloriées.   12 fr. 50
— ÉCHINODERMES (Oursins, Palmettes, etc.), par M.
— POLYPIERS (Coraux, Gorgones, Eponges, etc.), par M. MILNE-EDWARDS, membre de l'Institut, prof. d'Histoire naturelle, etc.
— INFUSOIRES (Animalcules microscopiques), par M. DUJARDIN, doyen de la Faculté des Sciences, à Rennes, 1 vol. avec 2 livraisons de pl. (*Ouv. terminé.*) Fig. noires.   12 fr 50
Fig. coloriées,   18 fr. 50
BOTANIQUE (Introduction à l'étude de la), ou Traité élémentaire de cette science, contenant l'Organographie, la Physiologie, etc., par ALPH. DE CANDOLLE, professeur d'Histoire naturelle à Genève (*Ouvrage terminé, autorisé par l'Université pour les collèges royaux et communaux*). 2 vol. et 8 pl.   16 fr.
VÉGÉTAUX PHANÉROGAMES (Organes sexuels apparents, Arbres, Arbrisseaux, Plantes d'agrément, etc.); par M. SPACH, aide-naturaliste au Muséum

d'Histoire naturelle; 14 v. et 15 livr. de pl., (*ouvrage terminé*) fig. noires 136 fr. Fig. coloriées. 181 fr.

— CRYPTOGAMES, à Organes sexuels peu apparents ou cachés, Mousses, Fougères, Lichens, Champignons, Truffes, etc., par M. BRÉBISSON, de Falaise.

GÉOLOGIE (Histoire, Formation et Disposition des Matériaux qui composent l'écorce du Globe terrestre), par M. HUOT, membre de plusieurs Sociétés savantes. 2 vol. ensemble de plus de 1500 pages, avec un atlas de 24 pl. (*Ouv. terminé.*) 19 fr.

MINÉRALOGIE (Pierres, Sels, Métaux, etc.) par M. ALEX. BRONGNIART, membre de l'Institut, professeur au Muséum d'Histoire naturelle, etc., et M. DELAFOSSE, maître des conférences à l'École Normale, aide-naturaliste, etc., au Muséum d'Histoire naturelle.

CONDITIONS DE LA SOUSCRIPTION.

Les SUITES À BUFFON formeront soixante-quinze volumes in-8 environ, imprimés avec le plus grand soin et sur beau papier; ce nombre paraît suffisant pour donner à cet ensemble toute l'étendue convenable. Ainsi qu'il a été dit précédemment, chaque auteur s'occupant depuis longtemps de la partie qui lui est confiée, l'Éditeur sera à même de publier en peu de temps la totalité des traités dont se composera cette utile collection.

En avril 1854, 55 volumes sont en vente, avec 60 livraisons de planches.

Les personnes qui voudront souscrire pour toute la Collection auront la liberté de prendre par portion jusqu'à ce qu'elles soient au courant de tout ce qui a paru.

POUR LES SOUSCRIPTEURS A TOUTE LA COLLECTION :

Prix du texte, chaque volume (1) d'environ 500 à 700 pages. 5 fr. 50

Prix de chaque livraison d'environ 10 pl. noires. 3 fr.
— coloriées. 6 fr.

Nota. les personnes qui souscriront pour des parties séparées, paieront chaque volume 6 fr. 50. Le prix des volumes papier vélin sera double du papier ordinaire.

(1) L'Éditeur ayant à payer pour cette collection des honoraires aux auteurs, le prix des volumes ne peut être comparé à celui des réimpressions d'ouvrages appartenant au domaine public et exempts de droits d'auteurs, tels que Buffon, Voltaire, etc.

ANCIENNE COLLECTION
DES
SUITES A BUFFON,

FORMAT IN-18; •

Formant avec les OEuvres de cet Auteur

UN COURS COMPLET D'HISTOIRE NATURELLE,

CONTENANT

LES TROIS RÈGNES DE LA NATURE;

Par Messieurs

Bosc, Brongniart, Bloch, Castel, Guérin, de Lamarck,
Latreille, de Mirbel, Patrin, Sonnini et de Tigny;

La plupart Membres de l'Institut et professeurs au Jardin des Plantes.

*Cette Collection, primitivement publiée par les soins de
M. Déterville, et qui est devenue la propriété de M. Roret, ne
peut être donnée par d'autres éditeurs, n'étant pas, comme
les OEuvres de Buffon, dans le domaine public.*

*Les personnes qui auraient les suites de Lacépède, contenant
seulement les Poissons et les Reptiles, auront la liberté de ne
pas les prendre dans cette collection.*

*Cette Collection forme 54 volumes, ornés d'environ 600 planches, dessinées d'après nature par Desève, et précieusement
terminées au burin. Elle se compose des ouvrages suivants:*

HISTOIRE NATURELLE DES INSECTES, composée d'après Réaumur, Geoffroy, Degeer, Roesel, Linné,
Fabricius, et les meilleurs ouvrages qui ont paru sur cette
partie, rédigée suivant les méthodes d'Olivier, de Latreille,
avec des notes, plusieurs observations nouvelles et des figures dessinées d'après nature: par F.-M.-G. DE TIGNY et
BROGNIART, pour les généralités. Edition ornée de beaucoup de figures, augmentée et mise au niveau des connaissances actuelles, par M. GUÉRIN. 10 vol. ornés de planches,
figures noires.   23 fr. 40

Le même ouvrage, figures coloriées.   39 fr.

— NATURELLE DES VÉGÉTAUX classés par familles, avec la citation de la classe et de l'ordre de Linné, et l'indication de l'usage qu'on peut faire des plantes dans les arts, le commerce, l'agriculture, le jardinage, la médecine, etc.; des figures dessinées d'après nature, et un GENERA complet, selon le système de Linné, avec des renvois aux familles naturelles de Jussieu ; par J.-B. LAMARCK, membre de l'Institut, professeur au Muséum d'Histoire naturelle, et par C.-F.-B. MIRBEL, membre de l'Académie des Sciences, professeur de botanique. Edition ornée de 120 planches représentant plus de 1600 sujets. 15 volumes ornés de planches, figures noires.												30 fr. 90

Le même ouvrage, figures coloriées.							46 fr. 50

HISTOIRE NATURELLE DES COQUILLES, contenant leur description, leurs mœurs et leurs usages, par M. Bosc, membre de l'Institut. 5 vol. ornés de planches, figures noires.												10 fr. 65

Le même ouvrage, figures coloriées.							16 fr. 50

— NATURELLE DES VERS, contenant leur description, leurs mœurs et leurs usages, par M. Bosc. 3 vol. ornés de planches, figures noires.												6 fr. 50

Le même ouvrage, figures coloriées.							10 fr. 50

— NATURELLE DES CRUSTACÉS, contenant leur description, leurs mœurs et leurs usages, par M. Bosc. 2 vol. ornés de planches, figures noires.							4 fr. 75

Le même ouvrage, figures coloriées.							8 fr.

— NATURELLE DES MINÉRAUX, par M. E.-M. PATRIN, membre de l'Institut. Ouvrage orné de 40 planches, représentant un grand nombre de sujets dessinés d'après nature. 5 volumes ornés de planches, figures noires.												10 fr. 50

Le même ouvrage, figures coloriées.							16 fr. 50

— NATURELLE DES POISSONS, avec des figures dessinées d'après nature, par BLOCH. Ouvrage classé par ordres, genres et espèces, d'après le système de Linné, avec les caractères génériques, par RÉNÉ RICHARD CASTEL. Edition ornée de 160 planches représentant 600 espèces de poissons, 10 volumes.											26 fr. 20

Avec figures coloriées.							47 fr.

— NATURELLE DES REPTILES, avec des figures dessinées d'après nature, par SONNINI, homme de lettres et naturaliste, et LATREILLE, membre de l'Institut. Edition ornée de 54 planches, représentant environ 150 espèces différentes de serpents, vipères, couleuvres, lézards, grenouilles,

tiques, etc. 4 vol. avec planches, figures noires. 9 fr. 85
Le même ouvrage, figures coloriées. 17 fr.

*Cette collection de 54 volumes a été annoncée en 108 demi-
volumes; on les enverra brochés de cette manière aux personnes qui en feront la demande.*
Tous les ouvrages ci-dessus sont en vente.

BOTANIQUE ET HISTOIRE NATURELLE.

(Voir aussi la Collection de Manuels, page 5.)

ANNALES (NOUVELLES) DU MUSÉUM D'HIS-
TOIRE NATURELLE, recueil de mémoires de MM. les
professeurs administrateurs de cet établissement, et autres
naturalistes célèbres, sur les branches des sciences naturelles
et chimiques qui y sont enseignées. Années 1832 à 1835,
4 vol. in-4. Prix : 30 fr. chaque volume.

APERÇU SUR LES ANIMAUX UTILES ET NUI-
SIBLES de la Belgique, par SÉLYS-LONGCHAMP. 2 fr.

LES ARBRES ET ARBRISSEAUX de l'Europe et
leurs insectes, par MACQUART, in-8. 6 fr.

ARCHIVES DE LA FLORE DE FRANCE et D'AL-
LEMAGNE, par SCHULTZ, 1842. In-8.

Il paraîtra plusieurs feuilles par an. Prix : 50 c. par
feuille.

ARCHIVES DU MUSÉUM D'HISTOIRE NATU-
RELLE, publiées par les professeurs administrateurs de
cet établissement.

Cet ouvrage fait suite aux *Annales,* aux *Mémoires* et aux
Nouvelles Annales du Muséum.

Il paraît par volumes in-4, sur papier grand-raisin, d'environ 60 feuilles d'impression, et orné de 30 à 40 planches
gravées par les meilleurs artistes, et dont 15 à 20 sont coloriées avec le plus grand soin.

Il en paraît un volume par an, divisé en quatre livraisons.

Prix de chaque volume { Papier ordinaire. 40 fr.
{ Papier vélin. 80

BOTANIQUE (la), de J.-J. Rousseau, contenant tout ce
qu'il a écrit sur cette science, augmentée de l'exposition de
la méthode de Tournefort et de Linné, suivie d'un Dictionnaire de botanique et de notes historiques; par M. Dr-

VILLE. 2e édition, 1 gros volume in-12, orné de 8 planches. 4 fr.

Figures coloriées. 5 fr.

BOTANOGRAPHIE BELGIQUE, ou Flore du nord de la France et de la Belgique proprement dite, par TH. LESTIBOUDOIS. 2 vol. in-8. 14 fr.

BOTANOGRAPHIE ÉLÉMENTAIRE, ou Principes de Botanique, d'Anatomie et de Physiologie végétale, par TH. LESTIBOUDOIS. in-8. 7 fr.

CALENDRIER DE FLORE, ou Etudes de Fleurs d'après nature. 3 vol. in-8. 10 fr.

CATALOGUE DE LA FAUNE DE L'AUBE, ou Liste méthodique des animaux de cette partie de la Champagne, par J. RAY. In-12. 2 fr. 50

— DES LÉPIDOPTÈRES, ou Papillons de la Belgique, précédé du tableau des Libellulines de ce pays, par M. DE SÉLIS-LONGCHAMPS. In-8. 2 fr.

CAVERNES (des), de leur origine et de leur mode de formation, par TH. VIRLET. In-8. 1 fr.

COLLECTION ICONOGRAPHIQUE ET HISTORIQUE DES CHENILLES, ou Description et figures des chenilles d'Europe, avec l'histoire de leurs métamorphoses, et des applications à l'agriculture, par MM. BOISDUVAL, RAMBUR et GRASLIN.

Cette collection se composera d'environ 70 livraisons, format grand in-8, et chaque livraison comprendra *trois planches coloriées* et le texte correspondant.

Le prix de chaque livraison est de 3 fr. sur papier vélin, et franche de port 3 fr. 25 c. — *42 livraisons ont déjà paru.*

Les dessins des espèces qui habitent les environs de Paris, comme aussi ceux des chenilles que l'on a envoyées vivantes à l'auteur, ont été exécutés avec autant de précision que de talent. L'on continuera à dessiner toutes celles que l'on pourra se procurer en nature. Quant aux espèces propres à l'Allemagne, la Russie, la Hongrie, etc., elles seront peintes par les artistes les plus distingués de ces pays.

Le texte est imprimé sans pagination; chaque espèce aura une page séparée, que l'on pourra classer comme on voudra. Au commencement de chaque page se trouvera le même numéro qu'à la figure qui s'y rapportera, et en titre le nom de la tribu, comme en tête de la planche.

Cet ouvrage, avec l'Icones des Lépidoptères de M. Boisduval, de beaucoup supérieurs à tout ce qui a paru jusqu'à présent, formeront un supplément et une suite indispensable aux ouvrages de Hubner, de Godart, etc. Tout ce que nous pouvons

dire en faveur de ces deux ouvrages remarquables peut se ré-
duire à cette expression employée par M. Dejean dans le cin-
quième volume de son Species : *M. Boisduval est de tous nos*
entomologistes celui qui connaît le mieux les lépidoptères.

CONFÉRENCES SUR LES APPLICATIONS DE
L'ENTOMOLOGIE A L'AGRICULTURE, précédées
d'un discours, par M. MACQUART. (Extrait des publications
agricoles de la Société des sciences, de l'agriculture et des
arts de Lille), br. in-8o.   75 c.

CONNAISSANCES (Des) CONSIGNÉES DANS LA
BIBLE, mises en parallèle avec les découvertes des sciences
modernes, par M. MARCEL DE SERRES. In-8.   1 fr. 50

CONSPECTUS SYSTEMATIS Ornithologiæ, in-f°, par
M. le Prince CHARLES BONAPARTE.   2 f. 50
———————   Mastologiæ,   *idem.*   2   50
———————   Herpetologiæ,   *idem.*   2   50
———————   Icthyologiæ,   *idem.*   2   50

COUPE THEORIQUE DES DIVERS TERRAINS,
ROCHES ET MINÉRAUX qui entrent dans la composi-
tion du sol du Bassin de Paris, par MM. CUVIER et ALEXAN-
DRE BRONGNIART. Une feuille in-fol.   2 fr. 50

COURS D'ENTOMOLOGIE, ou de l'Histoire naturelle
des crustacés, des arachnides, des myriapodes et des insectes, à l'usage des élèves de l'Ecole du Muséum d'Histoire
naturelle, par M. LATREILLE, professeur, membre de l'Institut, etc., contenant le discours d'ouverture du cours.
— Tableau de l'histoire de l'entomologie. — Généralités de
la classe des crustacés et de celle des arachnides, des myriapodes et des insectes. — Exposition méthodique des ordres,
des familles, et des genres des trois premières classes.
1 gros vol. in-8, et un Atlas composé de 24 planches. 15 fr.

COURS D'HISTOIRE NATURELLE conforme au nouveau programme de l'Université, par M. FOURNEL. 1re partie. — *Règne animal.* In-8.   6 fr.

DESCRIPTION DES FOSSILES DES TERRAINS
MIOCENES DE L'ITALIE SEPTENTRIONALE, par
MICHELOTTI. 1 v. in-4 cart. et 17 pl. noires. Leyde, 1847. 40 f.

DESCRIPTION ET FIGURES DES PLANTES
NOUVELLES *et rares du jardin botanique de Leyde,* etc.,
par H. de VRIÈSE. 1 vol. en 5 liv. in-folio de 5 pl. et 3 à
5 feuilles de texte. La 1re liv. a paru. Prix   15 fr.

DESCRIPTION GÉOLOGIQUE DE LA PARTIE

MÉRIDIONALE DE LA CHAINE DES VOSGES, par M. Rozet, capitaine au corps royal d'état-major. In-8, orné de planches et d'une jolie carte. 40 fr.

* DESCRIPTION GÉOLOGIQUE DES ENVIRONS DE PARIS, par MM. G. Cuvier et A. Brongniart. In-4, figures. 40 fr.

DESCRIPTION DES MOLLUSQUES FLUVIATILES ET TERRESTRES DE LA FRANCE, et plus particulièrement du département de l'Isère, ouvrage orné de planches représentant plus de 140 espèces, par M. Albin Gras. In-8. 5 fr.

—OURSINS FOSSILES (Des), ou Notions sur l'Organisation et la Glossologie de cette classe, p. Albin Gras. In-8. 6 fr.

DICTIONNAIRE DE BOTANIQUE MÉDICALE ET PHARMACEUTIQUE, contenant les principales propriétés des minéraux, des végétaux et des animaux, avec les préparations de pharmacie, internes et externes, les plus usitées en médecine et en chirurgie, etc., par une Société de médecins, de pharmaciens et de naturalistes. Ouvrage utile à toutes les classes de la société, orné de 17 grandes planches représentant 278 figures de plantes gravées avec le plus grand soin, 3e *édition*, revue, corrigée et augmentée de beaucoup de préparations pharmaceutiques et de recettes nouvelles, par M. Julia de Fontenelle et Barthez. 2 gros vol. in-8, figures noires. 18 fr.

Le même, figures coloriées d'après nature. 25 fr.

Cet ouvrage est spécialement destiné aux personnes qui sans s'occuper de la médecine, aiment à secourir les malheureux.

* DICTIONNAIRE (nouveau) D'HISTOIRE NATURELLE appliquée aux arts, à l'agriculture, à l'économie rurale et domestique, à la médecine, etc., par une Société de naturalistes et d'agriculteurs. 36 vol. in-8, fig. noires. 120 fr.

Idem, figures coloriées. 250 fr.

* DICTIONNAIRE RAISONNÉ ET UNIVERSEL D'HISTOIRE NATURELLE, contenant l'histoire des animaux, des végétaux et des minéraux, par Valmont de Bomare. 15 volumes in-8. 35 fr.

DILUVIUM (du). Recherches sur les dépôts auxquels on doit donner ce nom et sur les causes qui les ont produits, par M. Melleville; in-8. 2 fr. 50

DIPTÈRES DU NORD DE LA FRANCE. Par M. Macquart. 2 volumes in-8. 12 fr.

DIPTÈRES EXOTIQUES NOUVEAUX OU PEU

CONNUS, par M. J. MACQUART, membre de plusieurs sociétés savantes; liv. 1 et 2, et supplém.; 6 livraisons in-8; prix, figures noires.

Le même ouvrage, fig. coloriées.

Le Supplément 1846-1847-1848. 4 vol. in-8.

— Idem, figures coloriées.

DISCOURS SUR L'AVENIR PHYSIQUE DE LA TERRE, par MARCEL DE SERRES, professeur de minéralogie et de géologie à la Faculté des Sciences de Montpellier, in-8; prix ... 2 fr. 50

ÉLÉMENTS DE MINÉRALOGIE appliquée aux sciences chimiques, d'après Berzélius, par MM. GIRARDIN et LECOCQ, 2 volumes in-8. ... 14 fr.

ÉLÉMENTS DES SCIENCES NATURELLES, par A.-M. CONSTANT-DUMÉRIL. 5e édition, 1846, 2 vol. in-12, fig. ...

ÉNUMÉRATION DES ENTOMOLOGISTES VIVANTS, suivie de notes sur les collections entomologiques des musées d'Europe, etc., avec une table des résidences des entomologistes. Par SILBERMANN, in-8. ... 3 fr.

ESQUISSES ORNITHOLOGIQUES, descriptions et figures d'oiseaux nouveaux ou peu connus, par le vicomte BERNARD DU BUS. 1re livraison. Bruxelles, 1845, in-4.
Il paraîtra 20 livraisons, de 5 pl. col. à 12 fr. la liv.

ESSAI MONOGRAPHIQUE sur les Campagnols des environs de Liège, par M. DE SÉLYS-LONGCHAMPS, in-8, figures. ... 3 fr.

ESSAI SUR L'HISTOIRE NATURELLE DU BRABANT, par feu M. ... (Mammifères) ... 2 fr. 50
(Analyse et Extraits par M. DE SÉLYS-LONGCHAMPS.)

ESSAI SUR L'HISTOIRE NATURELLE DES SERPENTS de la Suisse, par J. F. WYDER, in-8, fig. ... 2 fr. 50

ESSAIS DE ZOOLOGIE GÉNÉRALE, ou Mémoires et notices sur la Zoologie générale, l'anthropologie et l'histoire de la science, par M. ISIDORE GEOFFROY SAINT-HILAIRE, 1 volume in-8, orné de planches noires. ... 8 fr. 50
Figures coloriées. ...

ÉTUDES DE MICROMAMMALOGIE, revue des ...

reux, ainsi que les arvicules d'Europe, suivies d'un index méthodique des mammifères européens, par M. BOIÉ DE SAINT-LONGCHAMPS. 1 volume in-8. ... fig. noires. 5 fr.

ÉTUDES PROGRESSIVES D'UN NATURALISTE, pendant les années 1834 et 1835, par M. I. GEOFFROY SAINT-HILAIRE. Paris, 1835, in-4, figures coloriées. 15 fr.

ÉTUDES SUR L'ANATOMIE et la Physiologie des Végétaux, par THEM. LESTIBOUDOIS, in-8, fig. 6 fr.

EUROPEORUM MICROLEPIDOPTERORUM Index methodicus, sive Spirales, Tortrices, Tineæ et Alucitæ Linneæ. Auct. A. GUÉNÉE. Pars prima, in-8. 3 fr. 75

FACULTÉS INTÉRIEURES DES ANIMAUX INVERTÉBRÉS; par M. MACQUART, 1 vol. in-8. 5 fr.

FAUNA JAPONICA, sive descriptio animalium quæ in itinere per Japoniam jussu et auspiciis superiorum, qui summum in India Batava imperium tenent, suscepto annis 1823-1830; collegit, notis, observationibus et adumbrationibus illustravit PH. FR. DE SIEBOLD. Prix de chaque livraison, 26 fr. en noir; celles en couleur 32 fr.

Cet ouvrage, auquel participent pour sa rédaction MM. Temminck, Schlegel et Dehaan, se continue avec activité. 41 livraisons sont en vente; savoir: Mammalogie, 5 liv.; Reptiles, 3 liv.; Crustacés, 7 liv.; Poissons, 16 liv.; Oiseaux, 12 liv.

FAUNE DE L'OCÉANIE, par le docteur BOISDUVAL. Un gros vol. in-8, imprimé sur grand papier vélin. 10 fr.

FAUNE ENTOMOLOGIQUE DE MADAGASCAR, BOURBON ET MAURICE. — *Lépidoptères*, par le docteur BOISDUVAL, avec des notes sur les métamorphoses par M. SGANZIN.

Huit livraisons, renfermant chacune 2 pl. coloriées, avec le texte correspondant, sur papier vélin. 32 fr.

FILLE BICORPS de Prunay (sous Abb.), connue dans la science sous le nom de *Ischiopage* de Prunay, par M. GEOFFROY SAINT-HILAIRE. In-4. Figures. 3 fr.

FLORA JAPONICA, sive Plantæ quas in imperio Japonico collegit, descripsit, ex parte in ipsis locis pingendas curavit, D. PH. FR. DE SIEBOLD. Prix de chaque livraison 16 fr. coloriée, et 8 fr. noire. Il en paraît 35 livraisons.

FLORA JAVÆ nec non insularum adjacentium, auctore BLUME. In-folio. Bruxelles. Livraisons 1 à 35. 15 fr. chacune.

FLORE DU CENTRE DE LA FRANCE et du bassin de la Loire, par M. A. BOREAU, directeur du Jardin des Plantes d'Angers, etc. 2e édition. 2 vol. in-8; prix: 13 fr.

FLORE DES JARDINS ET DES GRANDES CULTURES, etc., par SERINGE, 3 vol. in-8°. 27 fr.

FRAGMENTS BIOGRAPHIQUES, précédés d'études sur la vie, des ouvrages et les doctrines de Buffon, par M. GEOFFROY SAINT-HILAIRE. In-8. 9 fr.

GENERA ET INDEX METHODICUS Europæorum Lepidopterorum, pars prima sistens Papiliones sphinges, Bombyces noctuas, auctore BOISDUVAL. 1 vol. in-8. 5 fr.

HERBARII TIMORENSIS DESCRIPTIO, cum tabulis 6 æneis, auctore J. DECAISNE. 1 vol. in-4. 15 fr.

HERBIER GÉNÉRAL DES PLANTES DE FRANCE ET D'ALLEMAGNE, par M. SCHULTZ. In-folio, livraisons 1 à 4. 20 fr. chacune.

*HISTOIRE ABRÉGÉE DES INSECTES, par M. GEOFFROY. 2 vol. in-4, figures. 25 fr.

HISTOIRE DES MŒURS ET DE L'INSTINCT DES ANIMAUX, distributions naturelles de toutes leurs classes, par J. J. VIREY. 2 vol. in-8. 12 fr.

HISTOIRE DES PROGRÈS DES SCIENCES NATURELLES, depuis 1789 jusqu'en 1831, par M. le baron G. CUVIER. 5 vol. in-8. 22 fr. 50.

Le tome 5 séparément. 7 fr.

Le Conseil royal de l'Université a décidé que cet ouvrage serait placé dans les bibliothèques des collèges et donné en prix aux élèves.

HISTOIRE D'UN PETIT CRUSTACÉ (...lina, LEACH.), auquel on a faussement attribué la coloration en rouge des marais salants méditerranéens, etc., par N. JOLY. In-4, figes. 3 fr.

HISTOIRE NATURELLE DES LÉPIDOPTÈRES RHOPALOCÈRES, ou Papillons diurnes des départements des Haut et Bas-Rhin, de la Moselle, de la Meurthe et des Vosges, publiée par L. P. CANTENER. 13 livraisons in-8, fig. col. 26 fr.

HISTOIRE NATURELLE ET MYTHOLOGIQUE DE L'IBIS, par J.-C. SAVIGNY. In-8, avec 6 pl. 4 fr.

*HISTOIRE NATURELLE GÉNÉRALE ET PARTICULIÈRE, par M. le comte de BUFFON; nouvelle édition accompagnée de notes, etc., rédigée par M. SONNINI. Paris, Dufart. 127 vol. in-8. 300 fr.

HISTOIRE NATURELLE, ou éléments de la Faune

française, par MM. Braguier et Mauratti. In-12, cahiers 1 à 5, à 2 francs chaque. . . . . 10 fr.

ICONES HISTORIQUES DES LÉPIDOPTÈRES NOUVEAUX OU PEU CONNUS, collection, avec figures coloriées, des papillons d'Europe nouvellement découverts, ouvrage formant le complément de tous les auteurs iconographes, par le docteur BOISDUVAL.

Cet ouvrage se composera d'environ 50 livraisons grand in-8, comprenant chacune deux planches coloriées et le texte correspondant; prix, 3 francs la livraison sur papier vélin, et franche de port. . . . . 3 fr. 25.

Comme il est probable que l'on découvrira encore des espèces nouvelles dans les contrées de l'Europe qui n'ont pas été bien explorées, l'on aura soin de publier, chaque année, une ou deux livraisons pour tenir les souscripteurs au courant des nouvelles découvertes. Ce sera en même temps un moyen très-avantageux et très-prompt pour MM. les entomologistes, qui auront trouvé un lépidoptère nouveau, de pouvoir les publier les premiers. C'est-à-dire que, si, après avoir subi un examen nécessaire, leur espèce est réellement nouvelle, leur description sera imprimée textuellement; ils pourront même en faire tirer quelques exemplaires à part. — 42 livraisons ont déjà paru.

ICONOGRAPHIA DELLA FAUNA ITALICA, di CARLO-LUCIANO BONAPARTE, principe di Musignano, 30 livraisons in-folio à 21 fr. 60 chaque.

ICONOGRAPHIE ET HISTOIRE DES LÉPIDOPTÈRES ET DES CHENILLES DE L'AMÉRIQUE SEPTENTRIONALE, par le docteur BOISDUVAL, et par le major JOHN LECONTE, de New-York.

Cet ouvrage, dont il n'avait paru que huit livraisons, et interrompu par suite de la révolution de 1830, va être continué avec rapidité. Les livraisons 1 à 26 sont en vente, et les suivantes paraîtront à des intervalles très-rapprochés.

L'ouvrage comprendra environ 50 livraisons. Chaque livraison contient 3 planches coloriées, et le texte correspondant. Prix pour les souscripteurs, 5 fr. la livraison.

ICONOGRAPHIE ET HISTOIRE NATURELLE DES COLÉOPTÈRES D'EUROPE, famille des *Carabiques*, par M. le comte DEJEAN et M. le docteur BOISDUVAL. 46 livraisons gr. in-8, fig. col. A 6 fr. la liv. . . . 276 fr.

ILLUSTRATIONES PLANTARUM ORIENTALIUM, ou Choix de Plantes nouvelles ou peu connues de l'Asie occidentale, par M. le comte JAUBERT et M. SPACH. Cet ouvrage formera 5 vol. grand in-4, composés chacun de 100 planches et d'environ 30 feuilles de texte; il paraît par livraisons de 10 planches. Le prix de chacune est de 15 fr. Il en a paru 41 livraisons.

INSECTA CAFFRARIA, annis 1838-45, à J. V. VAHLBERG, collecta descripsit CAROLUS H. BOHEMAN. Pars 1. Fasc. 1. COLEOPTERA (*Carabici, Hydrocanthari, Gyrinii et Staphylinii*). 1 vol. in-8°. 8 fr.

INSECTA SUECICA, descripta a Leonardo GYLLENHAL. Scaris, 1808 à 1827. 4 vol. in-8. 48 fr.

INTRODUCTION A L'ETUDE DE LA BOTANIQUE, par PHILIBERT. 3 vol. in-8°; fig. col. 18 fr.

ITER HISPANIENSE or a synopsis of plants collected in the Southern provinces of Spain and Portugal, by P. B. WEBB. In-8°. 3 fr.

MÉMOIRES DE L'ACADÉMIE DES SCIENCES ET LETTRES DE MONTPELLIER. — Mémoire de la section des sciences, 1847—1848, 2 forts vol. in-4°, avec fig. Chaque. 6 fr.

MÉMOIRE SUR LA FAMILLE DES COMBRÉTACÉES, par M. DE CANDOLLE. In-4°; fig. 3 fr.

MÉMOIRE SUR LES TERMITES observés à Rochefort et dans divers autres lieux du département de la Charente-Inférieure, par M. BOBE-MOREAU. In-8°. 3 fr.

MÉMOIRE DE LA SOCIÉTÉ DE PHYSIQUE DE GENÈVE, in-4°. — Divers Mémoires séparés sur les *Selaginées*, les *Lythraires*, les *Dypsacées*, le *Mont-Somma*, etc.

— DE LA SOCIÉTÉ D'HISTOIRE NATURELLE de Paris. 5 vol. in-4° avec planches. Prix : 20 fr. chaque volume. Prix total. 100 fr.

MÉMOIRES DE LA SOCIÉTÉ ROYALE DES SCIENCES DE LIÉGE. Tome 1, 1843, in-8°. 8 fr.

— Tome 2, 1845. 10 fr.

— Tome 3, 1845 (contenant la Monog. des Coléoptères subptentamères-phytophages, par LACORDAIRE, t. 1). 12 fr.

— Tome 4, 2e partie, in-8° et atlas. 10 fr.

— Tome 5, 1848. Monog. des Coléoptères subptentamères-phytophages, par M. LACORDAIRE, tome 2. 12 fr.

— Tome 6, 1849. Monog. des Odonates, 1 vol. 10 fr.

— Tome 7, 1851. Exposé élémentaire de la Théorie des Intégrales, définies, par MEYER. 1 vol. in-8° 10 fr.

— Tome 9, contenant la Monographie des Calopterygines, par M. de Selys-Longchamps. 1 vol. in-8. 12 fr.

* MÉMOIRES pour servir à l'Histoire des Insectes, par M.
RÉAUMUR. 6 vol. in-4°. 50 fr.

MÉMOIRES SUR LES ANIMAUX SANS VERTÈ-
BRES, par J.-C. SAVIGNY. Paris, 1816, 1re partie, premier fascicule, avec 12 pl. 6 fr.

— 2e partie, premier fascicule, avec 24 pl. col. 24 fr.

MÉMOIRES SUR LES MÉTAMORPHOSES DES CO-
LÉOPTÈRES, par DE HAAN. In-4°, fig. 10 fr.

MONITEUR (Le) DES INDES orientales et occiden-
tales, Recueil de Mémoires et de Notices scientifiques et
industrielles, etc.; publié par F. DE SIÉBOLD et P. MEL-
VILL DE CARNBÉE. 1846, nos 1, 2, 3, un cahier in-4.

MONOGRAPHIE DES ÉROTYLIENS, famille de l'ordre des Coléoptères, par M. Th. LACORDAIRE. In-8. 9 fr.

— DES LIBELLULIDÉES D'EUROPE, par Edm. DE
SÉLYS-LONGCHAMPS. 1 vol. gr. in-8, avec quatre planches
représentant 44 figures. Prix : 5 fr.

MONOGRAPHIA CASSIDIDARUM auctore CARO-
LO H. BOHEMAN. Tomus primus, cum tab. IV. Holmiæ,
1850. 1 vol. in-8°. 14 fr.

MONOGRAPHIA CASSIDIDARUM. Tome 2. 1854.
14 fr.

NATURE (La) CONSIDÉRÉE comme force instinctive
des organes, par J. GUISLAIN. In-8. 2 fr. 50

NOTICE SUR LES DIFFÉRENCES SEXUELLES
des Diptères du genre Dolichopus, tirées des nervures des
ailes; par M. MACQUART, 1844, in-8. 1 fr.

NOTICE SUR L'HISTOIRE, les Mœurs et l'Organisation de la Girafe, par M. JOLY. In-8. 1 fr.

NOTICES SUR LES LIBELLULIDÉES, extraites des
Bulletins de l'Académie de Bruxelles, par Edm. DE SÉLYS-
LONGCHAMPS. In-8, fig. 2 fr.

OBSERVATIONS BOTANIQUES, par B.-C. DUMOR-
TIER. In-8. 4 fr.

— OISEAUX (Sur les) AMÉRICAINS admis dans la
Faune européenne, par M. SÉLYS-LONGCHAMPS, 1 volume in-8°. 1 fr. 25

OBSERVATIONS SUR LES PHÉNOMÈNES PÉ-
RIODIQUES DU RÈGNE ANIMAL, et particulièrement
sur les migrations des oiseaux en Belgique de 1841 à 1846,
résumées par E. DE SÉLYS-LONGCHAMPS. Brochure in-4°,
prix : 3 fr. 50

OISEAUX AMÉRICAINS (Sur les) admis dans la Faune européenne, par M. DE SÉLYS-LONGCHAMPS. In-8. 1 fr. 25

ORNITHOLOGIE EUROPÉENNE ou Catalogue analytique et raisonné des oiseaux observés en Europe, par M. DEGLAND. 2 vol. in-8°. 18 fr.

* PAPILLONS D'EUROPE peints d'après nature, par ERNST. 8 tomes en 4 vol. in-4, avec 342 pl. col. 200 fr.

*PAPILLONS EXOTIQUES DES TROIS PARTIES DU MONDE, l'Asie, l'Afrique et l'Amérique, par F. CRAMERS. 4 vol. in-4, rel., avec 400 planches coloriées. 400 fr.

PLANTES (les), Poëme, par R. R. CASTEL; nouvelle édition, ornée de 5 figures en taille douce. In-18. 3 fr.

PLANTES RARES DU JARDIN DE GENÈVE, par A. P. DE CANDOLLE; livraisons 1 à 4, in-4, fig. col.; 15 fr. la livraison. Prix total. 60 fr.

PRINCIPES DE PHILOSOPHIE ZOOLOGIQUE discutés, en mars 1830, au sein de l'Académie des Sciences, par M. GEOFFROY-SAINT-HILAIRE. 1 vol. in-8°. 4 fr. 50

RECHERCHES HISTORIQUES, ZOOLOGIQUES, ANATOMIQUES ET PALÉONTOLOGIQUES sur la Girafe, par MM. N. JOLY et A. LAVOCAT. In-4, fig. 10 fr.

RECHERCHES SUR LE DÉVELOPPEMENT et les Métamorphoses d'une petite Salicoque d'eau douce, par M. JOLY. In-8. 2 fr.

REGNE ANIMAL, d'après M. DE BLAINVILLE, disposé en séries, en procédant de l'homme jusqu'à l'éponge, et divisé en trois sous-règnes; tableau supérieurement gravé. Prix: 3 fr. 50

Et collé sur toile, avec gorge et rouleau. 8 fr.

REVUE ENTOMOLOGIQUE, publiée par G. SILBERMANN. Strasbourg, 1833 à 1837; 5 vol. in-8. 36 fr. par an. (2 vol.)

*RUMPHIUS (G. Ev.); Cabinet des raretés de l'île d'Amboine (en hollandais). Amsterdam, 1705; in-folio, fig. 50 fr.

*RUMPHII (G. Ev.) Herbarium Amboinense, Belgico et Lat., cura et studio J. BURMANNI. Amstelod., 1750; 7 vol. in-folio 200 fr.

RÉCAPITULATION DES HYBRIDES OBSERVÉS DANS LA FAMILLE DES ANATIDÉES, par E. DE SÉLYS-LONGCHAMPS, brochure in-8°. 1 fr. 25

RUMPHIA, sive Commentationes botanicæ imprimis de plantis Indiæ Orientalis, tum penitus incognitis, tum quæ in bilia Rheedii, Rumphii, Roxburghii Gallichii, aliorum recensentur, auctore C.-L. BLUME, cognomine RUMPHIO. Le prix de chaque livraison est fixé, pour les souscripteurs, à 15 fr. L'ouvrage complet, 40 livraisons, 600 fr.

SINGULORUM GENERUM CURCULIONIDUM unam alteramve speciem, additis Iconibus a David LABRAM, illustravit L. IMHOF. Fascic. 1 à 7, in-12. à 2 fr. chaque.

SPECIES GÉNÉRAL DES COLÉOPTÈRES, de M. DEJEAN, avec les Hydrocanthares de M. AUBÉ. 7 vol. in-8°. 100 fr.

L'on vend séparément le tome V en deux parties (ce volume a été détruit dans un incendie). 35 fr.

SYNONYMIA INSECTORUM. — GENERA ET SPECIES CURCULIONIDUM (ouvrage comprenant la synonymie et la description de tous les Curculionites connus) par M. SCHOENHERR. 8 tomes en 16 parties. (*Ouvrage terminé.*) Prix 144 fr.

CURCULIONIDUM DISPOSITIO methodica cum generum characteribus, descriptionibus atque observationibus variis, seu Prodromus ad Synonymiæ insectorum partem IV, auctore C.-J. SCHOENHERR. 1 vol. in-8. Lipsiæ, 1826. 7 fr.

L'éditeur vient de recevoir de Suède et de mettre en vente le petit nombre d'exemplaires restant de la Synonymia insectorum du même auteur. Chaque volume qui compose ce dernier ouvrage est accompagné de planches coloriées, dans lesquelles l'auteur a fait représenter des espèces nouvelles.

SYNONYMIA INSECTORUM. Oder Versuch, etc. SCHOENHERR. Skara et Upsaliæ, 1817. 4 vol. in-8. 50 fr.

SPECTACLE (le) DE LA NATURE, ou Entretiens sur l'Histoire naturelle, suivi de l'Histoire du Ciel, par PLUCHE. 11 vol. in-12. 20 fr.

STATISTIQUE GÉOLOGIQUE ET MINÉRALOGIQUE du Département de l'Aube, par A. LEYMERIE. Troyes, 1846, 1 vol. in-8 et Atlas in-4. Prix 15 fr.

TABLEAU DE LA DISTRIBUTION MÉTHODIQUE DES ESPÈCES MINÉRALES, suivie, dans le cours de minéralogie fait au Muséum d'Histoire naturelle en 1833, par M. Alexandre BRONGNIART, professeur. Brochure in-8. 2 fr.

TABLEAU DU RÈGNE VÉGÉTAL, d'après la méthode de A.-L. DE JUSSIEU, modifiée par M. A. RICHARD, com-

prenant toutes les familles naturelles, par M. Ch. D'ORBIGNY. 2e édition; 1 feuille et quart in-plano.   2 fr.
Idem, coloriée.   3 fr.
TAILLE DU POIRIER ET DU POMMIER en fuseau, par CHOPPIN. 1 vol. in-8º, fig. 2me éd.   3 fr.
THÉORIE ÉLÉMENTAIRE DE LA BOTANIQUE, ou Exposition des Principes de la Classification naturelle et de l'Art de décrire et d'étudier les végétaux, par M. DE CANDOLLE. 3e édition; 1 vol. in-8.   8 fr.
THÉORIE POSITIVE DE LA FÉCONDATION DES MAMMIFÈRES, basée sur l'observation de toute la série animale, par F.-A. POUCHET. In-8.   4 fr.
*TRAITÉ ANATOMIQUE de la Chenille qui ronge le bois de saule, par LIONNET. In-4, figures.   36 fr.
TRAITÉ DE L'EXTÉRIEUR DU CHEVAL et des principaux animaux domestiques, par LECOQ. 1 vol. in-8º, 2me édit., fig.   10 fr.
— ÉLÉMENTAIRE DE MINÉRALOGIE, par F.-S. BEUDANT, de l'Académie royale des Sciences, nouvelle édition considérablement augmentée. 2 vol. in-8, accompagnés de 24 planches.   21 fr.
ZEITSCHRIFT FUR DIE ENTOMOLOGIE herausgegeben von ERNST FRIEDRICH GERMAR. Leipzig, 1839 à 1844. 5 vol. in-8.   52 fr.
ZOOLOGIE CLASSIQUE, ou Histoire naturelle du Règne animal, par M. F.-A. POUCHET, professeur de zoologie au Muséum d'Histoire naturelle de Rouen, etc. : seconde édition, considérablement augmentée. 2 vol. in-8, contenant ensemble plus de 1,300 pages, et accompagnés d'un Atlas de 44 planches et de 5 grands tableaux gravés sur acier. Prix des 2 vol.   16 fr.
Prix de l'Atlas, figures noires.
figures coloriées.   30 fr.
NOTA. *Le Conseil de l'Université a décidé que cet ouvrage serait placé dans les bibliothèques des collèges.*

AGRICULTURE,
ÉCONOMIE RURALE ET JARDINAGE.

(Voir aussi la Collection de Manuels, page 3.)

ABRÉGÉ DE L'ART VÉTÉRINAIRE, ou Description raisonnée des Maladies du Cheval et de leur Traitement; suivi de l'anatomie et de la physiologie du pied et des principes de ferrure, avec des observations sur le régime et l'exercice du cheval, etc., par WHITE, traduit de l'anglais et annoté par M. V. DELAGUETTE, vétérinaire. 2e édition, in-12.   3 fr. 50

AGRICULTURE FRANÇAISE, par MM. les Inspecteurs de l'agriculture, publiée d'après les ordres de M. le Ministre de l'Agriculture et du Commerce, contenant la description géographique, le sol, le climat, la population, les exploitations rurales, instruments aratoires, engrais, assolements, etc., de chaque département. 6 vol., accompagnés chacun d'une belle carte, sont en vente, savoir :

Département de l'Isère. 1 vol. in-8.   5 fr.
— du Nord. In-8.
— des Hautes-Pyrénées. In-8.
— de la Haute-Garonne. In-8.
— des Côtes-du-Nord. In-8.
— du Tarn. 2 vol. in-8.

AGRICULTURE DES ANCIENS, par DICKSON, traduit de l'anglais. 2 vol. in-8.   10 fr.

— PRATIQUE des différentes parties de l'Angleterre, par MARSCHAL. 5 vol. in-8 et Atlas.   20 fr.

— ALIMENTAIRES (des CONSERVES), nouveau procédé, par M. WILLAUMEZ. In-12.   2 fr. 25

AMATEUR DES FRUITS (l'), ou l'Art de les choisir, de les conserver, de les employer, principalement pour faire les compotes, gelées, marmelades, confitures, etc., par M. L. DUBOIS. in-12.   2 fr. 50

AMÉLIORATION (De l') **DE LA SOLOGNE**, par M. R. PARETO. In 8.   2 fr. 50

AMPÉLOGRAPHIE RHÉNANE, par STOLTZ, 1 vol. gr. in-4, fig. noires.   17 fr.
Le même ouvrage, fig. col.   28 fr.

ANATOMIE DE LA VIGNE, par W. CAPPER, traduit de l'anglais par V. DE MORTON. In-8 ... 3 fr. 75

ANIMAUX (les) CÉLÈBRES, anecdotes historiques sur les traits d'intelligence, d'adresse, de courage, de bonté, d'attachement, de reconnaissance, etc., des animaux de toute espèce, ornés de gravures, par A. ANTOINE. 2 vols in-12. 2e édition ... 5 fr.

MM. Lebigre frères et Béchet, rue de la Harpe, ont été condamnés pour avoir vendu une *contrefaçon* de cet ouvrage sur papier chine.

ANNALES AGRICOLES DE ROVILLE, ou Mélanges d'Agriculture, d'Économie rurale et de Législation agricole, par M. C.-J.-A. MATHIEU DE DOMBASLE. 9 vol. in-8, figures ... 61 fr. 50
— Les volumes se vendent séparément, savoir:
Les tomes 1, 2, 3, 4, chacun ... 7 fr. 50
Et 5, 6, 8 et supplément, chacun ... 6 fr.

ANNUAIRE DU BON JARDINIER ET DE L'AGRONOME, renfermant la description et la culture de toutes les plantes utiles ou d'agrément qui ont paru pour la première fois.
Les années 1826, 27, 28, chacune ... 1 fr. 50
Les années 1829 et 1830, idem ... 3 fr.
Les années 1831 à 1842, idem ... 3 fr. 50

APPLICATION (De l') DE LA NOUVELLE LOI SUR LA POLICE DE LA CHASSE, en ce qui regarde l'agriculture et la reproduction des animaux, par L.-L. GABRIEL. In-8 ... 3 fr. 50

APPLICATION (De l') DE LA VAPEUR A L'AGRICULTURE, de son influence sur les Mœurs, sur la Prospérité des Nations et l'Amélioration du Sol, par GIRARD. Grand in-8 ... 75 c.

ART (l') DE COMPOSER ET DÉCORER LES JARDINS, par M. BOITARD; ouvrage entièrement neuf, orné de 140 planches gravées sur acier. Prix de l'ouvrage complet, texte et planches ... 15 fr.

Cette publication n'a rien de commun avec les autres ouvrages du même genre, portant même le nom de l'auteur. Le traité que nous annonçons est un travail tout neuf que M. Boitard vient de terminer après des travaux immenses; il est très-complet et à très-bas prix, quoiqu'il soit orné de 140 planches gravées sur acier. L'auteur et l'éditeur ont donc rendu un grand service aux amateurs de jardins en les mettant à même de tirer de leurs propriétés le meilleur parti possible sans les

ART (l') DE CRÉER LES JARDINS, contenant des préceptes généraux de cet art, leur application développée par des vues perspectives, coupe et élévations, par des exemples choisis dans les jardins les plus célèbres de France et d'Angleterre, et le tracé pratique de toutes espèces de jardins; par M. N. VERGNAUD, architecte à Paris. Ouvrage imprimé sur format in-fol., et orné de lithographies dessinées par nos meilleurs artistes, MM. Lebigre frères et Bénard.

Prix : rel. sur papier blanc. . . . . 45 fr.
— sur papier chine. 56
colorié. 80

ART DE CULTIVER LES JARDINS, ou Annuaire du bon Jardinier et de l'Agronome, renfermant un calendrier indiquant, mois par mois, tous les travaux à faire tant en jardinage qu'en agriculture ; les principes généraux du jardinage ; la culture et la description de toutes les espèces et variétés de plantes potagères, ainsi que toutes les espèces et variétés de plantes utiles ou d'agrément ; par un Jardinier agronome. 1 gros vol. in-18. 1843. Orné de figures. 3 fr. 50

ART (l') DE FAIRE LES VINS DE FRUITS, précédé d'une Esquisse historique de l'Art de faire le Vin de Raisin, de la manière de soigner une cave ; suivi de l'Art de faire le Cidre, le Poiré, les Aromes, le Sirop et le Sucre de Pommes de terre, etc.; traduit de l'anglais, de ACCUM, par MM. GT** et OL**, un vol. avec planches. . . . . 2 fr. 50

ASSOLEMENTS, JACHÈRES ET SUCCESSION DES CULTURES, par feu V. YVART, annoté par M. Vve RENDU, inspecteur de l'agriculture. 3 vol. in-18. 10 fr. 50
Idem. Édition en 1 vol. in-4. . . . . 12 fr.
Ouvrage contenant les méthodes usitées en Angleterre, en Allemagne, en Italie, en Suisse et en France.

BOUVIER (le nouveau), ou Traité des Maladies des Bestiaux; Description raisonnée de leurs maladies et de leur traitement, par M. DELAGUETTE, médecin-vétér. In-12. 5 fr. 50

CALENDRIER DU BON CULTIVATEUR, ou Manuel de l'Agriculteur-Praticien, par C.-J.-A. MATHIEU DE DOMBASLE. 8e édition. In-12, figures. . . . . 4 fr. 50

CHASSEUR-TAUPIER (le), ou l'Art de prendre les taupes par des moyens sûrs et faciles, précédé de leur histoire naturelle, par M. RÉDARÈS. in-18, fig. 90 cent.

CODE FORESTIER, conféré et mis en rapport avec la législation qui régit les différents propriétaires et usagers dans les bois, par M. CURASSON. 2 vol. in-8. 12 fr.

COLLECTION DE NOUVEAUX BATIMENTS pour la décoration des grands jardins, avec 44 pl. in-... 50 fr.

CORRESPONDANCE RURALE, contenant des observations critiques et utiles, par DE LA BRETONNERIE. 3 vol. in-12. ... 7 fr. 50

CORDON BLEU (le), nouvelle Cuisinière bourgeoise rédigée et mise par ordre alphabétique, par Mlle MARGUERITE, 12e édition, considérablement augmentée. In-18...

COURS ÉLÉMENTAIRE D'AGRICULTURE, par M. RISLER. In-12. ... 2 fr.

COURS COMPLET D'AGRICULTURE (nouveau), du 19e siècle, contenant la grande et la petite culture, l'économie rurale domestique, la médecine vétérinaire, etc., par les Membres de la section d'Agriculture de l'Institut royal de France, etc. Nouvelle édition revue, corrigée et augmentée. Paris, Deterville. 16 vol. in-8, de près de 600 pages chacun, ornés de planches en taille-douce. ... 56 fr.

— D'AGRICULTURE (petit), ou Encyclopédie agricole, par M. MAUNY DE MORNAY, contenant les livres du Cultivateur, du Jardinier, du Forestier, du Vigneron, de l'Economie et Administration rurales, du Propriétaire et de l'Eleveur d'animaux domestiques. 7 volumes grand in-18, avec figures ... 15 fr. 50

COURS COMPLET D'AGRICULTURE PRATIQUE, par BURGER, PFEIL, ROHLWES et RUFFINY; trad. de l'all. par N. NOIROT, suivi d'un Traité sur les Vers à Soie et la Culture du Murier, par M. BONAFOUS, etc. In-4. 10 fr.

— SIMPLIFIÉ D'AGRICULTURE, par L. DUBOIS (Voyez Encyclopédie du Cultivateur) 9 vol. in-12. 20 fr.

*CULTIVATEUR (le) ANGLAIS, ou OEuvres choisies d'Agriculture et d'Economie rurale et politique, par ARTHUR YOUNG. 18 vol. in-8. ... 30 fr.

CULTURE DE LA VIGNE dans le Calvados et autres pays qui ne sont pas trop froids pour la végétation de cet intéressant arbrisseau, et pour que ... froid ..., par M. JEAN-FRANÇOIS NOGET. In-8. ... 75 c.

DICTIONNAIRE D'AGRICULTURE PRATIQUE, contenant la grande et la petite culture, par M. le comte FRANÇOIS DE NEUFCHATEAU. 2 vol. in-8. ... 12 fr.

DICTIONNAIRE DES JARDINIERS, ouvrage traduit de l'anglais de MILLER. 10 vol. in-4, ... 80 fr.

ÉCOLE DU JARDIN POTAGER, suivie du Traité de... Prix, à Paris...

la Culture des Pêchers, par M. DU COMBLES, 6° édition, revue par M. LOUIS DUBOIS. 3 vol. in-12. 4 fr. 50

ÉCONOMIE AGRICOLE, lait obtenu sans le secours de la main: *Trayons artificiels*, par M. PARISOT. 75 c.

ÉCUSSON-GREFFE, ou nouvelle manière d'écussonner les ligneux, par VERGNAUD ROMAGNÉSI. 1830 in-12. 0 fr.

ÉLÉMENTS D'AGRICULTURE, ou Leçons d'Agriculture appliquées au département d'Ille-et-Vilaine, et à quelques départements voisins, par J. BODIN. 2° édition, in-12 figures. 1 fr. 60

ÉLOGE HISTORIQUE de l'Abbé FRANÇOIS ROZIER, restaurateur de l'Agriculture française, par A. THIÉBAUT DE BERNEAUD. in-8. 1 fr. 50

ENCYCLOPÉDIE DU CULTIVATEUR, ou Cours complet et simplifié d'agriculture, d'économie rurale et domestique, par M. LOUIS DUBOIS. 2° édition, 9 vol. in-12 orné de gravures. 20 fr.

Le vol. 9 se vend séparément 4 fr.

Cet ouvrage, très-simplifié, est indispensable aux personnes qui ne voudraient pas acquérir le grand ouvrage intitulé : Cours d'agriculture au XIX° siècle.

ESSAI SUR L'ÉDUCATION DES ANIMAUX, le Chien pris pour type, par AD. LÉONARD. in-8. 5 fr.

FABRICATION DU FROMAGE, par le D° F. GERA, traduit de l'italien par V. RENDU. in-8, fig. (Couronné par la Société royale et centrale d'agriculture.) 5 fr.

GREFFES (Des) ET DES BOUTURES FORCÉES pour la rapide Multiplication des Roses rares et nouvelles, par M. LOISELEUR DESLONGCHAMPS. In-8. (Extrait de l'*Agriculteur praticien*.) 50 c.

HISTOIRE DU PÊCHER, par M. DUVAL, in-8. 1 fr. 50

HISTOIRE DU POIRIER (Pyrus sylvestris), par DUVAL. Br. in-8° (extrait de l'Agriculteur praticien). 1 fr. 50

HISTOIRE DU POMMIER, par M. DUVAL. In-8. 1 fr. 50

INSTRUCTION SUR LE CHOU MARIN, par ROUSSELOT. In-8. 50 c.

——— LA TOMATE, idem. 25 c.

INSTRUCTION SUR LA CULTURE NATURELLE ET FORCÉE DE L'ASPERGE, par ROUSSELON. In-8. 50 c.

JOURNAL D'AGRICULTURE, d'Économie rurale et des Manufactures du royaume des Pays-Bas. La collection complète, jusqu'à la fin de 1823, se compose de 16 vol. in-8. Prix, à Paris. 75 fr.

JOURNAL DE MÉDECINE VÉTÉRINAIRE théorique et pratique, et Analyse raisonnée de tous les ouvrages français et étrangers qui ont du rapport avec la médecine des animaux domestiques; recueil publié par MM. BRACY-CLARK, CRÉPIN, CRUZEL, DELAGUETTE, DUPUY, GODINE jeune, LEBAS, PRINCE, RODET, médecins vétérinaires. 6 vol. in-8. (1830 à 1835.) . . . . 60 fr.

Chaque année séparée. . . . . 12 fr.

*MAISON RUSTIQUE (la nouvelle), ou Économie rurale pratique des biens de campagne. 3 vol. in-4. fig. . 24 fr.

MANUEL DES CONSOMMATEURS DE THÉ, CHOCOLAT et CAFÉ, par GENDEREAU. Br. in-8. 75 c.

MANUEL POPULAIRE D'AGRICULTURE, d'après l'état actuel des progrès dans la culture des champs, des prairies, de la vigne, des arbres fruitiers; dans l'éducation du gros bétail, etc., par J. A. SCHLIPF; trad. de l'All. par NAPOLÉON NICKLÈS, 1844. In-8. . . . . 4 fr.

MANUEL DES INSTRUMENTS D'AGRICULTURE ET DE JARDINAGE les plus modernes, contenant la gravure et la description détaillée des Instruments nouvellement inventés ou perfectionnés; la plupart dessinés dans les meilleurs Ateliers de la capitale. Ouvrage orné de 121 planches et de gravures sur bois intercalées dans le texte, par M. BOITARD, 1 vol. grand in-8°. . . . . 12 fr.

MANUEL COMPLET DU JARDINIER, Maraîcher, Pépiniériste, Botaniste, Fleuriste et Paysagiste, par M. NOISETTE. 2e édition. 5 vol. in-8. . . . . 30 fr.

MANUEL DU FABRICANT D'ENGRAIS, ou de l'Influence du noir animal sur la végétation, par M. BERTIN. 1 vol. in-18. . . . . 2 fr. 50

MANUEL DU PLANTEUR. Du Reboisement, de sa nécessité et des méthodes pour l'opérer, par DE BAZELAIRE. In-12. . . . . 1 fr. 25

MELON (Du) ET DE SA CULTURE, par M. DUVAL. Brochure in-8. (Extrait de l'Agriculteur praticien). 75 c.

MÉMOIRE SUR L'ALTERNANCE DES ESSENCES FORESTIÈRES, par GUSTAVE GAND. In-8. . . . 1 fr. 50

MÉTHODE ABRÉGÉE DU DRESSAGE DES CHEVAUX DIFFICILES, et particulièrement des Chevaux d'armes. In-8. . . . . 2 fr.

*MÉMOIRE SUR LES DAHLIAS, leur culture, leurs propriétés économiques et leurs usages comme plantes d'ornement, par ARSÈNE THIÉBAUT DE BERNEAUD. Brochure in-8, 2e édition. 1 fr. 75

MÉTHODE DE LA CULTURE DU MELON en pleine terre, par M. J.-F. NOGET. In-8. 1 fr. 25

MONOGRAPHIE DU MELON, contenant la Culture, la Description et le Classement de toutes les variétés de cette espèce, etc., par M. JACQUIN aîné, 1 volume in-8, avec planches : Figures coloriées, 15 fr.
— Figures noires, 7 fr. 50

NOTICE SUR LA PLEUROPNEUMONIE ÉPIZOO-TIQUE DE L'ESPÈCE BOVINE, régnant dans le département du Nord, par A. B. LOISET, 1 vol. in-8°. 2 fr.

OBSERVATIONS GÉNÉRALES sur les Plantes qui peuvent fournir des Couleurs Bleues à la Teinture, suivies de Recherches sur le Polygonum Tinctorium, etc.; par M. JOLY. In-4, fig. 5 fr.

ORDONNANCE DE LOUIS XIV, roi de France et de Navarre, indispensable à tous les marchands de bois flottés, de charbon, à tous autres marchands et à tous les propriétaires de biens situés près des rivières navigables. in-18. 2 fr.

PARFAIT CONSERVATEUR DES GRAINS ET FARINES, par PERRET. Br. in-8. 1 fr.

PATHOLOGIE CANINE, ou Traité des Maladies des Chiens, contenant aussi une dissertation très-détaillée sur la rage, la manière d'élever et de soigner les chiens; par M. DELABÈRE-BLAINE, traduit de l'anglais et annoté par M. V. DELAGUETTE, vétérinaire. Avec 2 planches représentant 48 espèces de chiens. 1 vol. in-8. 6 fr.

PHARMACOPÉE VÉTÉRINAIRE, ou Nouvelle Pharmacie hippiatrique, contenant une classification des médicaments, les moyens de les préparer et l'indication de leur emploi, etc., par M. BRACY-CLARK. 1 vol. in-12, planches. 2 fr.

PRATICIEN DE LA VILLE ET DE LA CAMPAGNE, par L'HOSTE. 1 vol. in-12. 2 fr. 50.

PRATIQUE DU JARDINAGE, par ROGER SCHABOL. 1 vol. in-12, fig. 7 fr. 50

PRATIQUE RAISONNÉE de la taille du pêcher en espalier carré, par LEPÈRE. In-8. Figures. 4 fr.

PRATIQUE SIMPLIFIÉE DU JARDINAGE, à l'usage des personnes qui cultivent elles-mêmes un petit domaine, contenant un potager, une pépinière, un verger, des espaliers, un jardin paysager, des serres, des orangeries et un parterre, etc.; 6e édition; par M. L. DUBOIS. 1 vol. in-18, orné de planches.   2 fr. 50

PREMIÈRES NOTIONS DE VITICULTURE, par STOLTZ. 1 vol. in-18.   90 c.

PRINCIPES D'AGRICULTURE et d'Hygiène-Vétérinaire, par MAGNE. 1 vol. in-8.   10 fr.

QUATRE (les) JARDINS ROYAUX DE PARIS, ou Descriptions de ces quatre jardins. 3e édition, in-18. 1 fr. 50

RECUEIL DE MÉMOIRES, notices et procédés choisis sur l'agriculture, l'industrie, l'économie domestique, le mûrier multicaule, etc. (ou l'Omnibus journal, année 1834.) 1 vol. in-8.   3 fr.

SECRETS DE LA CHASSE AUX OISEAUX, contenant la manière de fabriquer les filets, les divers piéges, appeaux, etc.; l'art de les élever, de les soigner, de les guérir, etc., par M. G..., amateur. 1 vol. in-18 avec figures. 2 fr. 50

SERRES CHAUDES, Galerie de Minéralogie et de Géologie, ou Notice sur les constructions du Muséum d'Histoire Naturelle, par M. ROHAULT (architecte). In-folio.   30 fr.

*SYSTEM OF AGRICULTURE, from the Encyclopedia britannica, seventh edition, by JAMES CLEGHORN. Edimburgh, 1831, in-4, fig.   13 fr. 50

TABLEAUX DE LA VIE RURALE, ou l'Agriculture enseignée d'une manière dramatique, par M. DESORMEAUX. 3 vol. in-8.   18 fr.

*THÉATRE D'AGRICULTURE et ménage des champs, d'OLIVIER DE SERRES, nouv. édition, 2 vol. in-4. 25 fr.

TRAITÉ DES ARBRES ET ARBUSTES que l'on cultive en pleine terre en Europe et particulièrement en France, par *Duhamel du Monceau*, rédigé par MM. *Veillard*, *Jaume Saint-Hilaire*, *Mirbel*, *Poiret*, et continué par M. *Loiseleur-Deslonchamps*; ouvrage enrichi de 500 planches gravées par les plus habiles artistes, d'après les dessins de *Redouté* et *Bessa*, peintres du muséum d'histoire naturelle; 7 vol. in-fol., papier jésus vélin, figures coloriées. Au lieu de 3,300 francs,   750 fr.

— Le même, papier carré vélin, figures coloriées. Au lieu de 2,100 francs,   450 fr.

— Le même, papier carré fin, figures coloriées. 350 fr.

— Le même, figures noires. Au lieu de 775 fr. 200 fr.

On a extrait de cet ouvrage le suivant :

NOUVEAU TRAITÉ DES ARBRES FRUITIERS,

par Duhamel, nouvelle édition, très-augmentée par MM.
Veillard, de Mirbel, Poiret et Loiseleur-Deslon-
champs, 2 vol. in-folio, ornés de 143 planches. Prix :
   Fig. noires 50 fr. ; — fig. coloriées, papier fin, 100 fr.
   Fig. coloriées, papier vélin. 125 fr.
   Fig. coloriées, format jésus vélin. 150 fr.

TRAITÉ DE CULTURE THÉORIQUE ET PRA-
TIQUE, par Hubert Carré. In-12 2 fr.

TRAITÉ DE CULTURE FORESTIÈRE, par Henri
Cotta, traduit de l'allemand par Gustave Gand, garde
général des forêts. 1 vol. in-8. 7 fr.

TRAITÉ D'INSTRUMENTS ARATOIRES, par
Moysen. Br. in-8. 1 fr.

TRAITÉ PARFAIT DES MOULINS, ou Recherche
exactes de toutes sortes de moulins connus jusqu'à présent,
par L.-V. Naterus, J. Polly et C.-V. Yunren. Amsterdam, 1734 (en hollandais), grand in-folio, fig. 75 fr.

TRAITÉ DE LA COMPTABILITÉ AGRICOLE, par
l'application du système complet des écritures en parties
doubles, par MM. Perrault de Jotemps père et fils,
4 cahiers in-folio. 12 fr.

TRAITÉ DE L'AMÉNAGEMENT DES FORÊTS,
enseigné à l'école royale forestière, par M. de Salomon, 2
vol. in-8 et Atlas in-4. 20 fr.

TRAITÉ DES MALADIES DES BESTIAUX, ou
Description raisonnée de leurs maladies et de leur traitement,
suivi d'un aperçu sur les moyens de tirer des bestiaux les
produits les plus avantageux, par M. V. Delaguette, vétérinaire. In-12. 3 fr. 50

TRAITÉ DU CHANVRE DU PIÉMONT, DE LA
GRANDE ESPÈCE, sa culture, son rouissage et ses produits, par Rey, in-12. 1 fr. 50

TRAITÉ SUR LA DISTILLATION DES POMMES
DE TERRE, par Évariste Hourier. In-18. 1 fr. 50

TRAITÉ RAISONNÉ SUR L'ÉDUCATION DU CHAT
DOMESTIQUE, et du Traitement de ses Maladies, par
M. R***. In-12. 1 fr. 50

TRAITÉ THÉORIQUE ET PRATIQUE sur la Cul-
ture des Grains, suivi de l'Art de faire le pain, par Par-
mentier, etc. 2 vol. in-8, fig. 12 fr.

EDUCATION, MORALE, PIÉTÉ

ABRÉGÉ CHRONOLOGIQUE DE L'HISTOIRE DE FRANCE, depuis les temps les plus anciens jusqu'à nos jours, par H. ENGELHARD, in-18, broché. 75 c.

Idem, cartonné. 90 c.

ABRÉGÉ DE LA FABLE ou de l'Histoire poétique, par le P. JOUVENCY, in-18. 1 fr. 50

ABRÉGÉ DE LA GRAMMAIRE ALLEMANDE, pour les élèves des cinquième et quatrième classes des collèges de France, par M. MANCUS. In-12, broché. 1 fr. 50

ABRÉGÉ DE LA GRAMMAIRE LATINE (ou Méthode brévidoctive de prompt enseignement), par B. JULLIEN. 1841, in-12. 2 fr.

ABRÉGÉ DE LA GRAMMAIRE DE WAILLY, in-12. 75 c.

ABRÉGÉ DE L'HISTOIRE SAINTE, avec des preuves de la religion, par demandes et par réponses, in-12. 60 c.

ABRÉGÉ D'HISTOIRE UNIVERSELLE, *première partie*, comprenant l'histoire des Juifs, des Assyriens, des Perses, des Egyptiens et des Grecs, jusqu'à la mort d'Alexandre-le-Grand, avec des tableaux de synchronismes, par M. BOURGON, professeur de l'Académie de Besançon. 2e édition. In-12. 2 fr.

— *Deuxième partie*, comprenant l'histoire des Romains, depuis la fondation de Rome, et celle de tous les peuples principaux, depuis la mort d'Alexandre-le-Grand jusqu'à l'avènement d'Auguste à l'empire, par M. BOURGON, etc. In-12. 3 fr. 50

— *Troisième partie*, comprenant un ABRÉGÉ DE L'HISTOIRE DE L'EMPIRE ROMAIN, depuis sa fondation jusqu'à la prise de Constantinople, par M. BOURGON. In-12. 2 fr. 50

— *Quatrième partie*, comprenant l'histoire des Gaulois, les Gallo-Romains, les Francs et les Français jusqu'à nos jours, avec des tableaux de synchronismes, par M. J.-J. BOURGON. 2 vol. in-12. 6 fr.

ABRÉGÉ DU COURS DE LITTÉRATURE de DE LA HARPE, publié par RENÉ PÉRIN. 2 vol. in-12. 7 fr.

ANALYSE DES SERMONS du P. GUYON, précédée de l'Histoire de la mission du Mans, par GUYARD. 1 vol. in-12, 3e édition, au Mans, 1833. 2 fr.

ANALYSE DES TRADITIONS RELIGIEUSES des

peuples indigènes de l'Amérique, in-8   3 fr.

ANNÉE AFFECTIVE (l'), ou Sentiments sur l'amour de Dieu, tirés du Cantique des Cantiques, pour chaque jour de l'année, par le Père AVRILLON, in-12   2 fr. 50

ARITHMÉTIQUE DES DEMOISELLES, ou Cours élément. d'arithm. en 12 leç., par M. VANTENAC. In-12. 1 fr. 50

» Cahier de questions pour le même ouvrage.   50 c.

ARITHMÉTIQUE DES ÉCOLES PRIMAIRES, en 22 leçons, par L.-J. GEORGE. In-8,   1 fr.

ARITHMÉTIQUE ÉLÉMENTAIRE, théorique et pratique, par M. JOUANNO, in-8.   3 fr. 50

ART DE BRODER, ou Recueil de modèles coloriés, analogues aux différentes parties de cet art, à l'usage des demoiselles, par AUGUSTIN LEGRAND. 1 vol. oblong. 7 fr.

ART (l') D'ÉCRIRE DE LA MAIN GAUCHE enseigné, en quelques leçons, à toutes les personnes qui écrivent selon l'usage, comme ressource en cas de perte ou d'infirmité du bras droit ou de la main droite, par M. PILLON, 1 vol. oblong, avec une planche lithographiée.   1 fr.

— MODÈLES DE MINUSCULES ANGLAISES, 1 cahier 1 fr.

— Idem, RONDES.   50 c.

— Idem, GOTHIQUE ALLEMANDE.   50 c.

— Taille de la plume, 1 cahier.   1 fr. 50

ASTRONOMIE DES DEMOISELLES, ou Entretiens entre un frère et sa sœur, sur la Mécanique céleste, démontrée et rendue sensible sans le secours des mathématiques, suivie de problèmes dont la solution est aisée, par JAMES FERGUSSON et M. QUÉTRIN. 1 vol. in-12.   3 fr. 50

L'ASTRONOMIE ILLUSTRÉE, par ASA SMITH, revue par WAGNER, WUST et SARRUS. In-4 cartonné. 6 fr.

ATLAS (NOUVEL) NATIONAL DE LA FRANCE, par départements, divisés en arrondissements et cantons, avec le tracé des routes royales et départementales, des canaux, rivières, cours d'eau navigables, des chemins de fer construits et projetés, etc., dressé à l'échelle de 1,350,000, par CHARLES, géographe, avec des augmentations, par DARMET, chargé des travaux topographiques au ministère des affaires étrangères. In-folio, grand-raisin des Vosges.

Le Nouvel Atlas national se compose de 80 planches (à cause de l'uniformité des échelles ; sept feuilles contiennent deux départements).

Chaque carte séparée, en noir.   40 c.

Idem, coloriée.   60 c.

AVENTURES DE ROBINSON CRUSOÉ, par DANIEL DE FOÉ, édition mignone, 4 vol. in-32. . . . . 5 fr.

AVIS AUX PARENTS sur la nouvelle méthode de l'enseignement mutuel, par G. C. HERBIN. In-12. 2 fr. 50

BEAUX TRAITS DU JEUNE AGE, par A. F. J. FRÉVILLE. In-12. . . . . 3 fr.

CAHIERS DE CHIMIE, à l'usage des Écoles et des Gens du monde, par M. BURNOUF. Prix, l'ouvrage complet, 4 cahiers, in-12. . . . . 5 fr.

CATÉCHISME du diocèse de Toul, qui doit être enseigné dans toutes les écoles. In-12. . . . . . 1 fr. 25

— HISTORIQUE, par FLEURY. 1822, in-18. . 50 c.

— HISTORIQUE (Petit), contenant, en abrégé, l'Histoire sainte, par M. FLEURY, in-18, Au Mans, 1838. 50 c.

— ou Abrégé de la Foi. In-18. . . . . 50 c.

CHOIX (Nouveau) D'ANECDOTES ANCIENNES ET MODERNES, tirées des meilleurs auteurs, contenant les faits les plus intéressants de l'histoire en général ; les exploits des héros, traits d'esprit, saillies ingénieuses, bons mots, etc., etc. 5e édition, par Mme CELNART. 4 vol. in-18, ornés de jolies vignettes. (Même ouvrage que le *Manuel anecdotique*.) . . . . 7 fr.

CHOIX DE LECTURES ALLEMANDES, par STOEBER. In-8, 1re partie. . . . . 1 fr. 50
In-8, 2e partie. . . . . 1 fr. 75

CICERONIS (M. T.) ORATOR. Nova editio, ad usum scholarum Tulli-Leucorum, 1823, in-12. . . . 75 c.

COLLECTION DE MODELES pour le Dessin linéaire, par M. BOUTEREAU. 40 tableaux in-4. . . . . 4 fr.
Cet ouv. est extrait de la Géométrie usuelle du même auteur.

COURS COMPLET, THÉORIQUE ET PRATIQUE, D'ARITHMÉTIQUE, par RIVAIL; 3e éd., in-12. 2 fr. 25
— Solutions. In-12. . . . . 30 c.

COURS D'ARITHMÉTIQUE ET D'ALGÈBRE, par P.-F. JOUANNO. In-8. . . . . 6 fr.

COURS D'ARITHMÉTIQUE PRATIQUE, à l'usage des écoles primaires des deux sexes et des pères de famille, par J. MOLLET. In-18: 1er cahier, Connaissance des chiffres. . . . . 40 c.
   2e cahier, Multiplication, Division, etc. . . . 40 c.
   3e cahier, Fractions, Nombres, etc. . . . . . 40 c.
   Livret des solutions. . . . . 1 fr.

COURS DE CHIMIE ÉLÉMENTAIRE ET INDUS-

TRIELLE, à l'usage des gens du monde, par M. PAYEN.
2 vol. in-8. . . . . 14 fr.

NOUVEAU COURS RAISONNÉ DE DESSIN IN-
DUSTRIEL appliqué principalement à la mécanique et
à l'architecture, etc., par ARMENGAUD aîné, ARMENGAUD
jeune et AMOUROUX. 1 vol. grand in-8° et un atlas de 45
planches in-folio . . . . 25 fr.

— DE THÈMES, pour l'enseignement de la traduction
du français en allemand dans les collèges de France, renfermant un Guide de conversation, un Guide de correspondance, et des Thèmes pour les élèves des classes élémentaires
supérieures. 1 vol. in-12 broché . . . . 4 fr.

— COURS DE THÈMES pour les sixième, cinquième,
quatrième, troisième et deuxième classes, à l'usage des collèges, par M. PLANCHE, professeur de rhétorique au collège royal de Bourbon, et M. CARPENTIER. *Ouvrage recommandé pour les collèges par le Conseil de l'Université.* 2ᵉ édition entièrement refondue et augmentée. 5 vol. in-12. 10 fr.

— Avec les corrigés à l'usage des maîtres. 10 vol. 22 fr. 50

On vend séparément :

Cours de sixième à l'usage des élèves. . . . . 2 fr.
Le corrigé à l'usage des maîtres . . . . 2 fr. 50
Cours de 5ᵉ à l'usage des élèves. 2 fr. Le corrigé. 2 fr. 50
Cours de 4ᵉ à l'usage des élèves. 2 fr. Le corrigé. 2 fr. 50
Cours de 3ᵉ à l'usage des élèves. 2 fr. Le corrigé. 2 fr. 50
Cours de 2ᵉ à l'usage des élèves. 2 fr. Le corrigé. 2 fr. 50

COURS ÉLÉMENTAIRE DE DESSIN LINÉAIRE
appliqué aux ornements, à l'usage des écoles d'arts et métiers, par M. A. GUETTIER. In-fol. oblong . . . . . . 6 fr.

DÉVOTION PRATIQUE aux sept principaux mystères
douloureux de la très-sainte Vierge, mère de Dieu. In-12. 2 fr.

DIALOGUES ANGLAIS, ou Éléments de la Conver-
sation anglaise, par PERRIN. In-12 . . . . 1 fr. 25

DIALOGUES MORAUX, instructifs et amusants, à l'u-
sage de la jeunesse chrétienne. In-18 . . . . 1 fr.

DICTIONNAIRE (Nouveau) DE POCHE français-an-
glais et anglais-français, par NUGENT; revu par L.-F. FAIN.
2 vol. in-12 carré. . . . . 4 fr.

ÉDUCATION (De l') DES JEUNES PERSONNES, ou
Indication de quelques améliorations importantes à introduire
dans les pensionnats, par Mlle FAURE. In-12. . . . . 1 fr. 50

ÉLÉMENTS (Premiers) D'ARITHMÉTIQUE, suivis

d'exemples raisonnés en forme d'anecdotes, à l'usage de la jeunesse, par un membre de l'Université. In-12. 1 fr. 50

ÉLÉMENTS DE LA GRAMMAIRE FRANÇAISE, p. LHOMOND. Éd. ref., p. L. GILBERT; 2ᵉ éd. in-12. 75 c.

— (Nouveaux) DE LA GRAMMAIRE FRANÇAISE, par M. FELLENS. 1 vol. in-12. 1 fr. 25

ÉLÉMENTS DE GRAMMAIRE HÉBRAÏQUE, par LUGMAN, in-8. Cé. (Édition allemande). 7 fr. 50
Le même, in-8. Cé. (Édition française). 3 fr.

ENSEIGNEMENT (l'), par MM. BERNARD-JULLIEN, docteur ès-lettres, licencié ès-sciences, et C. HIPPEAU, docteur ès-lettres, bachelier ès-sciences, 1 gros vol. in-8 de 500 pages. 6 fr.

Cet ouvrage est indispensable à tous ceux qui veulent s'occuper avec intelligence des questions d'éducation, traiter à fond les points les plus difficiles et les moins connus de cette science difficile.

ÉPITRES ET ÉVANGILES des dimanches et fêtes de l'année. In-12. 2 fr. 50

ESSAIS DE GÉOMÉTRIE APPLIQUÉE, par P. LE-PELLETIER. In-8. 4 fr.

ESSAI D'UNITÉ LINGUISTIQUE, par Jos. BOUZE-RAN. In-8. 1 fr. 50

ÉTRENNES DE L'ENFANCE, petites lectures illustrées, à l'usage des Écoles de Sourds-Muets et des Salles d'Asile, par M. VALADE GABEL. 1 vol. 1 fr. 80

ÉTRENNES (Mes) À LA JEUNESSE, par Mˡˡᵉ Emilie R**. In-12. 1 fr. 50

ÉTUDES ANALYTIQUES SUR LES DIVERSES ACCEPTIONS DES MOTS FRANÇAIS, par Mˡˡᵉ FAURE. 1 vol. in-12. 2 fr. 50

EXERCICES DE GRAMMAIRE ALLEMANDE, (thèmes et versions), par STOEBER, in-12. Cé. 75 c.

EXERCICES SUR LES HOMONYMES FRANÇAIS, par A. CHAMPALBERT. 2ᵉ édition, in-12. 1 fr.

EXERCICES SUR L'ORTHOGRAPHE ET LA SYNTAXE, calqués sur toutes les règles de la grammaire classique, par VILLEROY. In-12. 1 fr. 25

EXPLICATION DES ÉVANGILES DES DIMANCHES, par DE LA LUZERNE. In-12. 5 vol. 6 fr.

EXPOSÉ ÉLÉMENTAIRE DE LA THÉORIE DES

INTÉGRALES DÉFINIES, par A. Meyer, professeur
à l'Université de Liége. 1 vol. in-8. . . . . 10 fr.

FABLES DE FÉNÉLON. Nouv. édit. Clermont, 1839,
in-18. . . . . 50 c.

FABLES DE LESSING, adaptées à l'étude de la langue
allemande dans les cinquième et quatrième classes des colléges de France, moyennant un Vocabulaire allemand-fran-
çais, une Liste des formes irrégulières, l'indication de la construction, et les règles principales de la succession des mots,
par MARCUS. 1 vol. in-12. . . . . 2 fr. 30

FLÉCHIER. Morceaux choisis. In-18, avec portrait. 1 f. 80

FLEURY. Morceaux choisis. In-18, avec portrait. 1 f. 80

GÉOGRAPHIE CLASSIQUE, suivie d'un Dictionnaire
explicatif des lieux principaux de la géographie ancienne,
par VILLEROY. In-12. . . . . 1 fr. 25.

— DES ÉCOLES, par M. HUOT, continuateur de la
Géographie de Malte-Brun et Guibal, ancien élève de l'École
polytechnique. 1 vol. . . . . 4 fr. 50.

Atlas de la Géographie des Écoles. . . . . 2 fr. 50

GÉOMÉTRIE PERSPECTIVE, avec ses applications à
la recherche des ombres, par G.-H. Dufour, colonel du génie. In-8., avec un Atlas de 22 planches in-4. . . . . 4 fr.

— USUELLE. Dessin géométrique et dessin linéaire,
sans instruments, en 120 tableaux, par V. BOUTEREAU,
professeur des Cours publics et gratuits de géométrie, de
mécanique et de dessin linéaire, à Beauvais. In-4. . . 10 fr.

L'on vend séparément la Collection de modèles pour le
Dessin linéaire, par M. BOUTEREAU. 40 tableaux. (Extrait
de l'ouvrage ci-dessus.) . . . . 4 fr.

GRADUS AD PARNASSUM, ou Dictionnaire poé-
tique latin-français. In-8. . . . . 7 fr.

GRAMMAIRE DE L'ENFANCE. Clermont-Ferrand,
1839, in-12., cart. . . . . 1 fr. 25

GRAMMAIRE, ou TRAITÉ COMPLET DE LA
LANGUE ANGLAISE, par GIDOLPH. In-8. . . . . . 5 fr.

GRAMMAIRE ABRÉGÉE de la Langue universelle,
par A. GROSSELIN. In-8. . . . . 2 fr.

— CLASSIQUE, ou Cours complet et simplifié de langue
française, par M. VILLEROY. In-12. . . . . 1 fr. 25.

Idem, Exercices. . . . . 1 fr. 25

— COMPLÈTE DE LA LANGUE ALLEMANDE,
pour les élèves des classes supérieures des colléges de France,
renfermant, *de plus que les autres grammaires*, un Traité

complet de la succession des mots ; un autre sur l'influence qu'elle a exercée sur l'emploi de l'indicatif, du subjonctif, de l'infinitif et des participes ; un Vocabulaire français-allemand des conjonctions et des locutions conjonctives, par MARCUS. 1 vol. in-12 broché. 3 fr. 50

GRAMMAIRE FRANÇAISE à l'usage des pensionnats de demoiselles, par Mme ROULLEAUX. In-12. 60 c.

GRAMMAIRE (Nouvelle) ITALIENNE, méthodique et raisonnée, par le comte DE FRANCOLINI. In-8. 7 fr. 50

GUIDE (Nouveau) DES MÈRES DE FAMILLE, ou Éducation physique, morale et intellectuelle de l'Enfance jusqu'à la 7e année, par le docteur MAIRE. In-8. 6 fr.

HISTOIRE ABRÉGÉE DU MOYEN-AGE, suivie d'un Tableau chronologique et ethnographique, par Henri ENGELHARDT. In-8. 5 fr.

HISTOIRE DE LA SAINTE BIBLE, contenant le Vieux et le Nouveau Testament, par DE ROYAUMONT. Au Mans, 1834, in-12. 1 fr.

HISTOIRE DES FÊTES CIVILES ET RELIGIEUSES DE LA BELGIQUE MÉRIDIONALE, par Mme CLÉMENT, née HÉMERY. 1 vol. in-8, avec fig. 8 fr.

HISTOIRE DES VARIATIONS DES ÉGLISES PROTESTANTES, par BOSSUET. 4 vol. in-8. 18 fr.

IMITATION DE JÉSUS-CHRIST, avec une Pratique et une Prière à la fin de chaque chapitre, traduite par la P. GONNELIEU. In-18. 1 fr. 75

INSTRUCTION MATERNELLE, ou Direction morale de l'enfance, par Mlle A. FAURE. Paris, 1840, in-12. 3 fr.

INSTRUCTIONS POUR LA CONFIRMATION, à l'usage des jeunes gens qui se disposent à recevoir ce sacrement, par l'abbé REGNAULT. Toul, 1816, in-18. 75 c.

JARDIN (le) DES RACINES GRECQUES, recueillies par LANCELOT, et mis en vers par LE MAISTRE DE SACY, par C. BOBET. In-8. 5 fr.

JEUX DE CARTES HISTORIQUES, par M. JOUY, au nombre de 15, sur la Mythologie, la Géographie, la Chronologie, l'Astronomie, l'Histoire Sainte, l'Histoire Romaine, l'Histoire de France, d'Angleterre, etc. — A 2 fr. chaque. — La Géographie seule à 2 fr. 50

JUSTINI HISTORIARUM, ex Trogo Pompeio, libri XLIV. Accedunt excerptiones chronologicæ ad usum scholarum. Tulli-Leucorum, 1843, in-18. 1 fr. 50

LEÇONS ÉLÉMENTAIRES de Philosophie, destinées aux élèves de l'Université de France qui aspirent au grade de bachelier-ès-lettres, par J.-S FLOTTE. 5e édition. 3 v. in-12. 7 fr. 50

LEVÉS (des) A VUE, et du Dessin d'après nature, par M. LEBLANC. In-18, figures. 25 c.

MANUEL DE L'HISTOIRE DE FRANCE, par ACHMET D'HÉRICOURT. 2 vol. in-8. 15 fr.

MANUEL DES INSTITUTEURS ET DES INSPECTEURS D'ÉCOLES PRIMAIRES, par ***. In-12. 4 fr.

MANUEL DE LECTURE, ou Méthode simplifiée pour apprendre à lire, par PELLETIER. In-12 cart. 30 c.

MAPPEMONDE (la) de l'Atlas, de LESAGE. 2 fr.

MÉTHODE COMPLÈTE DE CARSTAIRS, dite AMÉRICAINE, ou l'Art d'écrire en peu de leçons par des moyens prompts et faciles, traduit de l'anglais, sur la dernière édition, par M.ª TRÉMERY, professeur. 1 vol. oblong, accompagné d'un grand nombre de modèles mis en français. 3 fr.

MÉTHODE NOUVELLE POUR LE CALCUL DES INTÉRÊTS A TOUS LES TAUX, par PIJON. 1 vol. in-18. 1 fr. 50

MODÈLES DE L'ENFANCE, par l'abbé TH. PERRIN. In-32. 50 c.

MORALE DE L'ENFANCE, ou Quatrains moraux, à la portée des Enfants, et rangés par ordre méthodique, par M. le vicomte de MOREL-VINDÉ, pair de France et membre de l'Institut de France. 1 vol. in-16. (Adopté par la Société élémentaire, la Société des méthodes, etc.) 1 fr.

— Le même ouvrage, papier vélin, format in-12. 2 fr.

— Le même, tout latin, traduction faite par M. VICTOR LECLERC. 1 fr.

— Le même, latin-français en regard. 2 fr.

MORALE (la) EN ACTION, ou Choix de faits mémorables et Anecdotes instructives. In-12. 2 fr.

MUSIQUE DES CANTIQUES RELIGIEUX ET MORAUX, pour le Cours d'éducation de M. AMOROS. In-18. 2 fr.

PARAFARAGARAMUS, ou Croquignole et sa famille. In-18. 1 fr. 25

PARFAIT MODÈLE (le), ou la Vie de Berchmans. In-18. 1 fr. 25

PÈLERINAGE (le) DE DEUX SŒURS, COLOMBELLE ET VOLONTAIRETTE, vers Jérusalem. In-12. 1 fr. 75

PENSÉES ET MAXIMES DE FÉNELON. 2 vol. in-18, portrait. 3 fr.
— DE J.-J. ROUSSEAU. 2 vol. in-18, portrait. 3 fr.
— DE VOLTAIRE. 2 vol. in-18, portrait. 3 fr.
PETITS PROVERBES DRAMATIQUES, à l'usage des jeunes gens, par VICTOR CHOLET. In-12. 2 fr. 50
PHRÉNOLOGIE DES GENS DU MONDE. Leçons publiques données à Mulhouse, par le dr A. PÉNOT. In-8. 7 fr. 50
PREMIÈRES PAGES DE L'HISTOIRE DU MONDE. Leçons publiques, données à Mulhouse, par A. PÉNOT. In-8. 7 fr. 50
PRINCIPES DE LITTÉRATURE, mis en harmonie avec la morale chrétienne, par J.-B. PÉRENNÈS. In-8, 5 fr.
PRINCIPES DE PONCTUATION, fondés sur la nature du langage écrit, par M. FREY. (*Ouvrage approuvé par l'Université.*) 1 vol. in-12. 1 fr. 50
PRINCIPES GÉNÉRAUX ET RAISONNÉS DE LA GRAMMAIRE FRANÇAISE, par DE RESTAUT. In-12. 2 fr. 50
PROGRAMME D'UN COURS ÉLÉMENTAIRE DE GÉOMÉTRIE, par M. R. In-8. 1 fr. 50
RECHERCHES SUR LA CONFESSION AURICULAIRE, par M. l'abbé GUILLOIS. In-12. 1 fr. 75
RECUEIL DE MOTS FRANÇAIS, rangés par ordre de matières, avec des notes sur les locutions vicieuses et des règles d'orthographe, par B. PAUTEX. 6e éd. in-8. 1 fr. 50
— Abrégé de l'ouvrage ci-dessus. 30 c.
— Exercices sur l'Abrégé ci-dessus. 1 fr.
RÉSUMÉ DES PRINCIPES DE RHÉTORIQUE, par DE BLOCKAUSEN. In-18. 75 c.
RHÉTORIQUE FRANÇAISE, composée pour l'instruction de la jeunesse, par M. DOMAIRON. In-12. 3 fr.
RUDIMENTS DE LA LANGUE ALLEMANDE, par FRIES. 1 vol. in-8o. 2 fr.
SAINTE (la) BIBLE. Paris, 1819, 7 vol. in-18, sur papier coquille. 25 fr.
* SAINTE BIBLE en Latin et en Français, contenant l'Ancien et le Nouveau Testament, par DE CARRIÈRES. 10 vol. in-8. 45 fr.
SCIENCE (la) ENSEIGNÉE PAR LES JEUX, ou Théorie scientifique des jeux les plus usuels, accompagnée de recherches historiques sur leur origine, servant d'Introduction

à l'étude de la mécanique, de la physique, etc.; imité de l'anglais, par M. RICHARD, professeur de mathématiques. Ouvrage orné d'un grand nombre de vignettes gravées sur bois par M. GODARD. 2 jolis vol. in-18. (Même ouvrage que le *Manuel des Jeux enseignant la science.*) 6 fr.

SELECTÆ E NOVO TESTAMENTO HISTORIÆ ex Erasmo desumptæ. Tulli-Leucorum, 1823, in-18, 1 fr. 40

SERMONS DU PÈRE LENFANT, Prédicateur du roi Louis XVI. 8 gros vol. in-12, ornés de son portrait, 2ᵉ édition. 20 fr.

SIX (les) PREMIERS LIVRES DES FABLES DE LA FONTAINE, par VANDEREST. In-18. 1 fr.

SYNONYMES (Nouveaux) FRANÇAIS à l'usage des demoiselles, par mademoiselle FAURE. 1 vol. in-12. 3 fr.

TABLEAU DE LA MISÉRICORDE DIVINE, tiré de l'Écriture-Sainte, par l'abbé BERGIER. In-12. 1 fr.
Id. Édition in-8, papier fin. 3 fr.

TABLEAUX (35) DE GRAMMAIRE FRANÇAISE, applicables à tous les modes d'enseignement, par M. J.-F. WALEFF. In-folio. 3 fr. 50

TABLE DES VERBES IRRÉGULIERS de la langue allemande. Tours, in-8. 1 fr. 50

TABLES SYNCHRONISTIQUES DE L'HISTOIRE universelle, ancienne et moderne, par LAMP et ENGELHARD. 1 vol. in-4 cartonné. 5 fr.

THE ELEMENTS OF ENGLISH CONVERSATION, by J. PERRIN, in-12. 1 fr. 75

THE KEY, ou la traduction des thèmes de la grammaire anglaise de GIDOLPH. In-8. 1 fr. 50

TRAITÉ D'ARITHMÉTIQUE ET D'ALGÈBRE, par A. RÉVILLE. In-8. 1 fr.

TRAITÉ DE L'ORTHOGRAPHE des Verbes réguliers, irréguliers et défectueux, par V.-A. BOULENGER, Paris, 1831, in-18. 50 c.

TRAITÉ DES PARTICIPES, par E. SMITS. In-12, 30 c.

USAGE DE LA RÈGLE LOGARITHMIQUE, ou Règle-calcul. In-18. 25 c.

VÉRITABLE PERFECTION DU TRICOTAGE, br. in-12 par GAZYBOWSKA. 1 fr.

VOCABULAIRE USUEL DE LA LANGUE FRANÇAISE, par A. PÉTER. In-12. 2 fr. 50

VOYAGES DE GULLIVER. 4 vol. in-18, fig. 6 fr.

OUVRAGES DE MM. NOEL, CHAPSAL PLANCHE ET FELLENS.

GRAMMAIRE LATINE (nouvelle) sur un plan très-méthodique, par M. NOEL, inspecteur-général à l'Université, et M. FELLENS. Ouvrage adopté par l'Université.   1 fr. 80

EXERCICES (latins-français).   1 fr. 80

THÈMES pour 7e et 8e.   1 fr. 50

CORRIGÉS.   1 fr. 50

ABRÉGÉ DE LA GRAMMAIRE FRANÇAISE, par MM. NOEL et CHAPSAL. 1 vol. in-12.   90 c.

EXERCICES ÉLÉMENTAIRES, adaptés à l'abrégé de la Grammaire française de MM. NOEL et CHAPSAL.   1 fr.

GRAMMAIRE FRANÇAISE (nouvelle) sur un plan très-méthodique, par MM. NOEL et CHAPSAL. 3 vol. in-12 qui se vendent séparément, savoir :

— LA GRAMMAIRE, 1 vol.   1 fr. 50.

— LES EXERCICES. (Première année.) 1 vol.   1 fr. 50.

— LE CORRIGÉ DES EXERCICES.   2 fr.

EXERCICES FRANÇAIS SUPPLÉMENTAIRES, sur les difficultés qu'offre la syntaxe, par M. CHAPSAL. (Seconde année.)   1 fr. 50.

CORRIGÉ DES EXERCICES SUPPLÉMENTAIRES.   2 fr.

LEÇONS D'ANALYSE GRAMMATICALE, par MM. NOEL et CHAPSAL. 1 vol. in-12.   1 fr. 80

LEÇONS D'ANALYSE LOGIQUE, par MM. NOEL et CHAPSAL. 1 vol. in-12.   1 fr. 80

TRAITÉ (nouveau) DES PARTICIPES, suivi de dictées progressives, par MM. NOEL et CHAPSAL. 3 vol. in-12 qui se vendent séparément, savoir :

— THÉORIE DES PARTICIPES. 1 vol.   2 fr.

— EXERCICES SUR LES PARTICIPES. 1 vol.   2 fr.

— CORRIGÉ DES EXERCICES SUR LES PARTICIPES. 1 vol.   2 fr.

SYNTAXE FRANÇAISE, par M. CHAPSAL, à l'usage des classes supérieures. 1 vol.   2 fr. 75.

COURS DE MYTHOLOGIE. 1 vol. in-12.   2 fr.

DICTIONNAIRE (nouveau) DE LA LANGUE FRANÇAISE, 9e édition. 1 vol. in-8, grand papier.   8 fr.

OUVRAGES DE M. MORIN.

GÉOGRAPHIE ÉLÉMENTAIRE ancienne et moderne, précédée d'un Abrégé d'astronomie. In-12, cart. 1 fr. 80.

OEUVRES DE VIRGILE, traduction nouvelle, avec le texte en regard et des remarques. 3 vol. in-12, 7 fr. 50.

BUCOLIQUES ET GÉORGIQUES. 1 vol. in-12, 2 fr. 50.

PRINCIPES RAISONNÉS DE LA LANGUE FRAN-ÇAISE, à l'usage des collèges. Nouv. éd. In-12. 1 fr. 20.

— DE LA LANGUE LATINE, suivant la méthode de Port-Royal, à l'usage des collèges. 1 vol. in-12. 1 fr. 25.

NOUVEAU SYLLABAIRE, ou Principes de lecture. Ouvrage adopté par l'Université, à l'usage des écoles primaires. 60 c.

TABLEAUX DE LECTURE destinés à l'enseignement mutuel et simultané. 50 feuilles. 4 fr.

ABRÉGÉ CHRONOLOGIQUE DES CONCILES GÉ-NÉRAUX, par GAUTIER. In-8° 3 fr. 50.

OUVRAGES DIVERS.

ABUS (des) EN MATIÈRE ECCLÉSIASTIQUE, par M. BOYARD. 1 vol. in-8. 2 fr. 50.

ALBUM PHOTOGRAPHIQUE publié par livraisons, à 6 fr. chacune, par BLANQUART-EVRARD. V. page 84.

ALLÉGORIE (de l'), ou Traité sur cette matière, par WINCKELMANN, ADDISON, SULZER, etc. 2 vol. in-8. 6 fr.

ALPHABET DU TRAIT, Appliqué à la Menuiserie (Méthode élémentaire à l'aide de laquelle on peut apprendre le trait sans maître), par J.-B.-R. DELAUNAY. 1 vol. grand in-8 et 20 planches. 10 fr.

ANIMAUX (les) PARLANTS, poème épique en 26 chants, de CASTI, traduit de l'italien par MARÉCHAL. 2 vol. in-8. 6 fr.

ANNALES DE L'INDUSTRIE NATIONALE ET ÉTRANGÈRE, par MM. LENORMAND et DE MOLÉON. 1820 à 1826. 24 vol. in-8, demi-rel. 190 fr.

— RECUEIL INDUSTRIEL, Manufacturier, Agricole et Commercial, par M. DE MOLÉON. 1827 à 1831. 20 vol. in-8, cartonnés. 150 fr.

ANNALES DES ARTS ET MANUFACTURES, par MM. OREILLY et BARBIER-VEMARS. 23 vol. in-8. 35 fr.

ANNÉE (L') DE L'ANCIENNE BELGIQUE, Méhoire, etc., par le docteur COREMANS. Bruxelles, 1844, in-8.

ANNÉE FRANÇAISE, ou Mémorial des Sciences, des Arts et des Lettres. 1825, 1re année. 1 vol. in-8, 7 fr.
— 1826, 2e année. 2 vol. in-8. 14 fr.

ANNUAIRE ENCYCLOPÉDIQUE Récréatif et Populaire, pour 1854. 1 vol. in-16, grand-raisin, orné de jolies gravures. 50 c.
Les années 1840 à 1853 se vendent chacune 50 c.

ANTIGONE, par BALLANCHE. 1 vol. in-8 orné de ses gravures, d'après les dessins de BOUILLON. 5 fr.

AQUARELLE-MINIATURE PERFECTIONNÉE, reflets métalliques et chatoyants, et peinture à l'huile sur velours, par M. SAINT-VICTOR. 1 vol. grand in-8, orné de 8 planches. 8 fr.
Le même ouvrage, augmenté de 6 planches peintes à la main. 12 fr.

ARCHIVES DES DÉCOUVERTES ET DES INVENTIONS NOUVELLES faites dans les Sciences, les Arts et les Manufactures, en France et à l'Étranger. Paris, 1808 à 1838. 30 vol. in-8, rel. 210 fr.

ARCHIVES (nouvelles) HISTORIQUES DES PAYS-BAS, ou Recueil pour la Géographie, la Statistique, l'Histoire, etc., par le baron DE REIFFENBERG. Juillet 1829 à mai 1831. 9 numéros in-8. 18 fr.

ART DU PEINTRE, DOREUR ET VERNISSEUR, par WATIN; 11e édition entièrement refondue, par M. BOURGEOIS, architecte des Tuileries. 1 vol. in-8. 4 fr. 50

ART DU TEINTURIER-COLORISTE sur laine, soie, fil ou coton, par VINÇARD. 1 vol. in-32. 1 fr. 50

ART (l') DE CONSERVER ET D'AUGMENTER LA BEAUTÉ, corriger et déguiser les imperfections de la nature, par LAMI. 2 jolis vol. in-18, ornés de gravures. 6 fr.

— DE LEVER LES PLANS, et nouveau Traité d'Arpentage et de Nivellement, par MASTAING. 1 vol. in-12. Nouvelle édition. 4 fr.

ART DU TYPOGRAPHE, par VINÇARD. 1 vol. in-8, 2e édition. 6 fr.

ARTISTE (l') EN BATIMENTS. Ordres d'architecture, consoles, cartouches, décors et attributs, etc., par L. BERTHAUX. In-4 oblong. 6 fr.

ATLAS DU MÉMORIAL DE SAINTE-HÉLÈNE. In-4. 6 fr.

ATTENDS-MOI AU MONT-SAINT-MICHEL, par
ANNE BEAULÈS. Paris, 1840, 2e édition, in-8.   75 c.

BARBARIE (La) FRANKE et la Civilisation Romaine,
études historiques, par GÉRARD. In-18.   3 fr.

BARÈME A L'USAGE DES MARCHANDS DE
CAFÉ. In-8.   60 c.

BARÈME DU LAYETIER, contenant le toisé par vo-
liges de toutes les mesures de caisses, depuis 12-6-6, jusqu'à 72-72-72, etc., par BIEN-AIMÉ. 1 vol. in-12. 1 fr. 25

BESANÇON : DESCRIPTION HISTORIQUE des Monuments et Etablissements publics de cette ville, par
A. GUÉNARD. In-18.   2 fr.

BIBLIOGRAPHIE ACADÉMIQUE BELGE, ou Ré-
pertoire systématique et analytique des mémoires, disserta-
tions, etc., publiés jusqu'à ce jour par l'ancienne et la
nouvelle Académie de Bruxelles, par P. NAMUR. 1 vol.
in-8.   5 fr.

BIBLIOGRAPHIE-PALÉOGRAPHICO-DIPLOMA-
TICO-BIBLIOLOGIQUE générale, ou Répertoire systématique indiquant 1° tous les ouvrages relatifs à la Pa-
léographie, à la Diplomatie, à l'Histoire de l'Imprimerie
et de la Librairie, et suivi d'un Répertoire alphabétique
général, par M. P. NAMUR. 2 vol. in-8.   15 fr.

BIBLIOTHÈQUE CHOISIE DES PÈRES DE L'É-
GLISE grecque et latine, ou Cours d'Eloquence sacrée,
par M.-N.-S. GUILLON. Paris, 1824 à 1828. 26 vol. in-8.
demi-rel.   80 fr.

BIBLIOTHÈQUE DES ARTS ET MÉTIERS,

Format in-18, grand papier.

LIVRE de l'ARPENTEUR-GÉOMÈTRE, par MM.
PLACE et FOUCARD, 1 vol.   2 fr.

— du BRASSEUR, par M. DELESCHAMPS, 1 vol.
          1 fr. 50

LIVRE de la COMPTABILITÉ DU BATIMENT, par
M. DIGEON. 1 vol.   2 fr.

— du CULTIVATEUR, par M. MAUNY DE MORNAY.
1 vol.   2 fr. 50

— de l'ÉCONOMIE et de l'ADMINISTRATION RU-
RALE, par M. DE MORNAY. 1 vol.   2 fr. 50

— du FORESTIER, par M. DE MORNAY. 1 vol. 2 fr.

— du JARDINIER, par M. DE MORNAY. 2 vol. 4 fr.

LIVRE des LOGEURS et TRAITEURS. 1 vol. 1 fr. 50

— du MEUNIER, par M. DE MORNAY. 1 vol. 2 fr. 50

— du PROPRIÉTAIRE et de l'ÉLEVEUR D'ANIMAUX DOMESTIQUES, par M. DE MORNAY. 1 vol. 2 fr. 50

— du FABRICANT DE SUCRE et du RAFFINEUR, par M. DE MORNAY. 1 vol. 2 fr. 50

— du TAILLEUR, par M. AUGUSTIN CANEVA. 1 vol. 1 fr. 50

LIVRE du TOISEUR-VÉRIFICATEUR, par M. DIGEON. 1 vol. 2 fr.

— du VIGNERON et du FABRICANT DE CIDRE, par M. DE MORNAY, 1 vol. 2 fr.

Cette collection, publiée par les soins de M. *Pagnerre*, étant devenue la propriété de M. ROBET, c'est à ce dernier que MM. les libraires dépositaires de ces ouvrages devront rendre compte des exemplaires envoyés en commission par M. *Pagnerre*.

BILAN EN PERSPECTIVE DES CHEMINS DE FER en France; Envahissement du travail national par le mécanisme, par DAGNEAU-SYMONSEN. In-8. 2 fr. 25

BONNE (la) COUSINE, ou Conseils de l'Amitié; ouvrage destiné à la Jeunesse; par Mme EL. CELNART. 2e édition, in-12. 2 fr. 50

BULLETIN DE LA SOCIÉTÉ D'ENCOURAGEMENT pour l'industrie nationale, publié avec l'approbation du Ministre de l'Intérieur. An XI à 1845. 44 vol. in-4 avec beaucoup de gravures. Prix de la collection. 536 fr.

On vend séparément les années 1 à 28, 9 fr.; 29 à 43, 15 fr.; table, 6 fr.; notice, 2 fr.

BULLETIN DU BIBLIOPHILE BELGE, sous la direction du baron DE REIFFENBERG. Tomes 1, 2, 3, 4, 5 et 6, 1844 à 1849. 72 fr.

Il paraît par livraisons qui forment un vol. in-8 de 500 pages par an. 12 fr.

CARACTÈRES POÉTIQUES, par ALLETZ. In-8. 6 fr.

CARTE TOPOGRAPHIQUE DE L'ÎLE SAINTE-HÉLÈNE, dressée pour le Mémorial de Sainte-Hélène. In-plano. 1 fr. 50

CAUSES (des) DE LA DÉCADENCE DE LA POLOGNE, par D'HERBELOT. In-8. 1 fr.

CHARTE (de la) D'UN PEUPLE LIBRE et digne de la liberté, par A.-D. VERGNAUD. In-8. 1 fr. 50

CHRIST, ou l'Affranchissement des Esclaves. Drame humanitaire en cinq actes, par M. H. CAVEL. In-8. 3 fr. 50

CHEMISE (la) SANGLANTE DE HENRY-LE-GRAND. In-8. 75 c.

CHIMIE APPLIQUÉE AUX ARTS, par CHAPTAL, membre de l'Institut. Nouvelle édition avec les additions de M. GUILLERY. 5 livraisons formant un gros volume in-8, grand papier. 20 fr.

CHINE (la), L'OPIUM ET LES ANGLAIS, contenant des documents historiques sur le commerce de la Grande-Bretagne en Chine, etc., par M. SAURIN. 5 fr.

CHOLÉRA (le) A MARSEILLE, en 1834-1835. In-8. Marseille, 1835. 4 fr.

CODE DES MAITRES DE POSTE, des Entrepreneurs de Diligences et de Roulage, et des Voitures en général par terre et par eau, ou Recueil général des Arrêts du Conseil, Arrêts de règlement, Lois, Décrets, Arrêtés, Ordonnances du roi et autres actes de l'autorité publique, etc., par M. LANOE, avocat à la Cour Royale de Paris. 2 vol. in-8. 12 fr.

COLLECTION DE MANUELS-RORET, *formant une Encyclopédie des Sciences et des Arts.* 350 vol. in-18, avec un grand nombre de planches gravées. (Voir le détail p. 3.)

COLLECTION UNIQUE de sujets peints à la main, à la manière dite aquarelle-miniature, par le chev. SAINT-VICTOR. 4 livraisons in-4. 40 fr.

COMPTES-FAITS des intérêts à 6 du cent par an, etc., par DUPONT aîné. In-12. 1 fr. 25

COMPTES-RENDUS HEBDOMADAIRES des séances de l'Académie des Sciences, par MM. les Secrétaires perpétuels. Paris, 1835 à 1842. 15 vol. in-4. 150 fr.

CONCORDANCE DE L'ÉCRITURE-SAINTE, avec les traditions de l'Inde, par AD. KARSTNER. In-8. 3 fr.

CONDUITE (la) DE St-IGNACE DE LOYOLA, menant une âme à la perfection, par le P. A. VATIER. In-12. 1 fr. 75

CONGRÈS SCIENTIFIQUE de France. Première Session, tenue à Caen, en juillet 1833. In-8. 4 fr. 50

CONSTRUCTION (de la) DES ENGRENAGES, et de la meilleure forme à donner à leur denture, par S. HAINDL. In-12. Fig. 4 fr. 50

CONSTRUCTION (De la) ET DE L'EXPLOITATION DES CHEMINS DE FER en France, par P. DENIEL. In-8. 4 fr.

DE LA CONTREFAÇON des œuvres artistiques, des

modèles et des dessins de fabrique (législation et jurisprudence), par CALMELS, in-8. 25 c.

COUP-D'OEIL SUR LE THÉATRE DE LA GUERRE D'ORIENT, trad. de l'allemand, de WUSSOW, par J. MARMIER. In-8. 2 fr.

COUP-D'OEIL GÉNÉRAL ET STATISTIQUE sur la Métallurgie considérée dans ses rapports avec l'Industrie et la richesse des peuples, etc., par TH. VIRLET. In-8. 3 fr.

COUR DE CASSATION; Lois et Règlements, par M. TARBÉ. 1 vol. in-8, grand format. 18 fr.

COURS ÉLÉMENTAIRE DE DESSIN INDUS-TRIEL, à l'usage des écoles primaires, par ARMENGAUD aîné, ARMENGAUD jeune, et LAMOUROUX. In-4 oblong. 8 fr.

COURS DE PEINTURE A L'AQUARELLE, contenant des Notions générales sur le Dessin, les Couleurs, etc.; par DUMÉNIL. In-18. 1 fr. 50

COUTUME DU BAILLAGE DE TROYES, avec les Commentaires de M. LOUIS-LE-GRAND. Paris, 1737, in-folio. Relié. 30 fr.

CULTE (du) MOSAIQUE au XIXᵉ siècle, par P.-B. In-12. 2 fr.

DÉCOUVERTES DANS LA LUNE, au Cap de Bonne-Espérance, par sir JOHN HERSCHEL. In-8. 4 fr.

DERNIERS MOMENTS DE LA RÉVOLUTION DE POLOGNE, en 1831, par M. JANOWSKI. In-8. 3 fr.

DESCRIPTION D'UN APPAREIL DESTINÉ A ÉVI-TER LES DANGERS D'EMPOISONNEMENT dans la Fabrication du Fulgimate de mercure, par G.-V.-P. CHARS-DELON. In-8. 40 c.

*DESCRIPTION DES MACHINES et procédés spécifiés dans les BREVETS D'INVENTION, de perfectionnement et d'importation, dont la durée est expirée, publiée d'après les ordres du Ministre de l'Intérieur, par MM. MOLARD, CHRISTIAN, etc. 63 vol. in-4, avec un grand nombre de planches gravées. Paris, 1812 à 1847. Les 63 vol. 900 fr.

Chaque volume se vend séparément : 1ᵉʳ à 5ᵉ à 15 fr.; 6ᵉ à 20ᵉ à 12 fr.; 21ᵉ à 63ᵉ à 15 fr.

— Table générale des matières contenues dans les 40 premiers volumes. In-4. 5 fr.

DESCRIPTION GÉNÉRALE DE LA CHINE, par l'abbé GROSIER. 2 vol. in-8. 12 fr.

DÉTAILS SUR LA NAVIGATION AUX COTES DE SAINT-DOMINGUE et dans les débarquements. In-4. 1 fr.

* DICTIONNAIRE DES DÉCOUVERTES, Inventions, Innovations, Perfectionnements, etc., en France, dans les Sciences, la Littérature et les Arts, de 1789 à 1820, 17 vol. in-8. Demi-rel.   150 fr.

DICTIONNAIRE DES GIROUETTES, ou nos Contemporains peints par eux-mêmes. Paris, 1815, in-8. 5 fr.

* DICTIONNAIRE TECHNOLOGIQUE, ou Nouveau Dictionnaire universel des Arts et Métiers, et de l'économie industrielle et commerciale, par une Société de savants et d'artistes. Paris, 1822. 22 vol. in-8, et Atlas. In-4.   222 fr.

DICTIONNAIRE UNIVERSEL géographique, statistique, historique et politique de la France. 5 vol. in-4. 40 fr.

DICTIONNAIRE UNIVERSEL de la Géographie commerçante, par J. Peuchet, 5 vol. in-4 reliés.   40 fr.

DROITS DES PÊCHEURS à la ligne, par Moriceau, br. in-18.   25 c.

DZIELA KRASICKIEGO, dziesiec Tomow W Jednym Barbezata, in-8. (Œuvres poétiques de Krasicki.)   25 fr.

ÉCLECTISME (de l') EN LITTÉRATURE, Mémoire auquel la médaille d'or de 1re classe a été décernée par la Société royale des Sciences de Clermond-Ferrand, par Mme Celnart, in-8.   4 fr. 25

ÉLECTIONS (des) SELON LA CHARTE et les lois du royaume, par M. Boyard. In-8.   6 fr.

ELEMENTS OF ANATOMY GENERAL, special, and comparative, by David Craigie. Edimburgh, 1831, in-4, figures.   15 fr.

ÉLÉONORE DE FIORETTI, ou Malheurs d'une jeune Romaine sous le pontificat de ***. 2 vol. in-12.   3 fr.

ÉLOGE DE CHORON, br. in-8.   2 fr. 50

ÉLOGE DE LA FOLIE, par Érasme, traduction nouvelle, par C. B. de Panaibe, in-8.   6 fr.

EMMELINE ET MARIE, suivies des Mémoires sur Madame Brunton, traduit de l'anglais, 4 vol. in-12. 6 fr.

EMPRISONNEMENT (de l') pour dettes. Considérations sur son origine, ses rapports avec la morale publique et les intérêts du commerce, des familles, de la société, suivies de la statistique générale de la contrainte par corps en France et en Angleterre, et de la statistique détaillée des prisons pour dettes de Paris et de Lyon, et de plusieurs autres grandes villes de France, par J.-B. Bayle-Mouillard. Ouvrage couronné en 1835 par l'Institut. 1 volume in-8.   7 fr. 50

ENCYCLOPEDIA BRITANNIA, or a Dictionnary of Arts, Sciences, and miscellaneous Litterature. Edimburgh. 20 vol. in-4, fig., cartonnés   300 fr.

ENTRÉE DE CHARLES-QUINT A ORLÉANS, par Vergnaud. In-8.   1 fr.

ÉPILEPSIE (de l') EN GÉNÉRAL, et particulièrement de celle qui est déterminée par des causes morales, par M. Doussin-Dubreuil. 1 vol. in-12, 2e édition. 3 fr.

ÉPITAPHE DES PARTIS; celui dit *juste milieu*, son avenir; par H. Cavel. in-8.   1 fr. 50

ESPAGNE (de l') ET DE SES RELATIONS COMMERCIALES, par F.-A. de Ch. in-8.   2 fr. 50

ESPRIT DE LA COMPTABILITÉ COMMERCIALE, ou Résumé des Principes généraux de Comptabilité, par Valentin Meyer-Koechlin. In-8.   2 fr. 50

ESPRIT DES LOIS, par Montesquieu. 4 vol. in-12. 12 fr.

ESQUISSE D'UN TABLEAU HISTORIQUE des progrès de l'esprit humain, par Condorcet. In-18.   3 fr.

ESSAI HISTORIQUE ET CRITIQUE SUR LES JOURNAUX BELGES, par A. Warzée. 1re partie, *Journaux politiques*, in-8.   3 fr.

ESSAI SUR L'ADMINISTRATION, par le Sous-Préfet de Béthune. In-8.   2 fr. 50

ESSAI SUR L'AIR ATMOSPHÉRIQUE, par Braine, in-8   75 c.

ESSAI SUR LE COMMERCE et les intérêts de l'Espagne et de ses colonies, par F.-A. de Christophore d'Avalos. In-8.   2 fr. 50

ESSAI SUR LES ARTS et les Manufactures de l'empire d'Autriche. par Marcel de Serres. 3 vol. in-8. 12 fr.

ESSAI SUR L'ANALOGIE DES LANGUES, par Hennequin. In-8.   3 fr. 50

ESSAI SUR L'HISTOIRE GÉNÉRALE DES MATHÉMATIQUES, par Ch. Bossut. 2 vol. in-8.   15 fr.

ÉVÉNEMENTS DE BRUXELLES ET DES AUTRES VILLES DU ROYAUME DES PAYS-BAS, depuis le 25 août 1830, précédés du Catéchisme du citoyen belge et de chants patriotiques. 1 vol. in-18   1 fr. 25

EXAMEN DE CE QUE RENFERME LA BIBLIOTHÈQUE DU MUSÉE BRITANNIQUE, par Oct. Delepierre. In-12.   1 fr. 50

EXAMEN DU SALON DE 1827, avec cette épigraphe : *Rien n'est beau que le vrai.* 2 brochures in-8. 3 fr.

EXAMEN HISTORIQUE DE LA RÉVOLUTION ESPAGNOLE, suivi d'Observations sur l'esprit public, la religion, etc.; par Ed. BLAQUIERE; traduit de l'anglais par J. C. ... Bruxelles, 1 vol. in-8.

EXPÉDITIONS DE CONSTANTINE, accompagnées de réflexions sur nos possessions d'Afrique, par V. DEVOISINS. In-8, fig. 2 fr. 50

EXPLICATIONS DU MARÉCHAL CLAUZEL. In-8, 1837. 3 fr.

EXTRAIT D'UN DISCOURS sur l'Origine, les Progrès et la Décadence du Pouvoir temporel du Clergé, par S. E. Mgr l'ancien Archevêque de T... In-8. 2 fr.

EXTRAITS DES REGISTRES DES CONSAUX DE TOURNAY, 1472 à 1581, suivis de la Liste des Mayeurs de cette ville, depuis 1667 jusqu'en 1794; par M. GACHARD. In-8 3 fr. 50

EXTRAITS TIRÉS D'UN JOURNAL ALLEMAND destiné à rendre compte de la législation et du droit, dans toutes les contrées civilisées, par M. J. DE FELLON. In-8. 2 fr. 50

FASTES DE LA FRANCE, ou Tableaux chronologiques, synchroniques et géographiques de l'Histoire de France, par G. MULLER. 1841, in-folio. 5 fr.

FÉCONDATION ARTIFICIELLE ET ÉCLOSION DES ŒUFS DE POISSONS, suivie de réflexions sur l'ichthyogénie, par le dr HAXO. 2 fr. 50

FILLE (la) D'UNE FEMME DE GÉNIE, traduit de l'anglais de madame HOFLAND. 2 vol. in-12. 4 fr.

FLEURS DE BRUYÈRE, par Mlle M. F. SÉGUIN, dédiées à M. A. DE LAMARTINE. in-8. 6 fr.

FLEURS DE L'ARRIÈRE-SAISON (poésies). In-8. Genève, 1840. 2 fr. 50

FONCTIONS (des) DE LA PEAU, et des maladies graves qui résultent de leur dérangement, par J.-L. DOUSSIN-DUBREUIL. Paris, 1827. in-12. 1 fr. 50

FRANCE (la) CONSTITUTIONNELLE, ou la Liberté reconquise; poème national, par M. BOYARD. In-8. 1 fr.

FRANCE (la) MOURANTE, consultation historique à trois personnages. 1829. In-8. 2 fr.

GÉNIE (LE) DE L'ORIENT, commenté par ses monuments monétaires, études historiques, numismatiques, etc.; par S. Swaszkiewicz. In-12, fig. 7 fr.

GÉOGRAPHIE ANCIENNE DES ÉTATS BARBARESQUES, d'après l'allemand de Mannert, par MM. Marcus et Duesberg. In-8. 16 fr.

GLAIRES (des), DE LEURS CAUSES, de leurs effets, et des indications à remplir pour les combattre. 8e édition, par Roussin-Dubreuil. Paris. in-8. 4 fr.

GLOSSAIRE ROMAN-LATIN du XVe siècle, extrait de la bibliothèque de la ville de Lille, par E. Gachet. In-8. 4 fr. 50

GRAISSINET (M.), ou Qu'est-il donc? Histoire comique satirique et véridique, publiée par Duval. 4 v. in-12. 10 fr.
Ce roman, écrit dans le genre de ceux de Pigault, est un des plus amusants que nous ayons.

GUIDE DES ARCHITECTES, Vérificateurs, Entrepreneurs et de toutes les personnes qui font bâtir, par L. Lejuste. 1 vol. in-4o. 12 fr.

GUIDE DE L'INVENTEUR dans les principaux États de l'Europe, ou Précis des lois sur les brevets d'invention, par Ch. Armengaud jeune. In-8. Nouv. édit. 4 fr.

GUIDE DES MAIRES (nouveau), ou Manuel des Officiers municipaux, dans leurs rapports avec l'ordre administratif et l'ordre judiciaire, les collèges électoraux, la garde nationale, l'armée, l'administration forestière, l'instruction publique et le clergé; par M. Boyard, président à la Cour d'appel d'Orléans. etc. 1 gros vol. in-18 de 538 pages. 3 fr.

GUIDE DES MALADES, Manuel des personnes affectées de maladies chroniq. par le doct. Belliol. In-12. 6 fr.

GUIDE DU MÉCANICIEN, ou Principes fondamentaux de mécanique expérimentale et théorique appliqués à la composition et à l'usage des machines, par M. Suzanne, ancien professeur, 2e édition. 1 vol. in-8 orné d'un grand nombre de planches. 12 fr.

GUIDE GÉNÉRAL EN AFFAIRES, ou Recueil des modèles de tous les actes, par J.-B. Noellat, 4e édition. 1 vol. in-12. 4 fr.

HARPE HELVÉTIQUE, par Ch.-M. Didier, In-8. 1 fr. 50

HISTOIRE AUTHENTIQUE du prisonnier d'État connu sous le nom du Masque-de-Fer, extraite des documents trouvés aux archives des affaires étrangères du Royaume, trad. de l'anglais de GEORGE AGAR-ELLIS. In-8. 5 fr.

HISTOIRE CONSTITUTIONNELLE DE LA VILLE DE GAND et de la Châtellenie du Vieux-Bourg, jusqu'à l'année 1305, par WARNKOENIG, trad. de l'all. par CHELDORF. In-8. 5 fr.

HISTOIRE D'ANGLETERRE, de DAVID HUME. 20 vol. in-12.

— Plantagenet 6 vol. 18 fr.
— Tudor 6 vol. 18 fr.
— Stuart 8 vol. 24 fr.

HISTOIRE DE LA LÉGISLATION NOBILIAIRE DE BELGIQUE, par P.-A.-F. GÉRARD. In-8, t. 1. 7 fr. (L'ouvrage aura 2 vol.)

HISTOIRE DE LA MAISON DE SAXE-COBOURG-GOTHA, par A. SCHELER. Gr. in-8, fig. 7 fr.

HISTOIRE GÉNÉRALE DE LA MUSIQUE ET DE LA DANSE par Adrien DE LAFAGE. 2 vol. in-8 et 2 atlas 1re liv. 15 fr. 2e liv 12 fr.

HISTOIRE DE LA NATURE ou Synthèse de la création et du perfectionnement des êtres, de Duran, par LAURIÈRE. In-8. 4 fr.

HISTOIRE DE LA PEINTURE FLAMANDE ET HOLLANDAISE, par ALFRED MICHIELS. In-8, t. 1, 2, 3 et 4; chaque vol. 8 fr. (L'ouvrage aura 4 vol.)

HISTOIRE DE LA VILLE D'ORLÉANS, de ses édifices, monuments, etc., par VERGNAUD-ROMAGNESI. 2 vol. in-12. 7 fr.

HISTOIRE DE LA VILLE DE TOUL, et de ses évêques, suivie d'une Notice sur la cathédrale; ornée de 16 lithographies, par A.-D. THIERY. 2 vol. in-8. 10 fr.

HISTOIRE DES BELGES à la fin du XVIIIe siècle, par A. BORGNET. 2 vol. in-8. 10 fr.

— DES BIBLIOTHÈQUES publiques de la Belgique, par NAMUR. 3 vol. in-8.
Tome 1er Bibl. de Bruxelles. 9 fr.
— 2e Bibl. de Louvain. 6 fr. 50
— 3e Bibl. de Liège. 6 fr. 50

— DES CAMPAGNES de 1814 et de 1815, par A. DE BEAUCHAMP. 2 vol. in-8. 12 fr.

— DES DOUZE CÉSARS, trad. du latin de Suétone, par DE LAHARPE. 5 vol. in-32. 6 fr. 50

HISTOIRE DES LÉGIONS POLONAISES EN ITALIE, sous le command. du général Dombrowski, par LÉONARD Chodzko, 2 vol. in-8.

— DES VANDALES, depuis leur première apparition sur la scène historique, jusqu'à la destruction de leur empire en Afrique; accompagnée de recherches sur le commerce que les États barbaresques firent avec l'Étranger dans les six premiers siècles de l'ère chrétienne. 2e éd. in-8. 7 fr. 50

HISTOIRE GÉNÉRALE DE POLOGNE, d'après les historiens polonais Naruszewiez, Albertrandy, Czacki, Lelewel, Bandtkie, Niemcewiez, Zielinskis, Kollontay, Oginski, Chodzko, Podzaszynski, Mochnacki, et autres écrivains nationaux. 2 vol. in-8.

HISTOIRE IMPARTIALE DE LA VACCINE, par C.-A. Barrey. In-8. fr. 50

HISTOIRE NUMISMATIQUE DE LA RÉVOLUTION BELGE, par M. Guioth. In-4, liv. 1 à 10, à 2 fr. la livraison (l'ouvrage en aura 15).

HOMME (l') AUX PORTIONS, ou Conversations philosophiques et politiques, publiées par J.-J. FAZY. 1 vol. in-12. 3 fr.

LI BACI DI GIOVANI SECONDO volgarizzati da Cesare L. Bixio. Parigi, 1834. in-12. fr. 50

INAUGURATION DU CANAL du duc d'Angoulême à Amiens, le 31 août 1825. In-folio. fr. 50

INFLUENCE (de l') DES ÉRUPTIONS ARTIFICIELLES DANS CERTAINES MALADIES, par JENNER, auteur de la découverte de la vaccine. Brochure in-8. 2 fr. 50

INVASION DES ARMÉES ÉTRANGÈRES dans le département de l'Aube, en 1814 et 1815, par F.-E. POUGIAT. In-8. 6 fr.

JEANNE HACHETTE, ou le Siège de Beauvais, poème, par madame FANNY DENOIX. In-8. 1 fr.

JOURNAL DES VOYAGES, Découvertes et Navigations modernes, novembre 1818 à décembre 1829, 44 vol. in-8 cartonné. 176 fr.

JOURNAL DU PALAIS, présentant la Jurisprudence de la Cour de Cassation et des Cours royales. Nouvelle édition, par M. Bourjois. (1791 à 1828.) Paris, 1823 à 1828. 42 vol. in-8. 100 fr.

JOURNALISME (du), ou Il est temps d'en finir avec la mauvaise presse, par D.-J. 1832. In-12. 50 c.

LANGUE (De la) ET DE LA POÉSIE PROVEN-
ÇALES, par le baron E. VAN BEMMEL. In-12   3 fr. 50
LEÇONS D'ARCHITECTURE, par DURAND. 2 vol.
in-4.   40 fr.
— La partie graphique, ou tome 3e du même ouv.   20 fr.
LEÇONS DE DROIT DE LA NATURE ET DES
GENS, par DE FELICE. 4 vol in-12.   6 fr.
LETTERA INTORNO ALL'INTRODUZIONE DEL
MÉTODO-WILHEM, nelle Scuole di Torino indi izzata,
al signor maestro Luici-Felice ROSSI, dal maestro Adriano
DE LAFAGE. In-8.   1 fr.
LETTRES DE JEAN DE MULLER à ses amis MM.
De Bonstetten et Gleim. In-8.   6 fr.
— DE MADEMOISELLE AISSÉ. In-12.   2 fr 50
— DE MESDAMES DE COULANGES et de NINON
DE L'ENCLOS. In-12.   2 fr. 50
— DE MESDAMES DE VILLARS, DE LA-
FAYETTE et DE TENCIN. In-12.   2 fr. 50
— INÉDITES de Buffon, J.-J. Rousseau, Voltaire,
Piron, de Lalande, Larcher, etc., avec *fac simile*, publiées
par C.-X. GIRAULT. In-8.   3 fr.
— Idem. In-12.   3 fr.
— PERSANNES, par MONTESQUIEU. In-12.   3 fr.
— SUR LA MINIATURE, par M. MANSION. vol.
in-12. fig.   4 fr.
— SUR LA VALACHIE. 1 vol. in-12.   2 fr. 50
LIBERTÉS (des) GARANTIES PAR LA CHARTE, ou
de la Magistrature dans ses rapports avec la liberté des cul-
tes, de la presse, etc., par M. BOYARD. In-8.   6 fr.
LOI DU 3 MAI 1841 sur l'Expropriation pour cause
d'Utilité publique. Br. in-18.   30 c.
LOIS D'HOWEL DDA mab Cadell, Bren'n Cymru (fils
de Cadell, chef du pays des Kimris), par M. A. DUCHATEL-
LIER. In-8.   2 fr.
MACHINES ET INVENTIONS approuvées par l'Académie R. des Scien., par GALLON. 7 vol. in-4.   80 fr.
MAGISTRATURE (de la) dans ses rapports avec la liberté des cultes, par M. BOYARD. In-8.   6 fr.
MANUEL (Nouveau) COMPLET DES EXPERTS.
Traité des matières civiles, commerciales et administratives
donnant lieu à des expertises. 7e édit., par CH. VASSEROT,
avocat à la Cour Royale de Paris.   6 fr.

MANUEL (nouveau) **COMPLET DES MAIRES**, Adjoints, Conseils municipaux, des Préfets, Conseils de préfecture et Conseils-généraux, Juges de paix, Commissaires de police, Prêtres, Instituteurs, et des Pères de famille, etc., par M. BOYARD, président à la Cour d'appel d'Orléans. 3e édition. 2 vol. in-8. 12 fr.

MANUEL DE L'ÉCARTÉ, contenant des notions générales sur ce jeu. 2e édition. Bordeaux. in-18. 1 fr.

MANUEL DE L'OCULISTE, ou Dictionnaire ophthalmologique, par DE WENZEL. 2 vol. in-8, 24 planches. 12 fr.

— DE PEINTURES ORIENTALES ET CHINOISES sur relief, par SAINT-VICTOR. In-18, fig. noires. 3 fr.

— DES ARBITRES, ou Traité des principales connaissances nécessaires pour instruire et juger les affaires soumises aux décisions arbitrales, soit en matières civiles ou commerciales; contenant les principes, les lois nouvelles, les décisions intervenues depuis la publication de nos Codes, et les formules qui concernent l'arbitrage, etc., par M. CH., ancien jurisconsulte. Nouvelle édition. 8 fr.

— DES BAINS DE MER, leurs avantages et leurs inconvénients, par M. BLOT. 1 vol. in-18. 2 fr.

— DES CANDIDATS à l'emploie de Vérificateurs des poids et mesures, par P. RAVON. 2e édition, in-8. 5 fr.

— DES JUSTICES DE PAIX, ou Traité des fonctions et des attributions des Juges de Paix, des Greffiers et Huissiers attachés à leur tribunal, avec des formules et modèles de tous les actes qui dépendent de leur ministère, etc., par M. LÉVASSEUR, ancien jurisconsulte. Nouvelle édition, entièrement refondue, par M. BIRET. 1 gros volume in-8. 1839. 6 fr.

— Idem, en 1 vol. in-18. 3 fr. 50

MANUEL DES MARINS, ou Dictionnaire des termes de marine, par BOURDÉ. 2 vol. in-8. 8 fr.

— DES NÉGOCIANTS, ou le Code commercial et maritime, commenté et démontré par principes, par R. B. BOUCHER. 2 vol. in-8. 10 fr.

— DES NOURRICES, par Mme EL. CELNART. In-18. 1 fr. 50

— DU BOTTIER, par A. MOUREY. In-12. 1 fr. 50

— DU CAPITALISTE, par M. BONNET. 1 vol. in-8. 14e édition. 6 fr.

— DU FABRICANT DE ROUENNERIES, compre-

ce qui a rapport à la fabrication, par un Fabricant. 1 vol. in-18. Conseils municipaux, des Préfets. 2 fr. 50

— MANUEL DU NÉGOCIANT, dans ses rapports avec la douane, par M. Bauzon-Magnier. In-12. 4 fr.

— DU PEINTRE A LA CIRE, application des divers procédés propres à la peinture artistique et autres, par A.-M. Duroziez. In-8. 1 fr. 75

— MANUEL DU POSEUR DE SONNETTES, Cordons de Portes cochères et Grilles, etc., par J. Ollef. In-4, fig. 3 fr.

— DU SYSTÈME MÉTRIQUE, ou Livre de réduction de toutes les mesures et monnaies des quatre parties du monde, par P.-L. Lionet. 1 vol. in-8. 7 fr.

— MANUEL DU TISSEUR, contenant les Armures et les Montages usités pour la Fabrication des divers Tissus, par Lions. In-8. 4 fr. 75

— MANUEL DU TOURNEUR, ouvrage dans lequel on enseigne aux amateurs la manière d'exécuter tout ce que l'art peut produire d'utile et d'agréable, par M. Hamelin-Bergeron. 2 vol. in-4, avec Atlas et le Supplément. 60 fr.

— — MÉTRIQUE DU MARCHAND DE BOIS, par M. Tremblin. 1 vol. in-12. 1840. 1 fr. 50

— MATÉRIAUX POUR L'HISTOIRE DE GENÈVE, recueillis et publiés par J.-A. Galiffe. tome 1, in-8. 6 fr.

— MÉDECINE DOMESTIQUE, ou Traité complet des moyens de se conserver en santé, et de guérir les maladies par le régime et les remèdes simples, par Buchan, traduit par Duplanil. 5 vol. in-8. 20 fr.

— MÉDITATIONS LYRIQUES, par J.-J. Gallois. In-8. 1 fr. 50

— MÉLANGES DE POÉSIE ET DE LITTÉRATURE, par Florian. 3 vol. in-18. 4 fr. 50

— MEMENTO DES ARCHITECTES ET INGÉNIEURS, TOISEURS ET VÉRIFICATEURS et de toutes les personnes qui font bâtir, 7 vol. in-8 ornés de pl. 60 fr.

— MÉMOIRE SUR LA CONSTRUCTION DES INSTRUMENTS à Cordes et à Archet, par Félix Savart. In-8. 5 fr.

— MÉMOIRES DU COMTE DE GRAMMONT, par Hamilton. 2 vol. in-32. 3 fr.

— MÉMOIRES RÉCRÉATIFS, SCIENTIFIQUES ET

ANECDOTIQUES, du physicien aéronaute ROBERTSON. 2 vol in-8, figurées de beaucoup de planches. le tout 12 fr.

MÉMOIRES SUR LA GUERRE DE 1809 EN ALLEMAGNE, avec les opérations particulières des corps d'Italie, de Pologne, de Saxe, de Naples et de Walchteren, par le général PELET, d'après son journal fort détaillé de la campagne d'Allemagne, ses reconnaissances et ses divers travaux, la correspondance de Napoléon avec le major général, les maréchaux, etc, 4 vol. in-8. 28 fr.

MÉMOIRE SUR LE PARTI AVANTAGEUX que l'on peut tirer des bulbes de safran, par M. VERGNAUD-ROMAGNÉSI. In 8. 1 fr.

MÉMOIRE SUR LES OPÉRATIONS de l'avant-garde du 8e Corps de la Grande Armée, formé de troupes polonaises en 1813. In 8. 1 fr. 50

MÉMOIRE SUR DES SCULPTURE ANTIQUES, par VERGNAUD. In-8. 1 fr.

— SUR DES MÉDAILLES ROMAINES, idem. 1 fr.

MÉMOIRES TIRÉS DES ARCHIVES DE LA POLICE DE PARIS. par PEUCHET. 6 vol. in-8. 24 fr.

MÉNESTREL (le), poëme en deux chants, par JAMES BEATTIE; traduit de l'anglais, avec le texte en regard, par M. LOUET 2e édition, in-18. 3 fr.

MENUISERIE DESCRIPTIVE, nouveau Vignole des menuisiers, utile aux ouvriers, maîtres et entrepreneurs, par COUTON. 2 vol in-4 dont un de planches. 20 fr.

MINISTRE DE WAKEFIELD, traduit en français par M. AIGNAN, de l'Académie française. Nouvelle édition, 1841. 1 vol. in-12, fig. 1 fr. 50

MONITEUR DE L'EXPOSITION de 1839, ou Archives des produits de l'industrie. In-8. 5 fr.

MORALE DE L'ÉVANGILE, comparée à la morale des philosophes anciens et modernes, par madame E. CELNART. In-8. 75 c.

MULTIPLICATEURS DES INTÉRÊTS SIMPLES, établis sur les taux de 3, 4 et 5 pour cent, etc., par MOREAU. 1re partie, 1 vol. in 8o obl. 5 fr. 50

NATURE (La) CONSIDÉRÉE COMME FORCE INSTINCTIVE, par GUISLAIN. In-8. 2 fr. 50

NÉCESSITÉ (de la) ET DE L'EXPÉRIENCE considérées comme critérium de la vérité, par G. M**. in-8. 7 fr. 50

NOSOGRAPHIE GÉNÉRALE ÉLÉMENTAIRE, ou Description et Traitement rationnel de toutes les maladies, par M. SEIGNEUR-GENS, docteur de la Faculté de Paris. Nouvelle édition, 4 vol. in-8   20 fr.

NOTES SUR LES PRISONS DE LA SUISSE, et sur quelques-unes du continent de l'Europe; moyen de les améliorer, par M. FR. CUNINGHAM; suivies de la description des prisons améliorées de Gand, Philadelphie, Ilchester et Millbank, par M. BUXTON. In-8   4 fr. 50

NOTICE HISTORIQUE sur la ville de Toul, ses antiguités et ses célébrités, par C.-L. BATAILLE. In-8   fr.

— **SUR LA PROJECTION DES CARTES GÉOGRAPHIQUES**, par E.-A. LEYMONNERYE. In-18, figures.   fr. 50

— **SUR L'ŒUVRE** de François Girardon, de Troyes, sculpteur, avec un précis sur sa vie. In-8   fr. 50

NOTIONS SYNTHÉTIQUES, historiques et physiologiques de philosophie naturelle, par M. GEOFFROY-ST-HILAIRE. In-8   6 fr.

— **NOVELLE ITALIANE DI GIOVANNI LA CECILIA.** In-8.

NOUVELLE MÉTHODE DE TENUE DES LIVRES, par NICOLAS. In-8, avec tableaux   75 c.

ŒUVRES CHOISIES de l'abbé PRÉVOST, avec fig. 39 vol. in-8, reliés.   100 fr.

OBSERVATIONS SUR LES PERTES DE SANG des femmes en couche et sur les moyens de les guérir, par M. LE ROUX; 2ᵐᵉ édition. In-8   4 fr. 50

OBSERVATIONS SUR UN ARTICLE de la Revue Encyclopédique relatif à la traduction du Talmud de Babylone, et la théorie du Judaïsme, par l'abbé CHIARINI. In-8   2 fr.

ŒUVRES COMPLÈTES DE CHAMFORT, recueillies et publiées par P.-R. AUGUIS, 5 vol. in-8   25 fr.

ŒUVRES DE BALLANCHE, de l'Académie de Lyon; 4 vol. in-18.   15 fr.

ŒUVRES DE BOILEAU; nouvelle édition, accompagnées de Notes faites sur Boileau par les commentateurs ou littérateurs les plus distingués, par M. J. PLANCHE, professeur de rhétorique au collège royal de Bourbon, et M. NOEL, inspecteur général de l'Université. In-12   fr. 50

— **DE SERVAN**, nouvelle édition, avec une notice, par X. DE PORTETS. 5 vol. in-8   48 fr.

OEUVRES DE VOLTAIRE, avec Préfaces, Avertissements, Notes, etc., par M. BEUCHOT, t. 71 et 72, TABLE ALPHABÉTIQUE ET ANALYTIQUE DES MATIÈRES, par MIGER. 2 vol. in-8. 24 fr.

— Idem, papier vélin. 36 fr.

— Idem, grand papier jésus. 48 fr.

OEUVRES D'ÉVARISTE PARNY. 5 vol. in-18. 12 fr. 50

— DIVERSES DE LAHARPE, de l'Académie française. 16 vol. in-8. 64 fr.

— DIVERSES. Économie politique, Instruction publique, Haras et Remontes, par C.-J.-A. MATHIEU DE DOMBASLE. In-8. 8 fr.

— DRAMATIQUES DE N. DESTOUCHES. Nouvelle édition. Paris. 6 vol. in-8. 24 fr.

— POÉTIQUES DE KRASICKI. 1 seul vol. in-8. 2 coll. grand papier vélin. 25 fr.

OPUSCULES FINANCIERS, sur l'effet des privilèges, des emprunts publics et des conversions sur le crédit de l'industrie en France, par J.-J. FAZY. 1 vol. in-8. 5 fr.

ORDONNANCE SUR L'EXERCICE ET LES MANOEUVRES D'INFANTERIE, du 4 mars 1834. (École du soldat et de peloton). 1 vol. in-18, orné de fig. 75 c.

ORGUE (l') DE SAINT-DENIS, par LAFAGE. In-8. 2 fr.

OUVRIER (l') MÉCANICIEN, Guide de mécanique pratique, précédé de notions élémentaires d'arithmétique décimale, d'algèbre et de géométrie, par CH. ARMENGAUD jeune. 2e édition. in-12. 4 fr.

PARFAIT-CHARRON-CARROSSIER, ou Traité complet des Ouvrages faits en Charronnage et Ferrure, par L. BERTHAUX. In-8. 10 fr.

— Le Parfait Charron, seul. 5 fr.

— Le Parfait Carrossier, seul. 5 fr.

PARFAIT SERRURIER, ou Traité des ouvrages faits en fer, par LOUIS BERTHAUX. 1 vol. in-8, cartonné. 9 fr.

PASSÉ (DU), DU PRÉSENT ET DE L'AVENIR de l'Organisation municipale de la France, par E. CHAMPAGNAC, tome 1er, in-8. 4 fr.

PEINTRES BRUGEOIS (Les), par ALFRED MICHIELS. In-12. 2 fr.

PETIT (le) BARÊME DES CAISSES D'ÉPARGNE,

ou Méthode simple et facile pour calculer les intérêts depuis 1 jusqu'à 40 ans, par VAN-TENAC. In-32. 10 c.

PETIT MANUEL DU NÉGOCIANT D'EAU-DE-VIE, p r RAVON In-18. 75 c.

PETIT PAMPHLET sur quelques tableaux du salon de 1835, par A.-D. VERGNAUD. In-8. 30 c.

PHILOSOPHIE ANTI-NEWTONIENNE, ou Essai sur une nouvelle physique de l'univers, par J. BAUTÉS. Paris, 1855, 2 livraisons in-8. 3 fr.

PHOTOGRAPHIQUE (Album), par M. BLANQUART-ÉVRARD. Livraisons 1 à 11, contenant chacune 3 planches. — (La publication se continue) — Prix de la livraison. 6 fr.

PHOTOGRAPHIE SUR PLAQUES MÉTALLIQUES, par M. le baron GROS, 2e édition. In-8, fig. 3 fr.

PHOTOGRAPHIE SUR PAPIER, par M. BLANQUART-ÉVRARD. Brochure in-8. 4 fr. 50

POÉSIES DE CHARLES FROMENT. 2 vol. in-18, 7 fr.

— GENEVOISES. 3 vol. in-32. 3 fr.

POËTES (les) FRANÇAIS depuis le XIIe siècle jusqu'à Malherbe, avec une Notice historique et littéraire sur chaque poète. Paris, 1824, 6 vol. in-8. 48 fr.

POEZYE ADAMA MICKIEWICZA, tomes 3 et 4. In-12. Prix, chacun. 5 fr.

POLITIQUE POPULAIRE, ou Manuel des droits et des devoirs du citoyen. In-18 carré. 50 c.

PRÉCIS DE L'HISTOIRE DES TRIBUNAUX SECRETS DANS LE NORD DE L'ALLEMAGNE, par A. LOEVE VEIMARS. 1 vol. in-18. 1 fr. 25

— HISTORIQUE SUR LES RÉVOLUTIONS DES ROYAUMES DE NAPLES ET DU PIÉMONT, en 1820 et 1821, suivi de documents authentiques sur ces événements, par M. le comte D..... 2e édition In-8. 4 fr. 50

PROJET D'UN NOUVEAU SYSTÈME BIBLIOGRAPHIQUE des Connaissances humaines, par NAMUR. In-8. 4 fr.

QUELQUES RÉFLEXIONS sur la Législation commerciale, par A.-J. MENOT. Paris, 1823. In-8. 2 fr. 50

— QUESTION DE L'ORIENT sous ses rapports généraux et particuliers, par M. DE PRADT In-8. 5 fr.

QUESTION DES ENTREPOTS ET PORTS FRANCS, contenant onze lettres publiées dans le journal le *Commerce de Dunkerque et du Nord*, par M. BATTIER. Grand in-8. 3 fr.

RAPPORT FAIT A LA CHAMBRE des Représentants et au Sénat, par le Ministre des affaires étrangères, sur l'état des négociations en 1851. Bruxelles; in-8. 6 fr.

RAPPORTS DES MONNAIES, POIDS ET MESURES des principaux Etats de l'Europe (ce tarif est collé sur bois). 3 fr.

RAYONS (les) DU MATIN, poésies par Elie Sauvage. In-18. 2 fr. 50

RÉCEPTION (de la) DU MATÉRIEL DES CHEMINS DE FER et des Appareils Mécaniques en général, par Benoit Duportail. In-8. 2 fr. 50

RECHERCHES ANATOMIQUES, Physiologiques, Pathologiques et Séméïologiques, sur les glandes labiales, par A.-A. Sebastian. In-4. 2 fr. 50

— **SUR L'ANATOMIE** et les Métamorphoses de différentes espèces d'insectes; ouvrage posthume, de Pierre Lyonnet, publié par M. W. Dehaan; accompagnées de 45 planches. 1 vol. in-4. 40 fr.

— **HISTORIQUES SUR LA VILLE DE SALINS**, par M. Bechet. 2 vol. in-12. 5 fr.

RECHERCHES SUR LA VILLE DE MAESTRICHT et sur ses Monnaies, par A. Perreau. In-8. 3 fr.

— **(Nouvelles)** sur les mouvements du camphre et de quelques autres corps placés à la surface de l'eau, par MM. Joly et Boisgiraud aîné. In-8. 1 fr. 50

— **SUR LE SYSTÈME LYMPHATICO-CHYLIFÈRE**, par le docteur Lippi; traduit de l'italien par Julia de Fontenelle. In-8. 75 c.

RECUEIL DE MÉMOIRES SUR LA PHOTOGRAPHIE, par Ch. Chevalier. Grand in-8. 3 fr.

RECUEIL ET PARALLÈLES D'ARCHITECTURE, par M. Durand. Grand in-folio. 180 fr.

— **GÉNÉRAL ET RAISONNÉ DE LA JURISPRUDENCE** et des attributions des justices de paix, en toutes matières, civiles, criminelles, de police, de commerce, d'octroi, de douanes, de brevets d'invention, contentieuses et non contentieuses, etc., par M. Biret. 4e éd. in-8. 2 vol. 14 fr.

RÉFORME (de la) ANGLAISE et de ses suites probables, par M. De Pradt. In-8. 5 fr.

RÈGLES DE POINTAGE à bord des vaisseaux, par Montgéry. In-8. 4 fr.

RÉGNICIDE ET RÉGICIDE, par M. De Pradt. In-8. 75 c.

RELATION (nouvelle) DE LA BATAILLE DE FRIEDLAND (14 juin 1807), par M. Derode. In-8. 2 fr. 25
— Idem, Papier vélin. 3 fr.

RELATION DU VOYAGE AU POLE SUD ET DANS L'OCÉANIE, sur les corvettes l'Astrolabe et la Zélée, exécuté par ordre du Roi pendant les années 1837, 1838, 1839 et 1840, sous le commandement de M. J. Dumont-d'Urville, capitaine de vaisseau. 10 vol. in-8, avec cartes. 30 fr.

RELATIONS DE VOYAGES D'AUCHER-ÉLOY EN ORIENT, de 1830 à 1838, revues et annotées par M. le comte Jaubert. 2 vol. in-8, avec carte. 12 fr.

RELIGION (de la), DU CLERGÉ ET DES JÉSUITES, par un Magistrat. 1844. In-8. 1 fr. 25

RÉPERTOIRE ADMINISTRATIF DES PARQUETS, par L.-G. Faure. 2 vol. in-8. 15 fr.
— (Nouveau) DE LA JURISPRUDENCE et de la Science du Notariat, par J.-J.-S. Serieys. In-8. 7 fr.

RÉPUBLIQUE (la) PARTHÉNOPÉENNE, épisode de l'histoire de la république française, par Jean La Cécilia. Traduit de l'italien par Thibaud. In-8. 7 fr. 50

RÉSERVE (De la) LÉGALE en Matière de Succession, et de ses conséquences, par J.-B. Kuhlmann. In-8. 1 fr. 50

RÉSUMÉ SUCCINCT DES EXPÉRIENCES DE M. Anatole, sur une branche nouvelle de l'hydraulique. Grand in-8. 1 fr. 50

RÉVISION IMMÉDIATE DE LA CONSTITUTION avec la Sanction du Peuple, par Buyard. Br. in-8. 40 c.

RÉVOLUTIONS DE CONSTANTINOPLE en 1807 et 1808, précédées d'observations sur l'empire ottoman, par A. De Juchereau de Saint-Denis. 2 vol. in-8. 9 fr.
— DE JUILLET 1830. Caractère légal et politique du nouvel établissement fondé par la Charte constitutionnelle. 1833. In-8. 4 fr. 50

RODRIGUE ET EUDOXIE; dialogue en vers et en prose, par A.-F. Gérard. In-12. 1 fr.

ROMAN COMIQUE, par Scarron, nouvelle édition revue et augmentée. 4 vol. in-12. 8 fr.

RUSSIE (la) ET L'EMPIRE OTTOMAN tels qu'ils

sont et tels qu'ils devraient être, par N.-J.-B. Boyard. 1 vol. in-8 . . . . 5 fr.

SCULPTEUR PARISIEN (Album du), par Guilmart. 1 vol. in-4 cart. 12 fr.

SÉCRÉTISME (le) ANIMAL, nouvelle doctrine fondée sur la philosophie médicale, par A. Christophe. In-8. 5 fr.

SIÈCLE (le), Revue critique de la littérature, des Sciences et des Arts. 2 vol. in-8 . . . . 20 fr.

SIGNES DE CORRECTION, par Frey. 1 f^{lle}. 75 c.

SITES PITTORESQUES DU DAUPHINÉ, dessinés d'après nature et lithog., par Dagnan, In-f°. 40 vues. 50 fr.
— Chaque vue séparément . . . . 2 fr.

SOIRÉES DE MADRID, ou Recueil de nouvelles historiettes, etc., par Mme Amédée de B***. 4 vol. in-12. 10 fr.

SOURCE (La) DE LA VIE, ou Choix d'Idées, Axiomes, Sentences, Maximes, etc., contenus dans le *Talmud*, trad. par Samson Lévy. 2 parties in-12. 4 fr.

SOUVENIRS DE MADAME DE CAYLUS, suivis de quelques-unes de ses lettres. Nouv. édit. in-12. 2 fr. 50

STATISTIQUE DE LA SUISSE, par M. Picot, de Genève. 1 gros vol. in-12 de plus de 600 pages. 7 fr.

SUÈDE (la) SOUS CHARLES XIV JEAN, par Fr. Schmidt. In-8 . . . . 6 fr.

SUITE AU MÉMORIAL DE SAINTE-HÉLÈNE, Orné du portrait de M. Las-Cases. 1 vol. in-8 . . . 7 fr.

SUITE DU RÉPERTOIRE DU THÉATRE FRANÇAIS, par Lepeintre, Paris, Ve Dabo. 81 vol. in-18. 60 fr.

TABLE ALPHABÉTIQUE ET CHRONOLOGIQUE des instructions et circulaires émanées du Ministère de la justice, depuis 1795 jusqu'au 1er janvier 1837, par M. Massabiau. 1 vol. in-4 . . . . 5 fr. 50

TABLEAU DES PRINCIPAUX ÉVÉNEMENTS QUI SE SONT PASSÉS A REIMS, depuis Jules-César jusqu'à Louis XVI inclusivement, par M. Camus-Daras. 2e édition, revue et augmentée. 1 vol. in-8. 10 fr.

TABLETTES BRUXELLOISES, ou Usages, mœurs et coutumes de Bruxelles, par MM. Imbert et Bellet. In-18 . . . . 2 fr. 50

TARIF (Nouveau) DES PRIX COMPARATIFS des anciennes et nouvelles mesures, suivi d'un abrégé de géométrie graphique, par Rousseau. In-12. 2 fr. 50

THÉORIE DES SIGNES, ou Introduction à l'étude des langues, par l'abbé Sicard. 2 vol. in-8. 12 fr.

THÉORIE DU JUDAISME appliquée à la réforme des Israélites de toutes les parties de l'Europe, par l'abbé L.-A. CHIARINI. 2 vol. in-8. 10 fr.

THÉORIE MUSICALE, par V. MAGNIEN. In-8. 1 fr. 25

TOILETTE (La) DE FLORE, par J. P. In-8. 6 fr.

TOURNEUR (supplément à tous les ouvrages sur l'art du). Orné de planches. In-4. 5 fr.

TRAITÉ COMPLET DE LA FILATURE DU CHANVRE ET DU LIN, par MM. COQUELIN et DECOSTER. 1 gros vol. avec un bel Atlas in-folio, renfermant 37 planches gravées avec beaucoup de soin. Paris, 1846. 36 fr.

TRAITÉ DE CHIMIE APPLIQUÉE AUX ARTS ET MÉTIERS, et principalement à la fabrication des acides sulfurique, nitrique, muriatique ou hydro-chlorique; de la soude, de l'ammoniac, du cinabre, minium, céruse, alun, couperose, vitriol, verdet, bleu de cobalt, bleu de Prusse, jaune de chrôme, jaune de Naples, stéarine et autres produits chimiques; des eaux minérales, de l'éther, du sublimé du kermés, de la morphine, de la quinine, et autres préparations pharmaceutiques; du sel, de l'acier, du fer-blanc, de la poudre fulminante, etc., etc., par M. J.-J. GUILLOUD, professeur de chimie et de physique; avec planches, représentant près de 60 figures. 2 forts vol. in-12. 10 fr.

TRAITÉ DE LA COMPTABILITÉ DU MENUISIER, applicable à tous les états de la bâtisse, par D. CLOUSIER. 1 vol. in-8. 2 fr. 50

TRAITÉ DES MANIPULATIONS ÉLECTRO-CHIMIQUES, appliquées aux arts et à l'industrie, par M. BRANDELY, ingénieur civil. In-8º orné de 6 pl. 5 fr.

TRAITÉ DE LA MORT CIVILE en France, par A.-T. DESQUIRON. In-8. 7 fr.

TRAITÉ DES MOTEURS, suivi de l'Application des Moteurs aux Machines, par C. COURTOIS. 2 v. in-8. 15 fr. 50

TRAITÉ DES MOYENS DE RECONNAITRE LES FALSIFICATIONS des Drogues simples et composées, et d'en constater le degré de pureté, par BUSSY et BOUTRON-CHARLARD. In-8. 7 fr.

TRAITÉ COMPLET D'ORFÉVRERIE, BIJOUTERIE ET JOAILLERIE, par Placide BOUET. 1 v. in-8. 12 fr.

— DE LA POUDRE LA PLUS CONVENABLE AUX ARMES A PISTON, par VERGNAUD aîné. In-18. 75 c.

— DE PHYSIQUE APPLIQUÉE AUX ARTS ET MÉ

TIERS, et principalement à la construction des fourneaux, des calorifères à air et à vapeur, des machines à vapeur, des pompes, à l'art du fumiste, de l'opticien, du distillateur; aux sécheries, artillerie à vapeur, éclairage, bélier et presses hydrauliques, aréomètres, lampes à niveau constant, etc.; par J.-J. GUILLOUD, professeur de chimie et de physique; avec pl. représentant 160 fig. 1 fort vol. in-18. 3 fr. 50

TRAITÉ D'ÉQUITATION sur des bases géométriques, contenant 74 fig.; par A.-C.-M. PARISOT. In-8. 10 fr.

TRAITÉ DES ABSENTS, contenant des Lois, Arrêtés, Décrets, etc.; par M. TALANDIER. In-8. 7 fr.

— DES PARAFOUDRES ET DES PARAGRÊLES, en cordes de paille, 3° suppl.; par LAPOSTOLE. In-8. 1 fr. 50

— ÉLÉMENTAIRE DE LA FILATURE DU COTON, par M. OGER, directeur de filature. In-8 et Atlas. 16 fr.

TRAITÉ ÉLÉMENTAIRE DU PARAGE ET DU TISSAGE MÉCANIQUE DU COTON, par L. BÉBÉL et E. BOURCART. In-8, fig. 7 fr. 50.

— PRATIQUE DE CHIMIE appliquée aux arts et manufactures, à l'hygiène et à l'économie domestique, par GRAY. Traduit par RICHARD. 3 vol. in-8 et Atlas. 50 fr.

TRAITÉ DE LA FABRICATION DES TISSUS, par FALCOT, 2 vol. in-4 de texte, plus 1 atlas orné de beaucoup de planches. 50 fr.

TRAITÉ DE GÉODÉSIE PRATIQUE, par GORIN, 1 vol. in-8. 2 fr. 50

— SUR LA NATURE ET LA GUÉRISON DES MALADIES DE LA PEAU, par le Dr BELBIOL. In-8. 3 fr.

— SUR LA NOUVELLE DÉCOUVERTE DU LEVIER VOLUTE, dit LEVIER-VINET. In-18. 1 fr. 50

TRAITÉ DE VOTATION, ou Machines à voter, inventées par J. RAYMOND. Grand in-8 avec fig. 1 fr. 50

TRANSMISSIONS A GRANDES VITESSES. — Pâliers-graisseurs de M. De Coster; par BENOÎT-DUPORTAIL. In-8. 75 c.

TROS RÈGNES de l'Histoire d'Angleterre; par M. SAUQUAIRE SOULIGNÉ. 2 vol. in-8. 10 fr.

UNE ANNÉE, ou la France depuis le 27 juillet 1830, jusqu'au 27 juillet 1831, par M. DE JAILLY. In-8. 7 fr.

VACCINE (de la) et ses heureux résultats, par MM. BRUNET, DOUSSIN-DUBREUIL et CHARMONT. In-8. 4 fr.

VÉRITABLE (le) **ESPRIT** de J.-J. Rousseau, par l'abbé Sabatier de Castres. 3 vol. in-8. 15 fr.

VICTOIRES, Conquêtes, Désastres, Revers et Guerres civiles des Français. Paris, 1817 à 1825. 29 vol. in-8. 175 fr.

VIEUX (le) **CÉVENOL**, ou Anecdotes de la vie d'Ambroise Borély, par Rabaud-Saint-Etienne. In-18. 1 fr. 75

VIRGINIE, ou l'Enthousiasme de l'Honneur, tiré de l'histoire romaine, par Mme Elisabeth C**. 4 vol. in-12. 10fr.

VISITE DE MADAME DE SÉVIGNÉ, à l'occasion de la révocation de l'édit de Nantes, ou le Rubis du Père-Lachaise. In-8. 1 fr.

VOCABULAIRE DU BERRY et de quelques cantons voisins, par un amateur du vieux langage. 1 vol. in-8. 3 fr.

VOYAGE DE DÉCOUVERTE AUTOUR DU MONDE, et à la recherche de La Pérouse, par M. J. Dumont d'Urville, capitaine de vaisseau, exécuté sous son commandement et par ordre du gouvernement, sur la corvette l'Astrolabe, pendant les années 1826, 1827, 1828 et 1829. — Histoire du Voyage, 5 gros vol. in-8, avec des vignettes en bois, dessinées par MM. De Sainson et Tony Johannot; gravées par Porret, accompagnées d'un Atlas contenant 20 planches ou cartes grand in-fol. 60 fr.

Cet important ouvrage, totalement terminé, qui a été exécuté par le gouvernement sous le commandement de M. Dumont-d'Urville et rédigé par lui, n'a rien de commun avec le voyage pittoresque publié sous sa direction.

VOYAGE HISTORIQUE dans le département de l'Aube, en vers. In-8. 1 fr. 50

— **MÉDICAL AUTOUR DU MONDE**, exécuté sur la corvette du roi *la Coquille*, commandée par le capitaine Duperrey, pendant les années 1822, 1823, 1824 et 1825, suivi d'un Mémoire sur les Races humaines répandues dans l'Océanie, la Malaisie et l'Australie, par M. Lesson. In-8. 4 fr. 50

VOYAGE EN ALSACE, par Rouvrois. 1 vol. gr. in-8° illustré, 6 fr.

— **AUX PRAIRIES OSAGES**, Louisiane et Missouri, 1839-40, par Victor Tixier. In-8. 3 fr.

— **IMAGINAIRES**, Songes, Visions et Romans cabalistiques, ornés de fig. 39 vol. in-8, rel. 100 fr.

BAR-SUR-SEINE. — IMP. DE SAILLARD.